父からのメッセージ

―先祖に導かれて……ある整形外科医の道―

川上俊文
KAWAKAMI Toshifumi

文芸社

目次　「父からのメッセージ」

プロローグ　養母の死

母上の灰となる日や蝉しぐれ

養母が亡くなったのは、もう20年以上前の平成11年です。「もう20年も経ったか」とため息混じりに、しかしそれはごく最近の別れであったようにも思います。今も私は、養母に見守られ、一緒に生きている気がしています。その時、私は50歳を少し過ぎていましたが、まだ養母に憧れていました。暑い盛りの8月の終わりでした。子供たちの長い夏休みが終わろうとしていた時でした。明日は大学に帰ろうかという間際でした。

「皆で見送ることができるように、逝ったんだね」

妻の広子が言いました。

火葬にされている間、私は参列者の群れから離れ、一人で外に出ました。

養母の思い出は沢山ありました。それは私の子供の頃からの数々の思い出です。私と兄は、祖母に連れられて養母の家に行き、夏休みのほぼ2週間をそこで過ごすことが、慣例となっていました。後で知ったのですが、養母は祖母の長女だったのです。そんなことも解らない子供の頃から、大山の麓にある養母の家に行くことは、唯一の大旅行であり、楽しみでした。

バスに乗り、汽車を乗り継いで行きました。いつしか途中の一つ一つの駅の名前を覚えて順番に言えるようになると、養母に褒められました。そこは私が住む山奥の村とは違い、何もかも開けた別天地でした。

「これは身体のためにいいのよ」

と言って、当時は珍しかった冷蔵庫でできた氷を浮かべ、綺麗な透明のピンク色に染まった梅干し汁の冷水を、少し子供の好きなように砂糖で甘く作って、飲ませてくれました。夏になると、私は今でもそのピンク色に染まった冷水が懐かしくなり、自分で作ります。多分これは、庭のさつきに水遣りをしたご褒美だったように思いますが、その時養母は、

「川の水は田んぼの大切な水だから、あまり沢山汲んではダメよ」

と、毎回注意しました。

「廊下は走るものじゃない。足音をたてて歩くものじゃない」

とも、たびたび叱られ、厳しく躾《しつけ》もされました。今でも、古い家の廊下を歩くとき、その養母の声が聞こえてきます。厳しく注意されても、それに反発する気持ちは、不思議とありませんでした。そこは別天地だったのです。

養母の思い出は、そんな夏休みの楽しみばかりではありません。本屋さんがない山奥の村に暮らす私たち兄弟のために、養母は毎月小学館の本を送ってくれました。それが楽しみで、そ

のお礼を書くと、必ずまた返事を送ってくれました。その手紙の文字が所々解読できず、祖母に読んでもらったこと、恐らくそれらのお蔭で、山奥の陸の孤島に生まれても、外の世界を知ることができ、医師になる基礎の基礎ができたのです。

そして、誰もが養母の本業の肛門科を継ぐことを前提に養子になったと承知していたのに、私は途中から心変わりして、整形外科医になったこと。その心変わりをいとも簡単に、

「いいのよ、いいのよ」

と、言下に承知してくれたこと。感謝しても感謝しきれない養母です。

だから私は、養母が荼毘に付されている間、ただ一人、私の胸に溢れてくるままに、その思い出に満たされていたかったのです。

「少し出てくる」

「外は暑いわよ」

私は、立っているだけで汗が噴き出す暑い熱い青い空を見上げました。養母を焼く煙が、まるで生き物のように立ち昇っていました。高い煙突から吐き出される煙は、最初は黒く、太く、本当に生きているようでしたが、しばらくすると白く霞み、そしてついに青い空の中に溶けこみ、彼方に消えていきました。

養母はその美しい容姿の名残を、白くてもろい骨のみに変え、大気の中に消えてしまうのです。夏の暑い日、中庭の柿の木の下で、木漏れ日でキラキラ光る大きなタライに水をいっぱい

溜め、腰まで届く長い黒髪を梳《と》かしていた美しい養母の肉体は、煙となって消えていくのです。私は、たまらなく淋しくなりました。目頭が熱くなりました。涙の流れ落ちるのを我慢しました。涙の中に思い出が溢れて、こぼれ落ちそうになるのを我慢しました。

「いいのよ、いいのよ」

養母の声が聞こえました。しかし母上はもう帰らぬ人となられるのです。

火葬場は高い杉の木立に囲まれていました。もう植林されて何十年も経っているようでした。整然と林立する木立は、暗い影を作っていました。残暑の熱気に耐えられず、かといって、人込みの中に戻る気持ちにもなれず、私はその木立に向かう小径に足を向けました。ふと気が付くと、私は巨大な蝉しぐれの中にいました。「ジイジイ、ジイジイ」とやかましく鳴くアブラゼミの声でした。その蝉しぐれが、杉木立の山全体を巨大なスピーカーにして襲ってきたのです。それは、圧倒的な「生《せい》の響き」でした。

「そうだ。僕は生きているのだ」

たった今まで養母の死に全身を支配されていた私は、驚きました。今、私は「生」の真っただ中にいるのです。「死」と「生」が共存する不思議な空間に、私は迷い込んだような気がしました。

「僕は生きているのだ」

養母の死が、何倍にも何倍にも増幅され、膨れ上がりました。同時に、「僕は生きている」と、強く強く体の芯から湧き上がる熱情に全身が支配されていきました。養母を焼く劫火《ごうか》よりもさらに熱く、蟬しぐれに呼応する私がいました。

「生きるとは」「生きる価値とは」「生きる意味とは」

物心ついて以来、何年も何十年もの間、私の心の奥底に潜む、呪文のような疑問が頭をもたげてくるのを抑え込むように、私は死と生が共存する不思議な空間の中に、ただ身を置いていました。この瞬間、何かしら不思議な調和に支配され、私の思考は止まりました。この調和は、不自然そのもののはずです。「死」と「生」に調和があるのでしょうか。しかし、私は両極端にあると思える「死」と「生」の共存する空間にいて、感動すら覚えていたのです。

母上の灰となる日や蟬しぐれ

「いいのよ、いいのよ」養母の声が聞こえました。

父の長姉――と言っても「一回り以上離れていたので、あまり遊んだ覚えはない」、父はそう言っていたように記憶しています。私は、その明治生まれの女医の伯母に憧れ、医学部に進学し、やがて伯母に子供がいなかったので、養子になりました。私の旧姓は武内、養子になり川上俊文となりました。

74歳になった今でも、私は蝉の声を聴くと、「生」と「死」を同時に想います。あの時感じた二つの世界の不思議な調和を思い出し、そして「生きる価値」について、いまだに考えを巡らせ、今では「生かされている生」に感謝しています。

しかしここに至るまで、ある時には「生きること」が呪文のように恐ろしく思えたり、その矛盾に怯えたり、かといえば夢を追ったり、紆余曲折の長い年月の間、私は「死ぬまい」と何物かに挑む戦いをしてきました。それは他人に知られたくない、内面的で孤独で辛い内なる戦いでした。最近になり、ようやく、「生かされている」と想いが至り、ようやく内面の平穏を得ることができました。

第1章　中学生まで

これなんだ爺様死んだ祭りかなちっと違うぞ棺桶重い
中学生矛盾だらけで寂しくてただひたすらに削る鉛筆

私は74歳になった今、物心ついてから今まで問い続けた、「生きるとは」「生きる価値とは」「生きる意味とは」、そしてやはり「生きるとは」といった、「私の生」を脅かし続けてきた呪文のような自問に対し、今ようやく養母の実弟、すなわち私の実の父の死を契機に、何かしら答えらしきものを得たと思っています。呪文から解き放たれて、少しこの心が軽くなった気がしています。しかし、まだ一抹の不安も抱いています。やっと気づいた「生」への肯定の気持ち、明日とは言わずとも、喜寿を超え、傘寿の頃まで、このままでいることができるか、不安も少々感じています。

この、喉の奥に骨が刺さったような、何となくすっきりしない気分に区切りをつけたくなりました。日々の仕事は忙しく、朝になれば仕方なく起きて、夜になれば寝て、寝ては起きるという惰性的生活の中で漂泊していては、それはいつまでもできることではないと思うようになりました。そう思っていても、その糸口は長い間、解りませんでした。しかし、ようやくその糸口を見つけた気がしています。それは、私のたどった来し方を整理することでなされるのではないかと、思いが至りました。それが、私の今までの経験で得た問題解決法なのです。私は今まで、問題を抱えた折々に、その重圧に押しつぶされそうになり、何とか逃れたいという逼迫した気分に陥ることがありました。しかし、目覚めのほんのふとした瞬間に、この私を苦しめる問題は、ほんの2つか3つしかないことに気づくことが多くなりました。そして、たったこれだけの問題の間を行きつ戻りつしている自分の精神状態に気づくのでした。

「たった2つか3つの問題だったのか……」

これなら解決法があると、私は気分を新たにすることができていました。

この度も、「生きるとは」という問題に答えを出すには、子供の頃から順々に整理していけばよいのではと、その糸口にやっとたどり着いた安堵を覚えました。少し長い道のりになりそうでどうなるか判りませんが、とにかく始めていくことにします。

今私は、故郷を遠く離れていますが、冬のこの凛として冷たい空気、重く暗く今にも雪を巻きそうな黒い雲は、故郷を思い起こさせます。

まだ幼い頃、私は、人の言ったことをそのまま100%、正直に信じる素直で単純な子供でした。それは私だけの特質ではなく、総ての子供の持つ無垢で純真な姿だと思います。その証拠もあります。それは、ひと頃写真を趣味にしていた父の撮ってくれた一枚の私の写真です。キラキラしたその目には、本当に何の不安も疑いも浮かんでいません。思わず抱きしめたくなるような純真な子供の姿が、そこには写っています。涙がこぼれそうになります。もちろん「生」や「死」に対して、疑問などあろうはずがありません。

それを裏付ける大切な思い出があります。

幼稚園の最初の登園日でした。クラス分けが最初の行事でした。

「22年生まれの人はこっち、23年生まれの人はこっち」

確か、私の村で初めて開かれた幼稚園の初登園の日、先生にそう言われて私は、「これでいいのかな?」と少し不安な気持ちでしたが、「23年生まれだからこっち、23年生まれだからこっち」と、頭の中で先生の言葉を繰り返しながら、23年組に入りました。私は、それまでの生活で、Kちゃんや、Mちゃん、Sちゃんと同じ組と思っていたので、22年生まれの人と別れるのが少し不安でした。しかしその後は何事もなく過ぎ、私は朝に抱いた不安も忘れ、家に帰りました。しかし、ここで不安が的中したのです。

「お前、どうして○○(多分折り紙のようなものだったと思いますが、何だったか思い出せません)を持って帰らないの? KちゃんもMちゃんも持って帰ったのに」

母の困惑したような、しかし詰問調の口調に私は、組み分けの時感じた不安を再び呼び起こしました。

「先生が『23年生まれはこっち』と言うから、その組に入ったんだヨ。僕は23年生まれだろう？Kちゃんたちは22年生まれの組だよ」

何かよくないことをしでかしたのではと感じました。しかし私は、先生の言われる通りに従い、一時の不安はありましたが、その後は何の問題もない一日でした。間違ったことをした覚えはありませんでした。母の詰問が、正直私には不可解でした。先生の言われることは絶対であるべきです。

「お前は、２月生まれだから、Kちゃんと同じ組でいいの」

（早生まれだから）と母が付け足したかどうか覚えていませんが、翌日からKちゃんの組に入りました。

「先生の言うことに間違いはない」と信じて従った私が悪かったのか、「先生の説明が悪かった」のか、とにかく、案外私は素直で単純な子供だったのです。

この他には、小学低学年以前の頃の記憶は、あまりありません。ただもう一つあると言えば、祖父が死んだ時の出来事です。外は明るい初夏の陽が溢れているような日だったと思います。家に帰ると多くの人が集まっていました。こんなに私の家に人が集まることは、かつてありませんでした。（何事だろう？）とは思いましたが、私は普段より精一杯元気よく、「ただいま!!」と言って、人の大勢いる表玄関から入りました。途端、会ったこともない老婆に、「これ、大きな声をたてるもんじゃあない」と、きつい声で叱られました。私は瞬時に、（この人は本家の大《おお》お婆さんだ）と判りました。大お婆さんは、本家の庭で私たちが遊んでいると、「やかましい」と言って叱るのですが、まだ一度も顔を見たことはありませんでした。しかし、私たち子供には、声だけでも十分怖い存在でした。

私は何が何だかわからないまま裏口に回り、そして、祖父が脳卒中で倒れ、危篤だということを知りました。仕事をしている祖父の姿を見たことはありません。恐らく今でいえば隠居の身だったろうと思います。よく魚釣りをしていて、家の台所の土間に大きな水瓶があり、その中に捕ってきたウナギが何匹も入っていたことを思い出します。自分でタバコを巻いて吸っていたのを覚えています。私は隙を見て祖父の呑み干したお猪口をなめ、お酒を知りました。もちろん味は分かりませんが、大きくなったら私も呑もうと思いました。多分この時の経験で自分も酒豪だと思い込み、失敗したことが幾度もあります。白髪に白い髭の祖父に一度だけ抱かれた記憶があります。暖かい炬燵《こたつ》でくつろいでいる祖父の懐に抱かれ、氷砂糖をもらいました。飴と違い、それまで食べたことがない甘い味でした。とても美味しかったのです。

「お祖父さん、これはどこにあるの？」

「うん、山の木を切っていると、その中から出てくるのだよ」

子供の私でも「そんなことがあるはずはない」と判るような、夢のような不思議な言葉でした。しかし、祖父にはそれを信じさせる雰囲気が十分にありました。私は中学生になると、アケビを採りに山奥に入ることがありましたが、（お祖父さんの氷砂糖の木はどれだろう？）と、その頃まで半ば否定しながらも、半ばその話を信じていました。

祖父の埋葬は、土葬でした。白装束の頭に三角の白い半紙を藁縄で巻き、兄と二人で棺桶の前後を担がされました。もちろん大人もいたと思いますが、重かったことは覚えています。


これなんだ爺様死んだ祭りかなちっと違うぞ棺桶重い

祖父の死に目に会いながらも、私には、怖い本家の大お婆さんの顔を初めて見た記憶の方が鮮烈に残っています。

私は、このようにあまり目立つこともない、ごく平凡でどちらかと言うと、少し出遅れた子供だったように思い起こします。

しかし、小学校高学年になるに従い、私はある言葉に素直に従う子供になり、その結果、多少ややこしい性格の子供になっていきました。

「勉強しなさい。勉強して立派な人になりなさい」

母も祖母も言います。父が言ったかどうかは記憶にありませんが、もちろん先生も言いました。

「勉強は、予習復習をきちんとすれば、それでよいのです」

「書いて覚えるのが一番です」

どの大人も間違いなく、「勉強のできる子供」を褒めていました。そうすると、私には、「勉強できる子供になること」が一番の価値に思えたのです。私はその言葉を素直に信じ、勉強しました。その日の学校の授業内容を思い出し、その総てをもう一度ノートに書き出しました。それが復習でした。予習は簡単に読むだけでしたが、それを毎日欠かしませんでした。いつしかこれが私の日課となり、スタイルになっていました。書くことは案外時間がかかりましたが、友達と遊ぶ時間より、大人に喜ばれる「勉強のできる子」になるために、予習復習の時間を優先させました。


結果は本当に明らかに現れました。小学高学年の頃から少しずつ「勉強がよくできる子供」になり、母も喜び、誰からも褒められ、先生にも一目置かれる生徒になりました。参観日の後、父兄懇談会に出席した母の満足そうな顔は、見るだけでも私の喜びになりました。


こんなこともありました。小学6年生の最後の学芸会で、私たちは「レ・ミゼラブル（ああ無情）」を演ずることになりました。これは、私たちが決めたのではなく、担任の先生が決めたのです。

「いいか、学芸会はレ・ミゼラブルにするぞ。主人公のジャン・バルジャンは、お前にしかできないだろうからお前がやれ。あとの役は皆で決めなさい」

「お前」とは、驚いたことに「この私」を指していたのです。すでにこの物語を御存じの方もあろうかと思いますが、簡単に説明します。違っていることもあるかも知れません。今から60年も前のことです。

（ジャン・バルジャンは重罪を犯したお尋ね者でした。警察に追われていました。その過去を悔い改め、隠し続けて、いつしか多くの人に慕われ、支持されて、ついに市長に選ばれました。そして、その彼の絶頂期のこの時、昔の事件を執念深く追っていた一人の警官が、彼の過去に気づきました。正体のバレたジャン・バルジャンは、その絶頂から一転して奈落の底に落ちる）という物語です。

　学芸会の本番が来ました。いよいよ、正体がバレて奈落の底に落ちるシーンでした。私は絶望に包まれてよろめくのですが、その時、稽古では予想だにしなかったことが起こりました。よろめいた時、履いていた革靴が脱げそうになったのです。父から借りた大きい革靴を履いていました。稽古では一度も使っていませんでした。私は、とっさに、「ここで、大きくよろめくのもよいのでは」と心を決め、その流れのままによろめき、そして倒れました。靴が脱げたかどうかは覚えていません。とにかく脱げそうになり、余計オーバーによろめいたのです。それで幕は下りたと思います。私は、実はこの場面しか覚えていないのです。しかし、これは、先生にも父兄にも大うけでした。父兄の席から「アー」という声が聞こえました。劇は大成功だったのです。

「お前よくできたな。あそこで転ぶとは。やっぱりお前にしかできなかったな」担任の先生は、してやったりといった顔でした。私は、偶然の結果なので、あまり褒められると後ろめたさを感じたほどでした。しかし、先生の深慮は、私たちに、「法を無視すれば社会は成り立たないが、悔い改めた人間性と、社会の規則が相反する場合、どう行動すればよいかを考える機会にして欲しい」という気持ちであったかも知れません。今でも存在する社会の問題です。

しかしその頃は何となく、(人間性を優先させ、ジャン・バルジャンは市長になるべきだろう)という私と、そうなれば(社会的には正しいことをした警官は悪役になり、どうなるのだろう。可哀そうな気もする)と思うごっちゃな気持ちがありました。しかし、それ以上、深く考えることはありませんでした。現実の世界ではなく、あくまで学芸会だったのです。しかし、今から思えば、ジャン・バルジャンのもつ二面性、隠したい暗部、そして社会が孕む一見相容れそうもない矛盾、そういったものに私はその頃から徐々に気づくようになり、悩み始めました。

74歳の今、私は、心の中に一つや二つ闇を抱いて生きているのが人間だと思っています。過ちを犯さない人間はいないと断言できます。だから人は人を許すことができるのです。

しかし、小学生や中学生にこの現実が理解できるでしょうか。矛盾は克服できるもの、努力して克服しなければならないもの、善は良いこと、悪は悪いこと、まだ純真な子供の頃には、そう思っていました。その頃は、矛盾は到底受け入れがたい不可解な世界でした。容易に解けないこの矛盾に出会うと、私自身がダメ人間のような気がして、この世の中で生きていくことに、息が詰まる苦しさを覚えました。

突き詰めれば、それは「生」と「死」の対立でした。「生」と「死」の矛盾でした。「人間は必ず死ぬ」ならば「生きることに意味がない」。したがって、「苦労を伴う努力にも意味がない」という、私には極めて本質的と思えるささやきでした。言葉に出すことはできない、心の奥底に潜む、恐ろしくて、孤独な葛藤でした。呪文でした。「苦労を伴う努力から逃避したい」という願望から出たと思われる「弱い人間に対する甘い誘惑だ」と抗いましたが、決定的に打ち消すことはできませんでした。それどころか、「人間いつか死ぬ」ということが真実であり、打ち消すどころかいつも完敗するしかありませんでした。「努力は報われる」「若い時の苦労は買ってでもしなさい」という努力をあざ笑う、耐えがたい呪文でした。

そして、この頃から私は、あえて努力を否定する影＝負の部分には目をつむる振る舞いを身に付けました。心の中で、負け戦には目を背けることにしたのです。しかし、絶えず無視することができない影に付きまとわれ、私自身に「陰」を創ったのです。影の部分に気が付くと、それを無理やり無視してしまう私は、許されない卑怯な振る舞いをしているとしか思われませんでした。矛盾のない世界という問いに解を求めるとすれば、「死」しか思い当たりませんでした。それは自殺です。しかし私にはそこまで踏み込む勇気がありませんでした。二面性の便利なことに、一方では自殺もやはり逃避であり卑怯なことであり、弱い人間だという常識めいた考えもあったのです。そして、私はこの道徳と言うか、周りの人の生き方を倣《なら》うことに、逃げ道を見出していたのです。「またお前の屁理屈」——私はよくそんな言われ方をしました。

不可解は己の未熟若者は呪文の如く千々に乱れて
影あれば光もあるさ若さには卑怯と映るうつつ世の罠

思い出が、何やら抽象的で激しい方向に向いてしまいました。この頃を思い出すと、どうしても「生きることの矛盾」に悩んだ日々が思い出され、そのことを無視できない私が、厳としているのです。お許しください。では、思い出を、具体的に私の来し方に戻しましょう。

私は、中学生になっても、まだまだ、「できる生徒」を最優先の目標にしていました。したがって、勉強は得意になりました。この面では先生に褒められ、優越感も味わい、自信も持つようになりました。いわば私の生きる唯一の「よすが」と言うかプライドが、「できる生徒」だったのです。そのために、曜日ごとに時間割を作り、勉強の時間を多くとり、努力した記憶があります。祖母の睡眠を妨げはしないかと思いながら、日課表を何度か消したり書いたりした小さな座り机を思い出します。勉強は、私が一人きりで努力する時間でした。したがって、その一方で、友達と遊ぶ時間が削られることも仕方がないと思っていました。

　中学生では、数学、国語、社会、理科、英語の5教科が本命でした。いつも1番、2番、3番を争っていました。また、中学生になると実力テストがありました。それは、山奥の私の学校以外の生徒も含む、学区内の同学年の全員共通試験でした。何人いたか知りませんが、恐らく1000人近くいたと思います。私はそのテストで、たいてい15番以内に入り、教室の後ろに貼り出されていました。

「このクラスに、イチ言って、ジュウまで判る奴が、一人だけいる」

　クラス会で、教頭先生が言われたことがあります。何の話か覚えていませんが、話の流れで、明らかに「十まで判る一人」は私だと思いました。もちろんその時は、密かに誇りに思いました。

「俺は、中学生の時、オール5を取ったこともあるんだぞ。神童だったんだぞ」

「音楽でも？　音痴の貴方が5だなんて、それだけは信じられないわ」

　広子は痛いところをついて、反撃してきます。

「ホント、まさかだろう。実は、俺もびっくりで、信じられなかったよ。でも本当なんだ。あの時の音楽の先生は、俺好みの小柄なグラマーだったけど、赴任して間もなくて、多分様子が判らなかったのだろう。ペーパーテストだけの評価だったのだろうと俺も思っているよ。もしかしたら、親父が教育長をしていた頃なのかも知れない。エコヒイキかも知れないとも思っていたよ。俺でも信じられないのだから。でも本当!! 今度家に帰った時に、証拠を見せてやろう」

私自身が認める、少し後ろめたさのあるオール5でしたが、何はともあれ事実は事実、誇ってもよい努力の結果だと思っています。後年、私はその頃の通知表などの記録をまとめて仕舞ってあったタンスを探しました。しかしいくら探してもないのです。

「お母ちゃん、俺の中学生の時の通知表どこに仕舞っている? オール5があっただろう?」

「アアあれ、あれは焼いてしまったよ。他の子とあまり差がついたらイケンと思って、焼いたわ」

「…………」

私は一瞬、聞き違えたかとも思いました。母の言葉も行為も、理解できませんでした。その通知表は、母にとっても、自分の子供の一番誇らしい記録であろうと思っていました。母にとっても宝物であるはずです。そのことを疑ったことはありませんでした。好成績の私を、3人の子供の中でも、一番自慢にしていると思っていたのです。

「焼いてしまった」理由は、「兄と弟とに差がついたのが、明らかになるのが悪い」と思って証拠を消した。

母の言葉を正確に解釈すればこうなるのです。私は、本当に呆気にとられて、その言葉を受け止めるのにしばらく時間が必要でした。（何という奇想天外な母だろう）と思うしかありませんでした。

「勉強ができる子は良い子」

これは誰が考えても単純で明解な常識でした。しかし、「勉強できる子は良い子に違いない」のですが、母にとっては、そのことが「一番の人間」ではなかったのです。むしろ否定して、焼いて、消し去ったのです。よく考えると、母の考えの方が、世の中ではまともなのかも知れません。必ずしも成績が1番の子供が、善い行いをしているとも言えません。成功しているとも言えません。成績が良くても悪い子はいます。私もそう言えば、こそこそと悪さもしましたし、母の仕事を手伝ったと思っていましたが、弟の方がよく手伝っていたようです。

しかし、実際、誰も彼も、勉強ができる子供を褒め、母に「うらやましい」とも言っていました。悪く言う人はいませんでした。したがって私は、単純にそれ以上のことはないと思っていたのです。母は、高校受験の勉強をする私に、当時村で乳牛を飼っていた家から搾りたての牛乳を分けてもらい、温めて飲ませてくれました。その表面には厚いマクが張っていました。このマクの美味しかったこと。今加工されて売られている牛乳を温めても、これほどのマクはできません。薄っぺらのマクです。母の力強い支え＝愛を思い出します。これは、兄弟の中でも、私一人が受けた特例でした。この違い一つにしても、私はいつも母の愛を思い出し、私は母から特別の愛情をもらっていると信じ込んでいました。

勉強をしなさいよとは誰も言う信じていたのは僕だけなのか

私は気が付いていませんでした。今思い起こすと、「先生にも誰にも褒められる勉強できる子」になるために一生懸命努力しました。一方、その裏では、大事なことを失っていたのです。勉強に時間を割き、そのことで私は、仲間と遊ぶ時間も、共通の話題もない人間になり、結果、気軽になんでも話し合える友人と呼べる人が、今もってできていません。世の常識では、友人のいない人間なんて、「人間失格」です。今でもそのことで、私は激しく葛藤し、引け目を感じていますが、後悔しているかと問われれば、「NO」です。後悔はしていません。

その頃の努力がなかったら、今の私はもっと違った人間になっているはずです。私は何度も言いますが、今の私に満足しています。何も知らない純粋な私が選んだ道は、単純に皆に褒められる学力優秀な人間になることで、その結果友人と呼べる人がいまだにいないこと、というより、人との交わり方の分からない人間になってしまった私ですが、仕方がないことと諦めています。私はスーパーマンではないのです。

そして、さらに失った第2のものもあります。「書いて覚えなさい」という言葉に忠実に従い、とにかく書くこと・スピードを優先し、きちんと字画を守って書かなくなり、自分でも恥ずかしいほどの悪筆になったことです。そう言えばラブレターにも苦労した思い出があります。何枚も書いて破り捨て、書き直したか分かりません。

「貴方の字は、ミミズが這ったようで、私には読めないわ」

「俺は、小学校の頃、習字はいつもクラスの後ろに貼り出されていて、二重丸だったんだぞ」

「信じられないわ。貴方の字は、きちんと崩した書き方ではなく、自己流の殴り書きよ」

その通り、自分でも何を書いたのか解らないことがあります。

「字はその人の人格も表す」と聞きます。その言葉を思い出すたびに、私は、「これが私の人格か」と、恥ずかしくなります。今でも私は、何かの署名が求められる時、広子が傍にいれば、ウインクして筆を渡します。広子も心得たものです。いない時には、「エイヤー」と心を閉じて書きますが、そのサインを見ると耐えられなくなります。よい言葉があります。「穴があったら入りたい」――まったくその通りです。

しかし、とにかく「できる子」を悪く言う人はいませんでした。私は誰からも褒められました。私は得意でした。しかし、母の目には「勉強できる子」は、「良い子」でも、「一番」ではなかったのです。

私は、当時気が付きませんでしたが、失うものも沢山あったのです。「できる子」の裏で、「孤独で社会性のない子」に育っていったのです。そのことに私自身もうすうす気づいていましたが、目をつむることにしていました。つまり、私は、「勉強できる子」でプライドを保つ半面、

「友達がいない、社会性がないこと」で落ち込むこともありました。しかし総じて言えば、中学時代は、とにかく自分が学業で1番と思って、それを支えにして過ごすことができたと思います。何でも1番ほど気持ちが良いことはありません。

しかし人間には、他人に知られたくない、隠したいこともあるものです。当時の私にも「恥」と思い、密かに隠しておきたいことがありました。

私は今でも、夢の中でパンツを探します。パンツがあると思われる引き出しを片っ端から開けて探すのですが、パンツがありません。そんな焦りが高じて、目が覚めます。目覚めた時には、荒い息をしています。私は（あのせいだ）と思い出します。

小学生の頃でした。私は近所の子供たちと家の庭で遊んでいました。しゃがんでいたことは思い出すので、おはじきか、蟻でも見ていたのかも知れませんし、罰でしゃがんでいたのかも知れません。丁度その時、母が庭を通り、（オヤッ）と、いつもと違う目をしました。私は、すぐにこの変化の原因に気づきました。隠すように気を付けていたのですが、私のチンチンが見えていたのです。遊びに夢中になり、用心を怠ったのです。母にバレてこれ以上ない恥ずかしい思いをしました。この原因、なぜチンチンが見えたかと言うと、パンツを穿いていなかったからです。なぜ穿いていなかったかと言うと、パンツがなかったからです。秘密を明かすと、なんと私は毎晩オネショをしていたのです。それが、なんと小学6年生まで続いたのです。その頃には、私はもう寝るのが怖くなりました。そして、ついに夢を見るようになりました。

その頃トイレは、奥の間を抜け、囲い廊下に出て、そこから母屋の外に出た所にありました。私の寝ていた所からトイレまで、距離にすれば恐らく20ｍもないと思います。しかし私は、その最後の２ｍ足らずも我慢できなく切羽詰まり、母屋を出たところで、（今日はできた）と放尿を開始しました。それはたとえようもなく気持ちの良い放尿の瞬間でした。しかし途端、あろうことか「それは夢の中」と気づくのでした。夢の中の放尿、布団の中での小便、ハッとして飛び起きるのですが、もう遅いのです。こんなことが重なるようになりました。オネショは、恥ずかしいことです。私は冬など、隣の部屋に寝ていた祖母にバレないように始末しようと、布団を炬燵で干しました。でもすぐにバレました。

「また世界地図を描いたかや」

炬燵の上の布団には、茶色の線のシミが残りました。世界地図とはよく言ったものです。祖母の、叱るのでもなく注意するのでもなく、（またやったかや。しょうがない）と諦めた声まで、思い出します。布団は隠せませんでしたが、パンツは隠しました。毎晩パンツは隠れてしまうのです。結果、タンスのパンツは、１枚もなくなってしまったのです。

今、そのことを広子に打ち明けると、

「２枚でも３枚でも穿いておいたら」

「…………」

「その時の分を、とりかえしたら」

「………」

「丁度いいわ。お父さんの紙パンツが残っていたワ。穿いてみて」

私は今、前立腺肥大症を患い、尿意切迫に悩まされています。そのことを知っている広子は、そういって追い打ちまでかけてきます。今は、その冗談を笑いながら聞き流すことができますが、その頃の私の心の奥底には、日々トラウマが鬱積し、夢の中の放尿につながり、それが今でも悪夢になり出てくるのです。冗談ではないのです。とんでもない「恥」でした。他人には知られたくない、隠しておきたい「恥」を持っていたのでした。

こんなことも思い出されます。小学校の修学旅行でした。男子は一つ部屋に固まって寝ました。布団を敷くと、枕投げ、果ては相撲など、何人もの同室の仲間の騒ぎはしばらく収まりません。もちろん私も皆と騒ぎたかったのですが、

「僕はここにする」

私は早々にそう宣言して、一番出口に近い所の布団に潜り込みました。直後、先生が来られて、「お前ら、あまり騒ぐな。お前と、お前と、それからお前もここ。その他は自由に寝て可《よ》し」と言われました。幸い先手を打った私の名前は出ませんでしたが、(これがオネショ組か)と直感するとともに、案外多いのにびっくりしました。私はこのように小学6年生の頃には、十分聡《さと》いところもありました。私は自他ともに認める「優秀な学童」の部類に入っていましたが、

一方「オネショ」という、たとえ母であろうと、他人に知られたくない弱みに、強い強い引け目を感じていたのです。

＊付け加えておきますが、私のオネショはこの修学旅行を境に不思議にピタリと止まりました。

オネショの他にも、私はコンプレックスを感じていました。それは、「私の家は没落家庭だ」という劣等な思い込みです。私は、お金が大切なものだと、小学生の頃から実感して過ごしました。


「ご飯を残しちゃーいけんよ。米の一粒でも、百姓の汗が滲みているんだよ」

「一円足りなくてもバスに乗れんのだよ。お金は大事にせにゃーいけんよ」

祖母の口癖も思い出します。


「今日は大きい卵が1つあるよ」

「そうかい。ほんとだ。これは2つ玉だぞ。黄味が2つ入っているんだヨ。そしたらこれは20円にしとこ」

恐らく小学5年生から6年生の頃かと思いますが、私はある期間、村に一軒ある小学校近くの食堂に、毎日登校の途中、鶏の卵を持って行っていました。小学生の私が鶏の世話を総てして、お金を稼いでいたのです。そんなことは、他の子は誰もしていません。

「子供が、お金を稼ぐ商売のようなことをする」――少し後ろめたい気持ちもありましたが、お金をもらえることは嬉しいことでした。なぜそうなったか、いきさつは思い出せません。私の家は貧乏だと思っていたので、少しでもお金が欲しかったのだろうと思いますし、自分でお金をもらえることをすることは、勉強して良い成績をとることと同じくらい、本当に嬉しいことでした。

祖母に、「卵の殻を硬くするには、貝殻を餌に混ぜるのだよ」と言われて、貝殻を砕いた思い出もあります。産んだ卵が自動的に外に転がり出るような飼育ケージを本で読み、自分で作ったこともありました。ところがある日のこと、忘れられない事件が起きたのです。

少し離れた我が家の畑の周りに、鶏の餌になる草が沢山生えているのに気づきました。家の周りで餌になる草はほとんど採りつくしていたので私は発見を喜び、自転車で出かけました。その帰り道に事件が起きたのです。左手には餌の沢山入った籠、右手には使い古した出刃包丁を持って自転車に乗っていました。大人の乗る古い大きい自転車でした。少し危うい姿でした。下り坂のカーブでした。そこで、危ないと怯んだ時は、もうお仕舞いでした。フラフラ、ヨロヨロ、ガシャン、バタン、グシャンと転倒したのです。しまったと思いましたが後の祭りでした。あまり痛みは感じませんでしたが、顔を切ったようでした。気が付くと顔から血が流れてきました。近くの川で血を洗い流そうと顔に手をやりました。その瞬間でした。その手に感じた、妙に柔らかく、生暖かく、ヌルリとした感触は忘れることができません。上瞼《まぶた》のあたりを切っていたのです。その感触に、（目ン玉が飛び出た！）と、もう卒倒しそうになるほど恐怖しました。泣く泣く母に診療所に連れていかれ、そして縫合されました。今でもあの気持ち悪い感触は、（目玉が飛び出していたのだ）と思っていますが、傷跡もほとんどわからなく、視力も正常です。真実は、目の上を数センチ切っただけなのでしょうが、恐らくその事件の後に、鶏を飼うことを止めたのではないかと思います。

卵を売った代金は毎日40～50円になっていました。合計すれば相当の金額になっていたはずです。しかし今、私はそれをどこにしまい、どう使ったか思い出せません。私の家は貧しかったので、貯金をして、修学旅行の足しにしたのではないかと思っています。小学生の身でありながら、商売の真似事のような金銭のやり取りをする。私は少し変わった子供でした。仲間はずれの後ろめたさも感じていました。でも、一方では、卵を運ぶ小さな籠を思い出します。祖母が選んでくれた、持ち手のついた木の皮で編んだ小さな籠でした。

中学生になると、自転車通学が許されていました。同級生はほとんど、自転車通学を始めましたが、私は歩いて通いました。正直、「みじめ」でした。しかし、「自転車を買って」と言い出せませんでした。私は、なぜか「うちは貧乏だ」と決め付けていたのです。そして、「僕はバスケットのジャンプ力を養うために、つま先で歩いて通うのだ」と言い聞かせていました。兄弟３人いますが、その思いは（私のみの特別な思い込み）であったかなと、今では思います。

兄は自転車通学をしていました。（兄は、長男だから……）と私は思っていました。弟のことは6歳も離れていたので知りませんが、多分いじけたところがない弟だから、自転車通学だったろうと思います。終戦後の田舎の生活は、恐らくどこもそんなに楽ではなかったはずです。今は、「隣の花は赤い」の類いだったのではなかろうかと思ってもみますが、私は中学生の頃から、親にお金を無心することを辛く感じていました。「甘え」だと感じていました。「甘え」は、今でも私が一番嫌う行為です。「甘え」を感じると、私はその場から身を引きたくなります。

こうした貧乏だという少し異常とも思える自覚も、私に「引け目」を負わせ、「陰」を造りました。私はそれを他人に悟られないように振る舞おうと、そのことにも気を遣う人間になっていったのです。それに加えてありがたくないことに、素直になれない「ひねくれた性格」も、持ち合わせるようになりました。

「儂《わし》の家の田んぼは、皆、お前の家の田んぼだったんだト」

成績発表があると、さらに一言こんな言葉を添えて、私を称える同級生がいました。

「昔は、この蔵に入りきれんほどの米が運び込まれたんだヨ」

母は秋の収穫がひと段落すると、そう言いました。

「そうだったん？」

私は、口ではそう言います。しかし心の中では別なことを思いました。
（それがどうなの。どうせ、今は二反百姓にも満たない没落農家ダヨ）
我が家の繁栄と言っても、過去のことでした。（今は、何の役にも立たないことだ）と否定し、
私はそんな時、さらに惨めな気持ちになりました。口惜しさがこみ上げてきました。それは、
他人には決して覗かれたくない暗部として、しかも激しいマグマのような反発心として、心の
中に巣くっていました。

確かに、私の家には昔の繁栄の痕跡が、明らかに残っていました。それぞれ6畳ほどの広さ
の部屋を両脇に構えた瓦屋根の門構えのある立派な家は、村中探しても他に一軒もありません
でした。門を入ると結構広い庭があり、その奥の母屋の表玄関の上がり口は、約80㎝もあろう
かと思える高い敷居になっていました。表の玄関、中の間と奥の間、二階の天井は総て赤い
漆《うるし》塗り、それを囲む縁側廊下の板も厚く、漆が塗ってありました。

夏休みの一時期過ごす伯母の家の廊下は、普通に歩いてもミシミシと音をたて、沈む感じが
しますが、私の家の廊下は沈みません。二階にはめったに上がることもありませんでしたが、
一階も二階も奥の間は書院造りでした。二階の東の端の一番小さな部屋には、校長先生の物よ
り立派な机と椅子がありました。「誰が使ったのだろう？」と思ったのですが、この机で誰か
が勉強した痕跡はありませんでした。

中学生になり、この机で勉強するようになりました。実はそれまで、一人で二階に上がるの

は怖かったのです。中学生になり、「男がこんなことでどうする」と優等生のプライドに後押しされ、二階に上がるようになりました。二階の正面には堂々とした津黒山《つぐろせん》が見えました。この山に、私はよく話しかけました。「俺の岩木山《いわきさん》だ」と勝手に思いました。後々、この机はお祖父さんが色々と事業し、その時に使ったものだと、納得しました。祖父は、タタラ製鉄業を起こし、村長もし、村の農協の元を創ったそうです。タタラ製鉄のため、山奥まで木を求めて入り、今思い出しても懐かしい氷砂糖の話になったのだと思いました。その頃はきっと、家もずいぶん栄えていたのだろうと思いました。

しかし、それはすでに過去のことでした。戦後、我が家の生活は一変していました。敗戦により農地解放が実施され、私の家に残されたのは、所々に散らばっている数個の田んぼと、私から見ても土質が決して良いとはいえないような、山影の数カ所の畑だけでした。それを母と祖母が一生懸命耕して、家計を支えているのが現状でした。

父は、私が物心ついた頃から、「専務さん」と呼ばれていました。私の村には農協が2つあり、1つは祖父が起こしたようですが、戦後1つに合併され、父はそこで働いていました。しかし、ほとんど留守で、どれだけ家計を支えていたのか私には判りませんでした。働き手は、ほとんど母一人で、少し祖母が手伝っていると思っていました。戦前の我が家の繁栄話は、負け犬の遠吠えにしか思えませんでした。私には、終戦まで小作人と呼ばれた同級生の家の方が、田んぼを多く持ち、数段豊かで、勝ち組に見えていました。

「どうしてこんな家に生まれたのだろう？　生まれなければ良かった」

現実を不幸に思いました。しかし、一方ではこの立派な屋敷構えの家に生まれたことを、誇る気持ちもありました。そのように一方では恨めしく、一方では誇りといった矛盾する「ひねくれた気持ち」が「陰」のある「ひねくれた私」を生み、生きることに葛藤する私を醸成していったのです。

私は、スポーツでも優等生になりました。私たちの中学時代は、巨人、大鵬、卵焼きがメジャーな時代でした。私たちの中学校でも、人気者であり、お人よしであり、世話焼きであり、成績もトップクラスの数人を核に出来上がった仲間は、ほとんどが野球部で、巨人ファンでした。彼らは、テレビや雑誌で野球を見て、常にスター選手の真似をして、それを話題にして繋がっていたように思います。明るく悩みのない集団だと、私は傍らでうらやましく見ていました。私は、その仲間に入ることができませんでした。「ねじれた誇り」に支配されていた私は、彼等の無邪気な明るさの中に溶け込めなかったのです。

この頃私は、スターには一様に「引け目」を感じ、一方では「反発心」を抱いていました。それに、いつ終わるかも知れないその集団の時間感覚に不安を覚えていました。引け目を隠すように、（勉強の時間がない）（いつ点が入るかもわからないスポーツのどこがいいの？）そう思うことにしていました。私はマイナーなバスケット部に入りました。兄がそうだったこともありますが、やはりメジャーな野球部には何となく距離を感じ、少し反発もしていたのです。しかし、そんな卑屈な引け目も忘れるほど、または忘れるために、私は心底バスケットに打ち込み、楽しみました。バスケットでも一番になりました。

「お前、バスケットができるんか?」

そう言った理科の先生の目の前で、ロングシュートが綺麗な弧を描いてスポッと納まった快感を思い出します。しかし、苦い思い出もあります。それは3年生の時、中学時代を通して唯一経験した対外試合のことでした。山奥の中学校のせいだろうと後で思い当たりましたが、私たちの学校には体育の専門の先生はいませんでした。それが3年生の時、初めて赴任して来られたのです。そして、私たちを積極的に郡の大会に連れ出したのです。私たちには本当に初めての郡大会でした。体育館は広く大きく、バスケットコートがゆうに2面取れていました。私たちは、そこでバスケットシューズという特別なシューズを初めて見ました。試合は一方的でした。山猿チームの惨敗ゲームでした。私は「お山の大将」という言葉を、嫌というほど味わされました。それまでは、「バスケットでは誰にも負けない。私が一番」と誇る気持ちがありましたが、井の中の蛙でした。

その蛙は、少々ひねくれていました。スターの活躍を素直に喜び憧れるより、反発していました。逃げ出したいほど、消えてしまいたいほど、死んでしまいたいほど、不安定で不気味で、心底明るくなれる心持ちはなく、暗くて苦しい心理的孤独状態で、しかもスターに反発するマグマのような激しい「陰」を隠して、中学生活を送りました。決して他人に悟られてはならないと暗部と思い、表では優等生を演じていました。このような不安定な気持ちから逃れるために、「うわべ優等生」になる道に逃げ込みました。その方が余程楽でした。

それを証明する一枚の写真があります。卒業写真です。皆胸を張って写っているのに、私のみ帽子を傾け、頭を傾け、眩しそうに映っています。もちろん私は帽子をきちんと被って、一番よい顔をして写っていたつもりでしたが、写真は正直でした。

不条理のマグマ抑えて優等生この苦しみを誰が分ろう
嘆くなよＤＮＡも捻れてるきっとそういう父をもつ我

今から考えると、山奥にいても、「高校進学のみならず、大学進学をごく普通の人生コース」として受け止めている家風が、その頃の私の家には残っていました。それはありがたいことでした。感謝しなくてはならないことだと思っています。この「捻れた誇り」の強さが、「できる子」の原動力になり、もちろんそれが人生で一番ではないのですが、そのお蔭で今の私がいるのだと思うと、人生何が良いのやら悪いのやら分からないものです。

理解不能なこんな事件もありました。色々思い出話をしましたが、これを最後に中学卒業までの思い出話を終わりましょう。

恐らく私が、中学1年生の頃だと思います。一人で歩いて帰っていると、その先で生徒の塊が見えました。数人で一人の子供をいじめているようでした。見ると、生徒たちの輪の中にいていじめにあっている子は、同じ部落の下級生でした。囲んでいる生徒たちは、他の部落の子供で、同級生も上級生も下級生もいました。その時、どうしてそうなったのか覚えていませんが、私は他の部落の生徒たちと一緒になり、「いじめ」の加害者になりました。日頃から、被害者のその子と口を利いたことはありませんでしたが、その子の家族を取り巻く部落中の雰囲気として、その子の家に対してなんとなく差別意識があるとは感じていました。そして、私は、日頃は（差別は悪だ）だ、（僕は弱い者の味方になるのだ）とはっきり認識しているつもりでしたが、それがこの時、いじめる側に入ってしまったのです。当然後味が悪く、家に帰っても、（どうしてそうしたのだろう……）と自責の念が尾を引いていました。

その日の夕方、「お前、K君をいじめたそうダナ。K君のお母さんが泣きながらキンサッタ。そんなことをシチャーイケンよ」と、母に言われました。私は、（向こうの母親が出てくるほど悪いことだったのか……）と少々驚きましたが、悪いことは悪いことです。「うん」と小さい声で答えました。今から思うと、同じ部落の私が加害者の側に付いたのが、余計に悔しかったのでしょう。事の重大さを感じた母は、夕食前に珍しく帰ってきた父に相談したのでしょう。

その場の空気で、父からも同じように叱られると、私は敏感に感じ取りました。母の言葉には、「うん」としょんぼり答えただけでしたが、もう一度父から叱られそうになった時、それはもう自分でも驚くほどの態度に出てしまったのです。

「ボカー、シトリャーセン」

何と私の口から出た言葉は、明らかに私自身認め、反省し、みじめな気持ちにもなっていたいじめの事実を否定する言葉でした。言った私も驚きましたが、そう怒鳴るなり私は、奥の間に閉じこもり、この後にも先にもない、理解不能な最大限の反抗的態度で、父に対峙したのです。自分が悪いのは明白であり、そのことはその時も判っているはずでした。百歩譲っても、私に一分の理があろうはずはありません。あえてあるとすれば、加害者の側の首謀者ではなく、なんとなくその場の雰囲気で加害者の側に立ってしまったという位でしょうか。

しかし実際には、そのことを父からも叱責されそうになったと感じた途端、私は、奥の間の確か座布団の積んである陰に隠れて、夕食も拒否するような、激烈な反抗的態度に出たのです。しかし、ある程度時間が経つと、実は、私自身もこの行動に多少とも驚き、心細くもなってきました。

「もーイイケー、出て来て、ご飯を食べんさい」

何度かそんな風に呼びかけられもしました。しかし、そんな誘いにすごすごと白旗を挙げる気分にはなれませんでした。反対に、こんな言葉には、余計に反抗心が募りました。

「トシは頑固ダケー、もうかまいなさんな」

そんな声が聞こえると、少し寂しくなりました。どんな形にせよ、相手がいれば、反抗心は高揚してきます。しかし、誰からも相手をしてもらえなくなると、振り上げた拳をどこに下ろせばよいか判らなくなりました。ましてや自分が悪いのは明らかなのです。

(この先どうすればよいのだろうか……)

急に、そんな心細い気持ちが湧いてきました。

「こんなところで、そんなに意地を張るもんじゃないヨ。腹が減っただろうから、これでも食べんさい」

そんな時、祖母がパンを2つ持って来てくれました。

上げた拳《て》をどこに下ろせばよいのやら訳の判らぬ反抗期かな
反抗期祖母の優しささりげなく柳の如く距離を保ちて

誰にでもあると言いましたが、こんなことも思い出されます。私が父の立場になった時のことです。私は、次男と取っ組み合いの喧嘩をし、あばら骨を折りました。次男は高校生で、私が40歳代後半の頃です。当時の次男は、ズボンをかろうじて尻にかかるぐらいまで下げた、俗に言う不良っぽい姿で、高校3年生の成績表は下から数えた方が余程早い位でした。何度注意したかわかりませんが、一向に直りませんでした。私の忍従だった高校生活とは真逆なのです。理解できませんでした。妻の広子も同じ気持ちだったと思います。

「何とかならないか。自衛隊にでも入れようか」

　私は次第に、今矯正しないと一生ダメになると思い込むようになりました。そして、真剣に向き合う覚悟を決めました。言葉でダメなら、手を出すことも覚悟しました。私は体力勝負になっても、まだねじ伏せる自信がありました。覚悟を決めた上でした。

「お前は来るな」

　そう広子に釘を刺して、次男を部屋に呼び入れました。やはり言葉ではダメで、力でねじ伏せようとしました。

「もういいから！」

「今を逃して、こいつがどうなるか。今しかないから止めるな！」

「もういいから！」

「止めるなら、お前がこれから責任を持て。俺は一切責任を取らんぞ！」

「もういいから！」

「お前もお父さんに謝りなさい！」

　広子には理屈はありませんでした。必死で取っ組み合いを止めようとしたのです。

（あれほど二人で悩んだ末に、俺がここまで決心してやっているのを知っているくせに）

そう思いましたが、私は取っ組み合いを止めました。気が付くと胸に激痛が走っていました。肋骨が折れたのだと思いました。しかし私は、子供たちには弱音を見せられません。痛み止めを飲み、ゴルフにも出かけました。

こんな風だった次男は、今でも、奇抜なとか、だらしないとか、ダサイ格好だとしか思えない服装で、その頃の面影を少し残して現れますが、家庭を持ち、仲間にも恵まれ、仕事でも信用を得て順調です。むしろ社会的な人間として見ると、兄弟の中でも一番かも知れないと見ています。あの頃からは、とても想像できない姿です。

そして今、私は振り返り、「あの頃は、息子の反抗期だった」と納得するのです。誰にもある矛盾に満ちた、自分でも制御できない反抗期だったのだと思うのです。それに気づかない私が、少々やりすぎたかなと思うのです。しかし、本当にあの頃は、親として悩みました。まだ人生を深く理解できていない頃でした。

人生には、理屈では理解できない矛盾に満ちた不思議な一時期があるのです。よく考えると、これに対処する方法は、私の家族が取った「相手にしない」とか、祖母とか広子の理性では判断できない「優しさ」とか、「愛」とか、そういったもの以外にないのかも知れません。きっとそうです。うまく説明することができないのですが、矛盾には矛盾で対処するしかないのかも知れません。見守っていれば良いのです。通り越さなければならない、人生の一里塚なのです。

「そういうものよ」

広子は深く考えているのか、いないのか解りませんが、そう言ってのけます。それがごく自然に出てきますが、私にはその口ぶりが不思議に思えます。

これで私の中学時代までの思い出は、終わりにします。そう思いましたが、その頃の余韻と言うか、今でも私に付きまとう「陰」について、もう少し話す時間を頂きましょう。それは今の私のことです。

「貴方は自己中だから」

「他人のことを考えないのだから」

天気の良い日、偶然、広子も私も、二人とも休みになりました。どこかに出かけてみたくなりました。

「秋吉台に行ってみない？　ススキが綺麗だと思うよ」

「…………」

「オニギリ作って、向こうでお昼にしよう」

私の最高の提案に、Ｙｅｓを言わない広子がいました。

「……私ねこれから食事の片づけをして、洗濯してね。沢山やることがあるの。貴方は簡単にオニギリというけど、お米も研がなくては炊けないのよ。本当に貴方は自己中なんだから」

「ハイハイ、お米は僕が研ぎます。何合炊けばよいの？」

ここは、無事に終わり、秋吉台の素晴らしい秋を満喫できました。

ススキ野を歩き疲れてコーヒー

しかし、腹を立てられて、相手にもされず、一日を台無しにすることもたびたびあります。自己中と言われることは、私にはとても心外ですが、そう言われても仕方ないと思うこともあります。恐らく、中学時代の勉強優先の生活スタイルが、友達との遊び時間を圧迫し、それが、今日に至っても相手のことを理解できない性分として残っているのです。私は、相手のことを考えていると思っているのですが、実際には広子の何分の一も見えていないことに、よく気づかされます。私は時折淋しくなります。


この頃の「陰」は他にもあります。

「お父さんはケチフミさんだからね」

広子が子供の前で言います。これも幼い頃の「貧乏の自覚」の結果だと思っています。本当に、広子のようにパッパッと買い物をすることができないのです。例えば、自販機に簡単に手を伸ばすことさえ、ためらいます。簡単にコンビニにも入れません。

「少し我慢したら」

そう思ってしまうのです。それでも時々は手を出して、飲みます。そして、この絶妙の味を出すのにどのくらい研究したのかと思うほど感心し、それだけでは市場に出せるわけではなく、容量を決め、ペットボトルの形を決め、ラベルを決め、値段を決め、販路を開拓する長い過程を想い、舌を巻くこともあります。そして、その商戦に乗せられている自分を見下すこともあるのです。屁理屈、やせ我慢、ケチフミだけでは語れません。健康志向が強いからだけでもありません。これはもう私の習性なのです。本当に今でも私は、余程のことがない限り、自販機に手を出しません。

「貴方は安物買いの銭失いヨ」

本当に結果的にそうなのですから仕方ないのです。

今まで私が買った物で、一番高くて価値あるものは結婚指輪だと思います。婚約中の広子と一緒にデパートに買いに行ったのですが、途中、財布の中身がどうも心細くなりました。郵便局の前で止まり、ありったけの預金を下ろしました。合計は28万円になったと思います。デパートでは最初、一緒にショーケースの中の指輪を見て回っていました。高いのも安いのもありましたが、私は不安になり、選択を彼女と渉外の人に任せて離れていきました。ダイヤのケースなど今まで覗《のぞ》いたこともないし、興味も現実味もないことでした。女性というより、彼女の嗜好がまだよく分っていないので、不安になり、離れざるを得なかったと言った方が正解かも知れません。

「これはどうかしら？」

「28万にしておくと言われるのだけど、少し高いかしら？」

「君がいいと思うのなら、それでいいじゃないの」

私は、指輪より値段の方が気になりました。値札は少し懐《ふところ》より高かったと思いますが、私は、ドンピシャリのその言葉に驚き、かつ本当に胸を撫でおろしました。（郵便局に寄って良かった）と安堵しました。最近は、この時のドキドキも思い出しながら、「ケチフミさん」と言われようと、「安物買いの銭失い」と言われようと、

「そうだな。僕が今まで買った中で成功したのは、お前だけだからな」

と、言い返すこともあります。それで、広子はそれ以上罵ることを止めます。

（女性は褒め言葉に弱い）

これが、50年近く一緒に暮らした結婚生活の中で会得した、私の反撃の一言で、実に有効な一撃になります。今でも、買い物は広子の方が上手だと認めています。しかし、納戸には女性もののカバンが数えきれないほどあるのです。

「女は時と場合により、それぞれ要《い》るのよ」と言われると、世間知らずの私は引き下がるしかないのですが、私には（無駄なもの）としか思えません。女性は、時として見栄を張りたくなるものだと思いますが、理解できません。

正月には孫も含め皆が集まります。お風呂は最後にはお湯がなくなるそうです。この家で迎える2回目の正月でした。

「貴方たちと、子供は温泉に行って。そうしないと最後に入る人にはお湯がなくなるのよ」

温泉は好きです。でも一番近くのホテルの温泉は、豪華ですが、確か正月には2500円もしました。少し遠くで質素ですが、町営の温泉は高くても600円ぐらいです。子供と孫全部を連れて行くと、大人5人と、小さな孫まで入れると子供が9人になります。合計で14人です。子供たちはホテルの温泉に行こうと言います。私は遠慮です。お金の計算は、口には出しません。「あそこは、正月はとても混んでるぞ」とだけ言います。

やはり私のお金に対する習性は、家族から見ると「ケチ」で、私から見ると「陰」なのです。私は、広子の買い物上手も認めますが、「ケチフミさん」のままでも仕方がないと思っています。反対に、孫にお金の大切さを教えるにはどうすればよいのだろうか？　と思っています。

「ご飯を残しちゃーいけんよ。米の一粒でも、百姓の汗が滲みているんだよ」

祖母の口癖を繰り返す時代ではないと、悩みもします。「叱って正す」より「褒めて伸ばす」

ことが最近の教育方針のようですが、「マグマのような影」に反発する力をばねに育った私には、なかなか難しいことです

境《きょう》順《じゅん》なる者は怠《おこた》り易く、境《きょう》逆《ぎゃく》なる者は励み易し　（吉田松陰）

子供の頃を思い出すのは、不思議な気持ちです。否定と肯定と、祖父母や母に対する敬慕の気持ちと、父に反発する怒りの気持ち、社会に対する憎しみと反発、仲間外れの寂しさ、しかし、いずれにしてもどちらかと言えば、これらは「負」の感情です。それらは皆、私の醜い感情です。隠したい私です。誰にも相談できない恐ろしくて孤独な世界です。

反抗期矛盾だらけで寂しくてただひたすらに削る鉛筆

しかし、子供の頃を振り返る私は今、夢を見ているのかも知れません。映画の主人公のように私を思い出し、描き直しているのかも知れません。何しろ、あの頃醜くて必死で隠したかったことも含め、今総てのことを懐かしく思い、しかも大切な思い出として蘇らせているのです。人生の一里塚として、その総てを肯定的に受け止めているのです。不思議なことですが、広子の言うように「そういうもの」なのかも知れません。

幕間1　好い日

春の日や皆の幸せ独り占め嬉しくもありまた淋しくも

今日は本当に好い日です。昨日の青空とは変わり、黄砂も降っているような曇り空ですが、日は照っています。昨日は睡眠不足と仕事の疲れで、身体中が痛かったのに、今朝は全く痛みがありません。これも最近気が付いて飲み始めた薬とサプリメントの組み合わせが効いたのかも知れないと思うのですが、本当に昨夜は一度も起きないで熟睡できたのです。珍しいことです。それでも私は、お腹も空いたので6時半には起きました。広子はまだ寝ています。私は野菜ジュースを飲み、新聞をじっくり読む時間ができました。

「食事できた？」

と言って、8時半には広子も起きてきました。

「聞いていたら作ったけど、聞いていないから待っていましたヨー」

少し大げさな抑揚を交えて、私は答えました。

近頃、私たちにはある種の呼吸があって、時には乱暴に、時には丁寧に、ある時は高尚に、またある時には少しエッチに、たいていは広子が暴君、私が下僕を演じて、二人だけの会話を楽しむ余裕ができてきました。もちろん私はそれを歓迎していますが、広子も少し楽しんでいる様子です。これは、家に二人しかいなくなったせいかも知れません。

朝食はパンと目玉焼き、それに私が庭を掘り起こして造った小畠で育てた、採れたてのホウレンソウのお浸しに、ふるさと納税で送ってもらった青森のリンゴジュースでした。

朝食を終え、

「今日の予定は？」

「何もないけど」

「私、もうちょっと寝るわ」

「うん。僕は、今度の結婚式のスピーチの原稿を書くワ」

食卓の片づけは、広子がしました。私はPCを用意して、食卓兼机に向かいました。1時間ほどで原稿が書けました。丁度広子も起きてきました。

「できた？」

「読んでみる？」

まだ、その気にはならないようでした。ようやく私も、パジャマを着替える気になって、ふと、思いつきました。

「梅里園にでも行ってみようか。もう梅がちらほら咲いているらしいよ」

「そしたら、お昼はお好み焼きにしようか」

大賛成です。若い頃より、僕たちの仲が良くなったのは事実ですが、こんなに即決即断で気が合うことは、めったにありません。

今日は好い日です。


私にはその時、もう一つの計画が浮かんできていました。

「梅里園の横の道は、萩往還になっているから、少し歩いてみようか。ウォーキングの服装がいいね」

梅里園は予想以上の人出で駐車場に困るほどでした。梅はやっとちらほら咲き始めた程度でした。しかし、春を待つ気持ちは、人皆同じのようでした。

「まだ、梅の香りはしないワネ」

「うん、でもこの紅梅はいいネ。『薩摩の朱』と書いてあるヨ」

「ネエネエ、この白梅もいいワヨ」

そぞろ歩きとはこんな風景でしょうか。

そう思いながらも、私は一方の目で、左手の山裾の一段と高い所に並行して走る小道に注目していました。そこは一段高く、とてもここから直接登れそうにもありません。

「見て、あれが萩往還だろうけど、一番奥まで行くと、きっと通じる道があるはずダヨ」

梅里園はその奥の山に向かい、登るようになだらかに傾斜していきます。両側の山が迫った所に茶室があり、その奥に民家があることも知っていました。そこに萩往還に通じる道は必ずあるはずです。

「やっぱりあった」

「これから、探梅でなく、春の花探しだ。どっちが早く見つけるか勝負だ」

私は密かに、今朝新聞で読んだ「福寿草」でも見つかれば良いのにと思ったのですが、言葉では聞いたことがありますが、どんな花か知りません。花のことは、広子の方がよく知っています。

「ほら、僕が一番だ」

私の勝ちでした。一番先に見つけたのは、水仙の群生でした。まだ、緑の葉はほとんど雪に敷かれていたように寝たままでしたが、真っすぐに伸びた数本の茎の先端に、白い花びらを咲かせていました。

「水仙の花言葉、知っている」

「純真？　純粋？」

「いいや、貴方ヨ」

「………？」

「自己中ヨ、自己中心、うぬぼれ――貴方のことヨネ～」

私を指さした手をぐるぐる回しながら、広子が私に迫るのでした。

広子には、決して自分の負けを認めないところがあります。今回も、負けを認めないで話をそらし、私に反撃してきたのです。それが判っていますから、私は、

「エー、そう。でも純真に思えるがナー」

あまり深入りはしない方がよさそうです。

しかし、私にも少しプライドがあります。家に帰ってPCで調べると、「神秘」とか「詩人の心」とか「希望」もあるそうです。（俺は詩人か）少し安心しました。もちろんこれは広子には内緒です。

「この道はどこまで行くの？」

「多分、県道を横切って、それと並行して、萩往還の駐車場、いつかトイレに止まった所に出ると思うヨ」

「花の名前は知らないけれど、土地勘は俺の方が数段いいから、行ってみよう」

途中、郵便配達のバイクに追い越されました。そのバイクが県道に合流するのが見えました。（萩往還は、県道と合流するのか）と少し残念な気がしましたが、そこまで行くと、県道の下をくぐる道があり、県道の右側に小径が続いているようでした。やはり想像した通りでした。

ここまでは舗装された道でしたが、これからは土の道になりました。昔を偲ぶ道になってきました。ワクワクしました。すぐに、一里塚を見つけ、「この塚は当時のまま現存する塚として

は珍しい」と説明文を読みました。県道と反対側の山には竹の群生があり、ざわざわと葉が揺れていました。まるで日本画の世界でした。緩やかな土の登り道は、落ち葉の絨毯の上を歩くようで、柔らかな感触が足に伝わってきました。この道を、維新の偉人も歩いたのだと想像し、胸が高鳴りました。

「見て、見て」

「オオー」

広子の声に目を上げると、軽い登りの勾配が段々坂になり、それこそ先が見えないくらい真っすぐに一直線に延びていました。その直線の坂の傾きの美しさに見とれた瞬間、さらに、片側に林立する孟宗竹の姿も目に入りました。なんと言えばよいのか。竹の緑は、濃い緑に少し白みがかった産毛のような白をまとった若緑でした。春の陽を受け、光っていました。それらは、普段見る竹より一段と太く、倒れ掛かった竹など一本もありませんでした。その直径10cm以上もあろうかと思われる太い幹の群れが、総て真っすぐに青空に向かって林立していました。これほど新鮮で力強い竹林の光景を、私は初めて目にしました。真っすぐな登り坂、真っすぐな孟宗竹。今まで竹林を、沢山見てきました。それらは放置された竹藪でした。しかし、この竹林には毎年人の手が入っているようでした。所々に落ち葉を集めて燃やした跡がありました。総てが、普段目にする竹藪の竹より一回り太い幹で、しかもその総てが、真っすぐに天を向いて伸びて、それが無数に林立しているのです。まさに春の日射しに向かって高く伸びる竹林でした。無垢で、純粋で、ほとばしるような勢いがありました。その光景に、胸の奥が震えました。

春往還天を目指すや竹の群
竹林の直ぐき心に維新知る萩往還を妻と歩きて
竹林の一糸乱れぬ純こころ我が志天に導く

「立志」――松陰先生の姿が浮かびました。

名を遺した人も、名も無く死んでしまった無数の幕末の志士の姿も浮かびました。

真っすぐに突きあがる幾多の魂を感じました。


今日は本当に好い日です。

これからお好み焼き屋に行って、好きな「Dr.コトー」の漫画を読みながら、大好きな「梅肉お好み焼き」を久しぶりに食べると思うと、また嬉しくなりました。

「どこに行くつもり？」

お好み焼き屋は左車線、家は右車線、私は当然左車線を走っていました。ところが広子がそう言うのです。

「お好み焼き屋」

「アア、勘違い。もう家で準備して出てきているノ。残念でした」

「エエ、そうか、家で食べるのか……」

我が家の休日の昼は、うどんや焼きそばが多いのですが、お好み焼きも定番の一つです。少し残念な気持ちを抑え、

「そう言えば、このあいだ青ノリを買ったよな。あれどうかな？」

お好み焼きにかけたノリは、本当に良い磯の香りがしました。お店のノリとは格段に違いました。食後はコーヒーを入れて、仏様にも捧げました。まだ私が小学生の頃、憧れの伯母さんであった養母の家に、祖母（養母の母）に連れられて行くのが私の夏休みでした。

「ちょっとおいで」

伯母は、コーヒーにミルクと砂糖を入れて飲ませてくれました。そして、それより私にとって大事なもの、そうです、お菓子もありました。その頃は、それがハイカラに思え、憧れの生活でした。今は、祖母も、養母も、亡くなっています。私はこの頃、毎日仏様のお水をかえ、線香を立て、お祈りしますが、時には、養母の好きだったコーヒーをお供えします。

（いいのよ、いいのよ）

晩年の養母は、何をするにもこの言葉しか、発しませんでした。今も写真の中から声が聞こえてきます。素直に感謝できる人がいることは幸せなことです。

（僕のみ、こんな幸せな生活をして、いいのだろうか？）

（そんな資格が僕にあるのだろうか？）

兄は36歳で交通事故死、弟は離婚し、何人かの女性と付き合って、今は文化の違う異国の女性を籍に入れています。お断りしておきますが、この女性の優しさには感心しています。

（僕は皆を犠牲にして、みんなの運を独り占めしているのではなかろうか？）

この頃は、そんな気持ちになることもあるほど幸せです。

「貴方が頑張ったからよ」

広子にこの気持ちを話すと、こう言ってくれました。もちろん私は嬉しく聞きますが、やはりどこかに、（これでよいのかしら？）と思う気持ちがあります。私には、「陰」があります。

（これでよいのかしら？）と一方では思うのです。


春の日や皆の幸せ独り占め嬉しくもありまた淋しくも

第2章　高校生活

偶然が必然となり道となり今ここがありここに立つ我

私は昭和38年、人口１８００人の山奥の村から、恐らく当時人口10万人には満たなかったと思いますが、鳥取県の中部にある倉吉市の倉吉東高等学校へ、県境を越え、峠を下り、進学しました。その年の受験の日の大雪のことはよく覚えています。

50人近いクラスから５人が、試験会場まで通称四十曲峠《しじゅうまがり》を下りていきました。その日の峠は、膝上まですっぽりはまる新雪が降り積もっていました。宿泊した旅館では、二階から出入りしたのを憶えています。これが後に「昭和38年豪雪」と言われた、記録的な大雪でした。二階から出入りしたことは後にも先にもこの時しかありません。山の頂上にある故郷の村でさえない経験でした。

今、大学入試センター試験の日は何かと荒れる日が多く、共通の土台で試験を受けさせるべく、全国的な配慮がなされるニュースを聞きますが、私は私たちだけで奮闘した豪雪の冬を、試験より懐かしく思い出します。試験には万が一にも失敗するという危惧はなかったからだろうと思います。学力では自信があったのです。

さて、高校に入学すると、１学年で７クラスありました。この高校は、山陰の小県ですが、その中でも３本の指に入る進学校で、いわば、県中部の秀才の集まった高校でした。何も面識のない初対面の人でも「倉吉東です」と言うだけで一目置かれる目線を感じました。山奥では感じたことのない少し異質な優越感を覚えました。今思えば、例えばブランド名そのものに価値があることに気づかされ、少々と言うより、面食らってしまったのです。私は、そのような世界があるとは、想像すらしたことがありませんでした。何しろ盲腸手術で入院した湯原病院のあるひなびた温泉町を大都会と思い、高専受験に出た津山市で、どこまでも続く人家を見て、とんでもない大都会があるものだと、試験前にそれだけで気後れを感じていたほどでした。私がそれまで過ごしたのは、小学生から中学生まで、１学年が１クラス、中学全校生徒を集めても１２０から１３０人の学校でした。したがって、全校生徒を集めても、この高校の１学年の人数に遠く及ばないのです。山奥では勉強できるといっても、その一方でどんな悪さをしていたかも筒抜けでした。

「お前はＫ君か、親父にそっくりだな」

９年間同じ顔触れで過ごしてきたのです。変わるといえば、駐在所の警察官が変わると、その子供が入れ替わるくらいでした。

しかし、この高校だけで、私の村の人口のその半数位の生徒がいたのです。「井の中の蛙が、いきなり大海に放り出された」とは、このことだと思いました。

「岡山県の中和《ちゅうか》中学校出身の武内です」

登校初日は、当然自己紹介します。私は、その直後から、武内君とは呼ばれたことはありませんでした。「中国山地の〝チベット〟から出てきた奴」と見なされ、「チュウカ」が、高校時代の私の呼び名になりました。その仇名には、「山奥から出てきた奴」という少し侮蔑したニュアンスもありましたが、どちらかと言うと私は、気に入っていました。まさに中国地方で、山陽と山陰が分れる山の上にあるのが中和村でした。したがって私の村から、岡山県に流れる水もあれば、鳥取県に流れる水もありました。まさに分水嶺です。中国山脈のいわばチベットです。しかし、「中和＝中華」です。中華とは世界の中心という意味もあることは知っていました。したがって、中和という地名に少し誇りを持っていたのです。その代表選手のような仇名が、嫌いなはずがありません。むしろ、自己紹介の一言でそんな仇名をつける同級生を、私は、（頭のいい奴）とも思ったものです。したがって、「チュウカ」という仇名に、私は侮蔑のニュアンスを嗅いでも、心の中ではそれほど気にはしていませんでした。むしろ、その仇名で最初声を掛けてくれた同級生が、一番の頼りになりました。

5月のゴールデンウィークの頃だったと思います。朝から快晴の日でした。

「サボって海に行こう」

と、誘ってきたのも彼等でした。一瞬迷いましたが、「行くか」ということで、生まれて初めて授業をサボりました。授業をサボるという罪悪感より、何か冒険心のような気分で、「これが高校生だ」とも思いました。少しワルになりたい年頃だったのです。

5月の海水の冷たいことも知らず、そのワクワクした冒険気分そのままで、山猿は海に潜り、生まれて初めて自分の手でワカメを採りました。私は少々興奮していました。海から上がると、彼等は焚火で待っていてくれました。（なんと気の利く奴等だろう）と思いましたが、そのうちブルブルと震えだし、鳥肌が立ち、左右の腿《もも》と腿が当たると、鳥肌がチクリと刺さり、これが普段と違い痛いと感じることに気づき、（こいつ等は、海水が冷たいことを知っていて、僕を潜らせたのか……）と恨んだほどでした。もちろん、彼等に言われて潜ったのではなく、「潜ろう！」と言い出したのは私でしたから、彼等を恨む筋合いのものではありません。海から上がった時には、もう一度潜るつもりでしたが、その後襲ってきた寒さに、もう二度と潜る気にはなれませんでした。5月の雲一つない晴日といえば、今ならば仕事にはもったいない絶好のゴルフ日和ですが、まだ岩場の日陰の風は冷たく、その風に吹かれると、なお寒くなりました。しかしやはりこの日のことは忘れられません。本当にワルした気分は爽快でした。

女の子を紹介してくれたのも彼等でした。彼等の家に遊びに行って、アルバムを見ているうちに、

「この子いいよな。紹介してくれよ」

半分位の本気で言いましたが、まさか本当に紹介されるとは思ってもいませんでした。彼等は、集団デートの段取りをつけてくれたのです。山奥ではすぐ人目に付きます。想う人がいて

も、デートなど思いもよらないことでした。人生初めてのデートにワクワクしながら、精一杯の格好をつけていきました。女の子3人、私たちも3人、彼女の家の近くの湖畔でのデートでした。最初は6人でフナ釣りなどしていました。いい感じでした。私は彼女に話しかけるチャンスが早くこないかと、心ウキウキしていました。そんな気持ちを知ったか、最初からの彼等の作戦だったかどうか判りませんが、気が付くと、私と彼女を残して、あとの4人はボートに乗ろうとしていました。大チャンスです。

しかし、言い訳をしても、今更仕方がないことですが、この後の展開は大惨事になりました。もちろんそれまでにも、異性には興味がありましたが、あまり女の子と話したこともないし、デートもしたことはないし、ましてや1対1になったことなどありませんでした。二人きりのデートに憧れて甘い想像をしても、実践的にはまったくのウブでした。本当はこの時を待っていたにもかかわらず、とっさのことにどうしていいかわからず、狼狽してしまいました。

「待ってくれー、僕も乗せて！」

その日、私は一緒に下宿していた兄の革靴を履いて行きました。兄の靴は私には大きく、靴の底に厚紙を入れて脱げないように調節していましたが、厚紙は滑りやすく、走ると余計に靴の底で足が滑りました。岸から離れようとしたボートに乗り移ろうとした瞬間、あろうことか、とんでもない厄災に私は見舞われたのです。そのまま池に落ちたのです。その後、どのような経緯をたどったのか、都合の悪いことは、記憶の引き出しの奥に沈み、閉じ込められているようです。次に開けることができる引き出しは、彼女の家のお風呂に入っている私です。
「湯加減はどうかの？」
彼女のお祖母さんの声のみ、惨敗デートの締めくくりとして、新鮮に蘇るのです。

「人生とはアップで見れば悲劇でも、引いてみれば喜劇だ」

これはチャップリンの言葉だそうです。
「全くそのとおり」と言わざるを得ません。

3年間の高校生活、バカした思い出は、この2つに尽きます。山奥から出てきた私にとって、都会の環境は刺激的でした。1年間同室で寝起きした兄はタバコも吸い、夜は喫茶店に出入りしていました。その少し不良じみた生活に憧れはありましたが、しかし私は、そこに踏み込む勇気を持ち合わせてはいませんでした。高校生活においても「勉強できること」が、私の信じる唯一の大切な価値であり、それが井の中の蛙のような私が、自尊心を保つために演じなければならないことの総てでした。それは、中学時代より更にさらに過酷な課題になりました。私は、その殻の中に私を閉じ込めました。そこは、井の中の蛙が、自分自身を無理矢理押し込めた世界です。恐らくこの殻を破ったら、私は消えてしまうと思う位の恐怖心で、その殻の中に閉じ籠もりました。そしてその世界は、「偏差値の呪縛に縛られ続ける競争の世界」でした。

そんな中での生活が面白いはずはありません。今思い出しても、「苦しかった」の一言で言い尽くせます。でも必死でした。生活の総てでした。

私は、高校入学式のその初日から、正直、ド肝を抜かれた思いでした。山奥で、生徒数も少なく、孤立した状態の中学生生活でしたが、たまに外界と比較して自分たちを見つめる機会がありました。それが、定期的に行われていた学区内の共通実力テストでした。恐らく1000人近い規模ではあったろうと思います。そのテストで常に15番以内に入る隣村の生徒が、同じクラスにいたのです。互いに孤立した村の生活では、直接顔を合わせたことはありませんでしたが、名前だけは知っていました。私は、初登校の日に、その生徒も私のクラスにいることに少々驚きました。ならばこのクラスは、選りすぐりの「勉強できる奴の集まり」ということになります。勉強だけではありません。それは、例えばバスケット部の練習を見ても、一目で分かりました。田舎のバスケット部のキャプテンをしていたという自負は、穴があったら入りたいほどに萎《しぼ》んでしまいました。また、ある日帰ろうとしていると、グラウンドを走っている一人の学生が目に入りました。八頭身の彼の脚はまるでカモシカの足のように見え、何と言っても走るフォームが綺麗でした。テレビで見たオリンピック選手の走りを、何とこの目で実際に見ているような感激を覚えました。私の走りなど、イノシシのようなものです。

（こんな人が目の前にいる。これが高校というものか）

と、帰る足を止め、彼の美しく流れるような走りにしばらく見とれていました。捻れた引け目や、それからくる反発心で、唯一「勉強ができ、クラスでも常に1～2番である」ことを生きるヨスガとして、中学生活を送ってきた私でした。今は没落家庭でも、戦前は立派な家柄だったという自負は、ここではもはや通用しません。「チュウカ、チュウカ」と呼ばれながら、「この高校で果たして私は通用するのか？」と自問し、総てにおいて、「田舎者・劣等」の意識が付きまとうようになりました。

しかし、そんなぐらついた気落ちした気分で、迷っている時間はありませんでした。私はそれこそ必死で、予習復習をしました。小学高学年から中学まで続けた、私流の書いて覚える勉強スタイルに徹しました。そう言えば、少しは格好が良かろうかと思います。しかし実際は、私はその方法しか知らなかったし、言い換えれば、それが私のできる総てでした。幸いなことに、私の中では、総ての劣等感を寄せ集めても負けないほどの熱い熱い反発心が、炎を上げていました。

それは1年生の中間試験が終わって、最初の父兄懇談会の後のことでした。

『先生が、「この成績なら、どこでも思う大学に入れます」と言ってくださった』

母は喜んでそう話してくれました。私のスタイルは、この世界でも通用したのです。しかしこの後、期末試験では、こっぴどい仕返しを受けることになりました。高校は中学ほど甘くなかったのです。私は、予習復習を必ずすることにしていましたが、初めての高校生活での中間試験を恐れ、日頃の予習復習をさぼったのみならず、授業中も先生の講義をうわの空で聞いて、先生の目を盗み、目前の中間試験の勉強をしていました。今までのスタイルを、一時のことと思って崩したのです。その結果、期末試験で思い切り、そのつけを払わされることになったのです。

「期末で、どうもこうもないほど急降下した者がいる。一時の気の緩みで、こういう結果になる。皆、気を引き締めるように！」

（一時、予習復習をしない位のことは、後でいくらでも取り返すことはできるだろう）

そう思っていましたが、高校の勉強はそんな甘いものではありませんでした。

皆の前で、担任のH先生が総括的な話をしながら、付け足した言葉は、（明らかに私を指している）と思いながら聞きました。「田舎者はこれだから困る」くらいの侮蔑的ニュアンスも感じていました。私の心根のどこかにまだ卑屈な心が残っていたのです。

（先生は勘違いしている。天狗になったからではない。勉強の仕方が悪かったのだ。どんな時でも、予習復習を怠ってはいけないのだ）

とその時、もう私の中では、不覚と言うしかない不本意な成績の整理はできていました。しかし、先生に呼ばれた母には叱られるだろうと覚悟はしていました。期待して臨んだ母の落胆、恥ずかしさの気持ちはいかばかりかと、想像がつきました。母は父に相談したようです。父まで下宿にきました。こっぴどく叱られるのを覚悟していました。

「少し気が緩んだが、もう失敗はしない対策を練っている」

強がりの言い訳も考えていました。ところがこれは、予想だにしない結末で終わりました。

「手を見せろ」

父は、顔を合わすなりそう言いました。（どんなに叱られるのか）と、多少身構えていた私は、虚を衝かれ、言われるままにしました。

父はそのまま何も言わないで、帰ってしまったのです。後に残された私は、ポカーンでした。

（叱りもしないで、何のことか？）

と、呆気にとられましたが、すぐ後に、右手の中指にできた（ペンダコを確認した）のだと気づきました。私には意外過ぎるほど意外な展開でしたが、少しばかり嬉しく、余計にペンダコつくりに励むようになりました。


手を見せろ親父の口から出た言葉叱責よりも重いひと言

「俺は、医学部に進学する」

それが私の大志でした。

私が育った頃、村は無医村でした。時々診療所に医者がやって来る程度でした。医者などという存在は、そもそも高嶺の花でした。しかし、私の家系には医者がいたと窺わせるものが少々残っていました。例えばフラスコとか、薬をすりつぶして調合したと思われるニュウバチのようなものでした。それは、伯母が一時期、村で開業していた名残でした。それがあったからといって、その時何らかの益をもたらすものではありませんでしたが、多少はそれに触発されて医師になろうと思ったのかも知れません。中学校の同級生に言わせると、「中学生の頃からそう言っていた」と言います。

しかし、固く決意したのは高校2年生の頃だと思います。その頃には、この方向しか見えなくなっていました。恐らく私の知る世界の中で最も理想とする生活を、父の姉である私の伯母、将来私の養母になる女性の姿に見ていたのだろうと思います。伯母が我が家に残したものではなく、伯母の実像に触発されたのです。

伯母は明治生まれの人です。私の村はその頃、恐らく電灯もないような山奥であったろうと思います。私の生まれた武内家の家系に、偉い医師がいたということは薄々知っていました。しかし、その家系を汲むとしても、山奥の少女がどうして医者になろうとしたのか、そして実際になれたのか、そんなことに疑問を持ちました。大阪には親戚もあり、多少親近感がありましたが、東京など外国のように想像もできない世界であり、今でいえば月か火星のように遥かな世界であり、同じ空気が流れているとは思えないほど、全く私の埒外《らちがい》の場所でした。

しかし、実際に電灯もない山奥の少女が医師を目指し、東京まで行ったのです。どんな動機で、どのように勉強をしたのでしょうか。奇跡のようで、想像すらできないことでした。このことについて養母に聞いたことがありますが、もうその時には、何事にも「いいのよ。いいのよ」という返答のみの人になっていました。しかしとにかく、伯母は正真正銘、東京の女子医専を卒業した女医さんでした。

子供の頃から、夏休みといえば、祖母に連れられて大山の麓の伯母の家に遊びに行っていました。ここは眼下に米子の街が広がり、そして弓ヶ浜から美保湾、島根半島まで一望できました。米子の花火大会も、よく見えました。私たちは、その夜は、蚊取り線香を持ち出して小椅子に座り、団扇を使いながらスイカを食べました。反対を仰ぐと富士山のような大山の最も美しい姿を望むことができ、それを絵のように映す堤もありました。中和の山奥にいては、想像もできないほどの別世界でした。伯母はここで川上醫院を開業し、内科・小児科・肛門科の看板を掲げていましたし、嫁いだ当時は学校医もしていたようです。往診に使ったという人力車が納屋にありました。子供の頃、我が家と比較し、別世界でした。憧れない理由はありません。私は最も身近な伯母の姿に手本を見つけ、医師になろうと決心したのです。

しかし、当時、医学部は難関中の難関、超難関でした。

「そんなに数学が得意なら、会計検査院の職員にでもなれば」

父が一度そういったこともありましたが、私には現実味のない提案でした。それに比べ医者は、余程具体的に頭に描くことができました。

身近な職業と言えば、もちろん農業もありました。

小学生か中学生か忘れましたが、「農協貯金」というような題で、農協が主催した作文コンクールがありました。確か私は、「農協に貯金すると、農協はそのお金をお百姓さんに貸して、そのお金で、お百姓さんは農機具や肥料など買って、作物を収穫して利潤を得る。農協はお百姓さんに貸したお金の利子を得て、また預金者に利子を払う」といった、ごく当たり前のことを書いて応募しました。これはクラス全員か、学校全体の行事だったように記憶していますが、私の作文が優秀賞になりました。しかし陰で、「親父＝その頃父は農協の専務だった＝の指導があったのだろう。エコヒイキだ」という声が聞こえるような気がしました。私は、農業は嫌いではありませんでした。しかし、農民の暮らしぶりは知っていました。二反百姓には限界がありました。何とかその暮らしから抜け出し、母に楽をさせたいと思っていました。


結局、私の高校生活は大学を目指すことから始まりましたが、その大学はすぐに「医学部」と具体的になり、最後はそれのみになりました。しかし、誰でも望めば医学部に合格できるというほど、甘いものではありませんでした。

「お前、無理して勉強しなくても、獣医さんになったらどうかネ。獣医さんでも命を扱うことに変わりはないのだヨ」

家に帰ってもひと時も机から離れない私に、ある時、母が言いました。

（冗談じゃない！）

私は、母の助言にびっくりしたことを覚えています。母は時々、私の全く想定外のことを言う人でしたが、それが母の気遣いから出た言葉だったとしても、その時の私は拒絶しか思い浮かびませんでした。私はひたすら勉強しました。学校の行き帰りには、一番不得意な英単語のメモを持ち歩きました。部屋で布団を敷いたり、雑事をするときにも、テープレコーダーから英単語を流していました。もちろん朝の起床の目覚ましは、タイマーに接続したこのテープレコーダーの英単語の声でした。「ガリ勉」という、一種嫌味を含んだ言葉で表現される生活に、浸りきっていました。むろん、私自身も決して、この受験勉強どっぷりの生活が楽しいと思ったことは、一度もありませんでした。本当に、苦痛でした。

「無理に勉強しなくても、聞いただけで覚えられる、一度読んだだけで覚えられる」

これを天才と言います。そんな人はスマートと言われたり、「クール」とも言われます。しかし私は、「ドン百姓の子」です。私にはこの「ガリ勉」方法しかなかったのです。（総てにおいて田舎者で劣等な）私には、勉強し、成績を上げ、医学部に合格することが唯一無二の世界でした。それ以外の世界は無意味でした。しかし、それは想像以上の苦行でした。最上の喜びは、「テストの成績」が良いことでした。それが自尊心の総てでした。「偏差値の1点の重み」を知りました。

中学生時代、勉強の傍ら打ち込み、楽しんだバスケットでさえ、見向きできる余裕がありませんでした。勉強の呪縛から逃れたいという強い誘惑もありましたが、私は私を「秀吉」の姿に重ねながら歯を食いしばりました。唯一の楽しみが、緒形拳が豊臣秀吉を演じた日曜日のNHK大河ドラマ「太閤記」を見ることでした。恐らく普通に生活している人の日常生活の視点からすれば、異常ともいえる受験勉強の日々でした。

「あなたの常識は、世間の非常識」

広子はしばしばこの言葉を私にぶつけます。私がこのスタイルを貫くことで、犠牲にし失ったものは、非常に大きいものでした。

このように没頭した高校時代の勉強が、日常生活で役に立つのでしょうか。日常生活には、何の役にも立たないと思っていました。外の世界の方が数段よく見えました。

(なぜ、こんな勉強をしなくてはならないのか？　デートもしたいし、馬鹿もしたい)

(私は、なぜ成績のみに喜怒哀楽しなければならないのか？　他にもいっぱい楽しいことがあるではないか)

こんな甘いささやきには、無理矢理、耳も目も閉じました。私には大志があるのです。しかし、さらに大きな声も聞こえました。

(俺が順位を上げると、下がるヤツもいるのに、それがお前の喜びか。競争は嫌だ)

(いつかは死んで、忘れ去られるのだぞ。今が良ければそれでいいではないか。勉強なんて止めてしまえ！）
（人の一生なんて、宇宙からすれば、塵よりも小さい。何でアクセク勉強する必要があるのか。勉強なんて止めてしまえ！）
（医者になることも、百姓することも、結局行きつくところは同じじゃないか。皆死ぬのだ。灰になるのだ。勉強なんて止めてしまえ！）
（生きる価値、生きる意味、医学部を目指して努力する意義は本当にあるのか？　あるものか！　いつかは灰になり忘れ去られるのだぞ。勉強なんて止めてしまえ！）

高校の古典では、鴨長明の「方丈記」を習いました。

「ゆく川の流れは絶えずして、しかも、もとの水にあらず。淀みに浮かぶうたかたは、かつ消えかつ結びて、久しくととどまりたるためしなし。（中略）或は、大家滅びて小家となる。（中略）不知《しらず》、生まれ死ぬる人、いづかたより来たりて、いづかたへか去る。又《また》不知、仮の宿り、誰が為にか心を悩まし、何によりてか、目を喜ばしむる。」

これはささやきというより呪文でした。このような不気味な呪文が頭に現れると、勉強に傾注することが無駄に思えて葛藤しました。そんな考えは、勉強が難しくなるにつれて比例的に、中学生時代より頻繁に、頭に浮かぶようになりました。勉強と成績だけの生活が苦痛でした。成績が悪いからではありません。何とか国立の医学部に入れそうなギリギリの偏差値はキープしていました。しかし、キープしているだけで、いくら努力しても、「超えた」と思う結果には繫がりませんでした。時折覗く「生きることとの根本的な意義」に対する疑問に、肯定的な答えを得られないまま、行きつく先はむしろ否定的であり、何もかも放り出して逃げ出したい気持ちに襲われました。

しかし、私はそれらの疑問を無視するしかありませんでした。正面から向かえば、「受験戦争の敗者＝落伍者」になります。弱冀《よわくそ》、卑怯者と思いながらも、呪文が頭に浮かぶと、無理矢理無視して、ガリ勉世界に自らを追い込みました。しかし、この世界も苦痛でした。兄は農学校を卒業後は家に帰らず、サラリーマンになりました。どんなにか、その方が楽だと思ったものでした。世間から見れば品行方正な兄ではなかったと思いますが、私の中には一部英雄として映る兄がいました。

しかし、私には妥協できる選択肢はありませんでした。医学部に合格するという一度目標にした一線から外れることは、唯一それまで私が生きるヨスガとしてきた「勉強ができる」という私の誇り・自尊心の否定になり、ひいては生きる価値の否定になります。私は、私の殻から抜け出す勇気がありませんでした。私には勉強する道しかなかったのです。医学部進学の道しかなかったのです。医学部合格に、強迫観念ではないと思いますが、なぜか追い込まれていったのです。絶えず私を襲う、「勉強して医者になれたとしても、ゆくゆくは死んで忘れられる人生に価値などない」という呪文に抗うには、「しかし当面は医学部に合格するだけだ。いま人生を考えても仕方がない」と強がるしかありませんでした。

私は、（生きていることに意味がない）（勉強に意味はない）（努力にも意味がない）（死んでも構わない）と思う一方、（死ぬとどうなる）（人はどう思う）（親は悲しむだろう）（勉強から逃げだしたい口実ではないか。卑怯ではないか）（嫌だ、嫌だ。またこれか）という雑多な思いを、行きつ戻りつしながら、（とりあえずは勉強だ）と、とりあえず呪文から逃げ出していました。それは、自分自身との戦いでした。高校時代の私の心持ちとしては、前者が真理で英雄であり、後者は逃避者で卑怯者でした。

私はたいてい、真剣に真っ向勝負をする方です。しかし、時たま顔を出す自分自身の呪文には、こそこそと逃げる方を選びました。逃げた方が、少なくとも世間的で現実的でした。成績が上がれば実際に、父や母は喜んでくれ、周りの人からは（頭が良い）と褒められます。「医学部に合格すればまた皆に褒められるだろう」と思うと、それは苦しくても十分甘い誘いでした。もちろん、呪文に負けるのも嫌でした。

「いつか呪文に勝って、『生』の解を見つける」

と、「今は一時撤退だ」と、それが虚勢だと判っていながら、「とりあえず」と尻尾を曲げました。しかし、いくら否定しても、私の心の中には、いつもすっきりしない塊が巣くっていました。いくら褒めてもらっても、喜んでもらっても、嬉しくない自分がいました。テストの点数が良くても、虚無的な思考に襲われました。成績が一番上がると、一番下がる人も居るのです。私が大学に合格すると、不合格になる者も出るのです。「唯一無二の真理は、結局死んで忘れ去られるしかないこの命」なのです。この思いが、努力も、喜怒哀楽も、結局は、「虚しい」と結論するのでした。鴨長明の呪文でした。

（なぜ人はあのように喜び、悲しむことができるのだろう）
（結局は一時的でしかないのに）
（喜びの後の虚しさを知らないのか）

そんなある日のことでした。忘れることのできない、一生忘れられない出会いがありました。出会い中の出会い、奇跡のような出会いでした。まさに迷える私にとっては、天から降りてきた値万斤《あたいまんきん》の救いの一手でした。

その頃、私たちには、時々教室を移動して受ける授業がありました。何のための入れ替えの混合編成の授業か分かりませんでしたが、多分理系、文系クラスの共通授業だったと思います。あまり興味のない科目だったと思います。授業の内容は思い出せません。その日も、ガタガヤと教室移動をし、適当に机についたのです。奇跡のような出会いは、その時でした。衝撃が走りました。それは、この時ふと、机に刻まれたいたずら書きに目が留まった瞬間でした。「俊夫」と彫ってあったのです。

（エッ、なんだ、これは?!　俊夫さんだ。俊夫さんがこの机で勉強していたのだ！）

それは、ショックというか、まさに衝撃でした。私は一度も顔を合わせた記憶がないのですが、「俊夫」という名は、よく聞いた名前です。山奥の同じ部落の親戚のお兄さんの名前です。私たちはその人を、「俊夫さん」と呼んでいましたが、その名前を発するとき、その言葉尻には、一種尊敬と憧れの気持ちが込められていました。その俊夫さんが、この同じ机に座って一時期を過ごしていたのです。その机に今、私が座ったのです。

その机は、椅子と一体になった古いものでした。偶然とはいえ、極々近しい間柄にあり、尊敬している私たちのレジェンドのような人が、この机で勉強していたのです。私たちのレジェンドがかつて座っていた机に、今まさに私が座ったのです。時空を超えてレジェンドと相まみえたのです。この瞬間、ただただ熱いものがこみ上げてきました。私は、瞬間に、「生きることに意味がある」と思えるようになりました。

後で知りましたが、この人はお兄さんどころか、私の父と同世代の人でした。するとその机は、少なくとも20年も前の机になります。理性で考えると、同名の他の人のいたずら書きの可能性が強いでしょう。残っていたのであれば、まさに奇跡です。しかし、そんな詮索は、どうでもいいのです。私は胸の熱さで、（伝わってくる何か）を感じ、（これは、まさに私たちのレジェンドである俊夫さんがここに坐っていたのだ）と確信しました。それが、もし同名の他人のいたずら書きであったとしても、私は確かに「私たちの俊夫さん」からメッセージを受け取ったのです。

（祖先がいて、今の自分がいる。繋がっている）
（自分が死んでも、何か残るものがあれば、命は永遠だ）
（だから、歴史は重要なのだ）
（歴史を意識できるのは、生物の中で、人間だけだ）
（人間として生まれたからには、何か世に残したい）
（何か世に残すためには、良いことでありたい）
（そのためには、今勉強することだ、今勉強して、りっぱな人間になろう）
（さしあたり、医学部に進学することだ）

「俊夫」と彫りこまれた落書きは、他人には単なる落書きでしょう。しかし、私には時空を超えた血の繋がりのある人、私たち一族のレジェンドからのメッセージでした。それにより私は、（勉強し、生きぬくための積極的意義）を初めて見つけることができました。私の今の命に繋がりがあり、この後も永続できることに、初めて気が付きました。呪文に対抗できる一筋の光を実感しました。勉強一本のこれまでの生活では感じたことのない活力が、私の心の底に生まれてきました。マグマのような呪文にも対抗できる、熱い熱い私自身の正の意思が生まれ、叫び出したい気持ちになりました。

血の続き綺麗古いもありゃしないただ共振し熱くなるだけ

忌まわしい呪文の霧は晴れました。目の前に迫る医学部合格以外のことは、総て意味のないことと思うようになりました。

私は、戦後のベビーブームの中の一人です。競争率も高かったのです。当時は「4当5落」と言われていました。「4時間の睡眠なら合格するが、5時間も睡眠時間を取ると合格できない」という意味です。私は、（私の1日は28時間）と思うことにしました。人の睡眠は、絶対必要なものです。その睡眠時間は一般には8時間と言われています。私は8時間寝たことにし、実際は4時間にしました。だから、私の1日は、一般の人より4時間長い。変な理屈ですが、私は気に入りました。私はこんなバカげた空想にも、一人悦に入り頑張りました。

家の経済状態を考えると、国立の医学部しか選択の余地はありませんでした。その当時、国立大学は一期校と二期校に分けられており、私は浪人もできないと思っていました。一期校に医学部を選べば、二期校には絶対的なすべり止めが必要になりました。いくら医学部一本槍といっても、現実的な選択として、結局、一期が地元大学の医学部、二期を地方大学の工学部と決めました。しかし、本命はこの医学部であり、そのことしか頭にありませんでした。いくら心血注いで勉強したといえども、この医学部でさえ、私の偏差値から見ると、ぎりぎりでした。これより低い大学は、国公立大学でもそうありませんでした。1点の差が明暗を分けることになることは明らかでした。しかし迷いはありませんでした。この道しかないと突き進みました。その医学部には、私の高校から7人か8人が受験しました。この中にも、明暗があると思いました。

遂に、試験は終わりました。私が高校3年間、全身全霊を注いで挑んだ試験は終わったのです。巨大な壁が突然なくなりました。その途端、私は経験したこともない異変が、私自身に起こっていることに気づきました。この時気づいた、という表現は正しくはありません。それが異変であると気づいたのは、後になってからでした。正しくは、何か訳の分からない自分になってしまっていたのです。それはこの上もなく奇妙な感じで、後で思うと、生きている実感が全くなくなるような、うつろな感覚でした。これも後でこの時の状況を思い浮かべて考えたことですが、3年間といわずとも、2年間でも一心に全霊を注いで挑んだ巨大な壁が、ふとした瞬間に目の前から消えた時、人間はどうなるのでしょうか。その戦いそのものが自分の生きる総てだったとしたら、戦う相手が急にいなくなった時、戦士はどんな心境になるのでしょうか。

「受かった！　受かった！」

はしゃぐK君を横目に、私は何か別の世界に迷い込んだような、妙な気持ちでいました。

心配した英語は、総ての単語がすらすらとわかり、思った以上に何とかできたと思いました。失敗した箇所はあまり思い浮かびませんでした。しかし、終わった後、答え合わせもしませんでした。しなかったというより、不思議なことに、それをするだけの気力が残っていませんでした。K君がとてつもなく明るく、別世界の人間に見えました。

(合格・不合格・合格・不合格・合格・不合格………合格!!)

それを目指したはずなのに、それは別の遠い世界のことに思われました。私には一向にそんな気持ちが湧いてこないのです。3～4日は何もしなかったと思います。しなかったと言うより、できませんでした。食事はしたでしょうが、ゴロゴロとしていました。そして（恐らくダメだった）と思うようになりました。どうでもよくなり、諦めました。

(そろそろ、二期校の準備をしなくては……)

そう思い直して、気分転換のため、市立図書館に行きました。しかし、全く勉強する気力が湧いてきません。本を開いても読むのではなく、読んでも言葉が頭に入るのではなく、書くには手に力が入りませんでした。窓の外を見ても、暖かさも寒さも、光の移ろいにも無感覚でした。異様なことが私に起こっていると思いましたが、どうしたらよいかということまで思い至りませんでした。今まで体験したことがない状態でした。

（虚脱）（放心）（エネルギーのない世界）――私は、かつて経験したことのない世界に迷い込んだようでした。エネルギッシュな私のエネルギーが枯渇したのです。こんな言葉は後でその頃を思い出して、結論した言葉です。その時は、「僕はどうなったんだろう？」と思うだけで精一杯でした。自分の人生で、こんなことは初めてで、訳が分かりませんでした。

今までは、目的があればそれがどういう結果をもたらすかも考えず、一心に打ち込むのが私でした。そして、いつの時にも、どんな逆境でも、自分を鼓舞する私がいました。その一点では一流だと思っていました。「生きる価値とは？」という本質的であるが自虐的な疑問も、目の前の目的に向かうことで消去してきました。時に大失敗もしましたが、それが尾を引くことはありませんでした。恐らく、前向きなことにおいては、誰にも引けを取らない自分でした。

（何かに一生懸命打ち込んで達成した後の虚脱）（燃え尽き症候群）

何かの本か、どこかの映画かで、そんな言葉を聞いたことがありますが、まさか私自身がそうなろうとは思ってもいませんでした。

今から思えば、（ダメだ、これは。二期校は捨てた。とにかく田舎に帰ろう）と決断できたことは幸いでした。それは、「決断」という、何か立派なことをしたというようなニュアンスを持つ言葉で表現されるべきではありません。故郷が持つ、何かしら人知を超えた引力のようなものがあったのです。大海に放り出されて方向も見失った一人ぼっちの私を、故郷がすくい上げたのです。私はされるがままにしていたのです。今でも思い出されます。私は積極的な意思で、故郷に帰ったのでないのです。引き上げられたのです。私は、（それほど医学部合格に対して勝負を挑んでいたのだな）と、今更ながらに思い出します。そして、やはり、田舎に帰してくれた何かに、感謝しています。

受験後の虚脱恐ろしもがこうとすれどもできずただ身を任す

田舎はようやく雪が解け、そろそろ春の準備にとりかかろうとしている時でした。ぼんやりとしながらも、

「あれをして……これもして……」

自分では考える力がなく、頼まれ、命令されるままに、身体が動けば動かしました。少なくとも、家でぼんやりしているより、動く方が楽でした。不思議なもので汗をかくと、それだけのことで、少しずつ身体にエネルギーが戻ってきました。雪に押し倒されていた草木が、雪解けの後、再び精気を取り戻し、息を吹き返す感じでした。雪の下に隠れていた土が、少し鍬《くわ》を入れると黒く光り、私は、それを美しいと感じました。感情が私に少しずつ戻ってきました。静かな家にいて、屋根からポタリポタリと落ちる雫の音を聞きながら、（水に命）を感じるよ

うになりました。夜は冷たい土間に下り、藁を打ちました。そして「ダツ」を編む祖母の手伝いをしました。祖母の手のアカギレを見ながら、何か良いことをしている気持ちになりました。

「農業もいいのでは？　ブラジルにでも行こうか……」

ぼんやりとですが、未来を空想できるようにもなりました。大学進学のことは、全く頭から離れていきました。何か新しい自分が目覚めるようだと、驚きながら私を観る私がいました。

受験後の虚脱の我は故郷の土の匂いに息吹き返す

そんなある日のことです。

祖母の頼みで茅《かや》を刈り終わり、昼飯に帰るところでした。空腹も覚えるようになっていました。空はどんよりしていましたが、まだ寒い風が吹いていました。

母が息を切らせながら走ってきました。何やら喚《わめ》いています。最初よく判りませんでしたが、こう言っていたのです。

「トシ、合格したと！！！、トシ、合格したと！！！」

「………」

何か別世界のことを聞くようでした。

「本家のNちゃんから、電話があったと。Kちゃんも合格したと」

Kちゃんも同じ大学の工学部を受けていました。

そこまでは理解できました。しかし私は、大学のことは全く諦めていたので、私の合否については、全く関心がありませんでした。大騒ぎをする母をたしなめました。

「同姓同名もあるから、あまり喜ばんように」

私は、本当にあまり嬉しくもなく、母の騒ぎようが、どこか他人事のように思われました。しかし翌朝、下宿先の小父さんから祝電が届きました。私はそれでもまだ他人事のような気がしていましたが、まず私の目で確かめるべきだと思いました。

「学校に行ってくる」

高校の教務員室に入るなり、

「おめでとう！　おめでとう！　おめでとう！」

「何科になるのか？　お前は確か産婦人科志望だったな」

(そんなこと、いつ話したのかな？)

先生たちが口々に祝福してくれました。そこで、初めて合格を確信できました。結局、5人合格、高校にしてみれば快挙だったのかも知れません。しかし、不合格者もいたのです。その人たちの顔が私から消えるまでには、相当の時間が必要でした。淋しく思いました。

家に帰って大学の入学式を待つ間、私自身は不思議に相変わらず、それほど嬉しくもありませんでした。しかし、父や母や祖母はもちろん、村中喜んでいてくれたようです。久々の快挙のニュースだったようです。

「今日歩いていたら、○○さんがわざわざ車から降りてきて、『このたびはおめでとうございます。医学部に合格なんぞ、この村の誇りですな』と言ンさった」

などと、父が母に話しているのを聞いたりすると（よかった）と思うのですが、それ以上にあまり嬉しい気持ちにはなりませんでした。今から思えば、私の心は、虚脱した状態から少しは回復していたとはいえ、まだ元通りになっていなかったのです。まだ浮かびきれない、奇妙な状態でした。


今、苦難の高校生活を振り返り何か一つだけ大切な思い出をと聞かれれば、私は迷うことなく、

『『俊夫』と彫られた机に座った偶然だ」

と言い切ると思います。その偶然がなければ、恐らく医学部合格という、苛酷な受験戦争には勝ち残れなかったと思っています。


偶然が必然となり道となり今ここがありここに立つ我

幕間2　分かれ道

分岐点白百合の微笑《えみ》そこにあり

ふと気が付いて目線を上げると、道は二手に分かれていました。一瞬私は、今どこにいるのかわからず、また、どちらが自分の行く道か、迷いました。


今年の夏は異様に暑く感じられました。

「畑の水遣り、大変でしょう。私も帰ったら庭や木に水遣り、1時間もかかりますよ」

「畑どころか、これじゃ、人間様も乾いてしまいますよ」

「明日頃、雨が降るそうですね」

「いや、今朝のニュースでは、今夜あたりから降るらしいよ」

「膝《ひざ》の水も乾けばいいのにね」

私は、患者さんにこう話しかけて、今日もまた診察を始めました。

夕方、クリニックの通用扉を開けた途端に、サウナの戸を開けたのかと思いました。それ位熱気とともに、肌にまつわりつく湿気も感じました。一日中、エアコンの中で診察していた私の全身の肌は、一瞬にして蒸れたシャツに包まれ、熱気という魔物に襲われました。見ると、駐車場のアスファルトが黒光りしていました。そこから、水蒸気が立ち上がっていました。雨は、丁度今しがた降り始めたと見えました。アスファルトは、裸足で歩くと火傷しそうな位熱せられていたのでしょう。雨粒は、地面にとどまる間もなく、ジュウ、ジュウと音をたてて水蒸気となり、地表全体をそのままサウナに変えていました。不快指数１００％の真夏の雨でした。

（雨が降ったのだ。たった今、降り始めたのだ）

私は、雨の中に踏み出しました。傘をささないで駐車場まで行きました。雨滴が、眼鏡の視界を歪め、少し痛みを感じるくらい肩を叩き、Ｔシャツを中途半端に濡らしました。待ちに待った雨との再会を、身体は不快そのものと受け止めましたが、心の中では、むしろ、嬉々として喜びました。歩く間に、蒸し風呂の水蒸気が、少し落ち着いてきました。

これが、この夏のターニングポイントでした。

この後、日本列島に沿うように秋雨前線が居座り続け、夏には珍しい長雨になりました。列島を挟む北と南の高気圧がなかなか動いてくれないためとか、偏西風の蛇行のためとか、気象庁が解説しています。各地で、次々と土砂災害も発生しているようですが、幸いなことに、私の住む町では、むしろ〝めぐみの雨〟と思われました。しかし、お盆になっても、雨は降り続いていました。夏の甲子園の熱気は、文字通り水を差されたようで、雨天順延が続いていました。今までなかったことでした。

「もういいね」

「そうですよ。畑の野菜、根腐れして、もう売り物になりませんわ」

「膝の水も洪水状態ですね」

私の身体にも変調が起こりました。実は8月の最初の土曜日に大腸ファイバーをして、ポリープを取ったのです。大腸ファイバーは肛門からカメラを挿入して、大腸の中を観察すると同時に、ポリープでもあればその場で摘出します。私にも小さなポリープが見つかり、摘出されました。この後は、絶食となり、一晩、観察入院となりました。

これは予期していたことであり、何でもないことでしたが、その後、肛門より前門に障害が発生しました。肛門＝後門、それならチンチンは前門か――うまい洒落だなと自画自賛する余裕がありましたが、その夜、私は前門の反乱に遭いました。10分ごとに排尿に起きなくてはならない状態になったのです。この辛さは経験した者でなければわからないと思います。かなりのものです。とにかく私は、この反乱は慣れない病室で一晩過ごしたストレスのせいだと思い、退院を急ぎました。私の前門は案外神経質なのです。しかし帰宅して慣れたベッドに横になってからも、ますます下腹部が重く痛くなり、これはいつもと違うと思いました。私には前立腺肥大があり、特に天候の悪くなる前の夜中には、場合によると1～2時間ごとに排尿に目を覚ますことがありました。最初はそう考えていましたが、次第に重くなる下腹部が、痛みを伴うようになり、私は、「尿閉になっている」と自己診断しました。そして自分で導尿しようとしましたが、うまくいきません。恥を忍んでクリニックに出て、師長に、「導尿してくれ」と頼みました。その様子を、まだ結婚していない看護師まで見物に来たのは、意外でした。

（俺がもしまだ若かったら、見に来ないだろうな……マ、イイか）

萎えた前門の衛兵の姿は情けないものです。勢いがありません。いじけています。それがこともあろうに、反乱を起こした張本人なのです。本当に情けないものです。７００cc排尿しました。こうして、ともかく導尿を３日続け、どうにか自分で排尿できるようになりました。最低の気分で、遣る瀬無いことこの上ない、この夏の検診・大腸ファイバー顛末忌でした。

夏草に負けるな男玉の汗
ひたすらにただひたすらに山道を歩めば口に故郷の校歌《うた》
秋雨や後門前門負け戦

大腸ファイバーの前には大いに発奮していた、私を思い出します。
夏草を刈ったり、２時間余り登山をして、汗をかくこともありました。

その終わり近くになると、故郷の中学の校歌が口をついて出てくるのです。

「下和の清流音高く、春の淡雪移ろいで……」

所々忘れていましたが、その爽快さは例えようもありませんでした。

それが、自嘲に変わっています。人間とは弱いものです。明日のことは分からないものです。あの勢いは何だったのでしょうか。どこかへ行ってしまいました。


私は、長雨と、大腸検査の後の肉体的異変に、この夏は身体も心も萎え縮んでいました。

庭を見ると、ダイダイやヤマボウシやコナラの葉は夏の濃い緑で、雨に濡れて茂っていました。その中には少し枯れ葉色の葉もありました。しかし、私の目を奪ったのは、まるで春先の若葉のような薄緑の光る葉でした。茂った葉から伸び上がるように、伸びた枝が光っていました。一本の木に、枯れゆく部分と、盛りの部分と、育ちゆく部分が同居していました。このような変化に気づいたのは、今年初めてのことですが、萎えた気持ちでも、やはり育ちゆく緑には、好感が持てました。その中で、春先に天に向け何かを迎えるように、または、送るように白い花びらを総て天に向け開くハナミズキの葉のみ、勢いをなくしたままでした。私はこの花が庭の中でも一番好きです。来年も花を見ることができるだろうかと、少し不安で不吉な気持ちに襲われました。私は、このまま萎え縮んでいてはいけないと思い直しました。

「少し、運動もしなくては。このままでは弱ってしまう。外でも歩いてみようか」

こうした雨続きの毎日でしたが、少しは雨の止むこともありました。その合間に、私は気分転換に散歩に出かけることにしました。時間は午後の4時半を過ぎていましたが、まだ太陽は天上にあり、熱く蒸せていました。

私の家は、長い坂道の丁度中間にあります。玄関を出て、右に向かえば上り坂、左に折れれば下り坂です。私は少し迷いましたが、思い切って右に向きました。ここから、12分ほど歩くと、上り坂の頂上です。そして下ると東光寺の門前に出ます。ここまでが21分と少し。それがいつもの散歩コースのいつもの所要時間です。不思議なもので、この時間はいつもほぼ一緒でした。数秒も狂わないのです。人には、きっとリズムがあるのです。

久しぶりの散歩でした。(ここで引き返してもよい)と思いました。しかし、(後9分歩いて帰り道としよう。合計1時間歩こう)

私は、結構性懲りもなく失敗を重ねることがありますが、基本的には動くことが好きなのです。周辺の地図を思い浮かべ、もうしばらく国道沿いに山の手を上りながら歩くコースを選択しました。そうすれば、9分で行けるあたりに田の中を横切るように脇道があり、そこから帰路につけば、丁度1時間になるはずです。8月のお盆過ぎです。汗が出ました。汗を拭きました。帽子の下の髪から首筋にかけ、冷たい汗が流れていました。頭から出た汗は、案外冷たいものだと思いました。一面緑の田では、稲がすでに青い穂を垂れていました。赤とんぼが舞っているのに気づきました。豊年のようです。少し散歩時間を延長したのは正解でした。私は、

「季節に置いてきぼりにされていた」と感じました。

しかし、来た時とは逆方向の寺の上り坂に来ると、次第に疲れを感じ、頸《くび》が垂れてきました。（少し無理をしたかな）と後悔しました。歩道は道路の左にあり、まだ強い西日を直接受けていました。疲れた身体にはさらに堪えました。しかし、山が右手にあり、この方角が西であるため、西日は道路右側に影をつくっていました。私は道路を横切り、歩き慣れた歩道の反対側の山裾に移動しました。山陰に入ると、瞬間、暗く感じましたが、同時に少し涼風を感じ、汗が連れ去られるように感じました。身体が軽くなりました。爽やかになりました。しかし、それも一瞬、やはり上りの道では目線が下を向きました。一足ごとに、足元の地面が重く動きました。（久しぶりの散歩、少し無理だった）と後悔しながら、山陰の中の上り坂を一歩一歩上りました。その時です。突然足元の向こうのあたりが輝いて見えました。目を上げると、すらりと立った真っ白なヤマユリの花がこちらを向いていました。

（ここはどこだろう。こんな道があったかしら……）

1時間近く歩いて、（頭が朦朧としたのかな）と不吉な気持ちに襲われました。別世界に迷い込んだ、そんな気がしました。不思議な気持ちであたりをもう少し見つめ直すと、道はそこを境に二手に分かれていました。ヤマユリは丁度、道の分岐点に立っていました。右の道は広くて、綺麗に掃除されているようでした。そしてその先は平坦になっているようでした。ここから西に傾きかけた陽が、明るく美しく差し込んで来ていたのです。その西日の方向に、右の道はどこまでも延びているようでした。左の道も同時に見えました。左の道は、いったん切れかかった山裾がまた現われ、まだ上り坂が続き、また山の陰で暗くなり、そしてその先も曲がりながらも上りが続くようでした。明るい所に出た私の目には、左の道は陰鬱で苦しく見えました。右の道は、明るく楽に見えました。2歩、3歩と白いユリに近づきながら、（こんな別れ道があったかしら？　僕はどこを歩いているのかしら？）などと思いながら、自分の足が自然に右の道に向いていくのを感じていました。そこで、突然思い出しました。我に返りました。

「そうだ。この道の先は、墓所だ！」

右の明るい道を少し行くと、霊園になるのです。私は、とっさに、「右は墓所」と気づきギョッとしました。私は重い足を、左の上り坂に向け直しました。

分岐点白百合の微笑そこにあり

人は、常日頃、岐路に立ちます。そして、人はそのどちらかを選択し、歩むしかないのです。私の人生にも、沢山の分かれ道がありました。今思うと決定的な分岐点は、私の出身大学の同窓会の席だったと思います。これについては、後の章に譲ります。私の身体はまだ十分回復していないのです。お許しください。

第３章　大学時代

純粋はまだまだ未熟この世では矛盾不純がこの世の摂理

私は故郷の自然に癒され、また幸運にも目標とした医学部に合格できて、生気を取り戻しました。しかし大学は、高校の上の学校というイメージのみしか持っていない田舎者の世間知らずでした。大学の入学式には、確か高校の学生服を着て臨んだと思います。父が付き添ってくれました。しかし父も、大学に入るのは初めてのように思え、頼もしい気持ちにはなれませんでした。何しろ広いのです。心細い私でしたが、それを打ち消しても余りあるような光景にも出会いました。それは、高校の運動場とは全く違う、今まで思い描いてもいなかったキャンパスというにふさわしい広場を歩いている時でした。背のすらりとした女性に会いました。セーラー服ではありません。そのままで雑誌のモデルにでもなれそうに、洗練された私服でした。その女性は、数冊の本を小脇に抱えていました。私がそれまで出会ったこともない、いかにも知的な印象でした。映画に出てくる主人公のようにも見えました。この一人に出会うことで、私は、(大学生とはこういうことか) と実感したのです。不安に勝る明るい希望を見出しました。私自身も映画の世界に入り込んだ気持ちでした。しかし、少々浮かれても、実際の私はまだ高校のボタンをつけた学生服姿でした。やはり、少し引け目を感じました。高校入学の時は、生徒の数の多さに圧倒され、その中で偏差値に縛られた生活をしましたが、大学では何か文化らしき匂いのする、だだっ広い空間に解き放たれたようで、私はまた別の世界に迷い込んだような気がしました。自分は世間知らずの山奥の田舎者だと、高校の時以上に強く感じました。

しかし、何はともあれ、医学部学生です。これからすぐに、医学の勉強が始まると思っていました。しかしそれは大間違いでした。最初の2年間は医学進学過程であり、一般教養を身に付ける期間ということでした。期待していた医学とはほぼ無関係の講義が始まりました。医学進学過程の学生のみ固まり、一堂に会して一緒に学習する機会は、あまりというか、全くありませんでした。あったのかも知れませんが、覚えていません。

教育学部、農学部、工学部などの学生と混合で、たいていは教育学部の学生だと思いましたが、多くの講義の中からこれはと思う講義を自ら選択し、2年間に確か90数単位ほど履修すれば、医学専門課程に進級できるということだったと思います。その規則もあまり覚えていないということは、余程自由というか、かえって見放されたと言った方がよいような、いい加減な大学生活の始まりでした。社会学、哲学、語学は英語・ドイツ語、それに少しは自信のあった数学……。思い出せません。このような中から私自ら選択して講義を受けるのです。高校のように、学校が決めて我々に与える授業ではないのです。選択の自由と言えば自由、好きな学問を追究できると言えばその通りで格好良いのですが、総てを自分の意思で選択し、その講義のあるたびに講義室を探して移動しなければならないことには、大いに戸惑いました。

点取り虫生活をしてきた私には、自分で選択するということが難題でした。何を選択して、何を勉強すれば、その先何が見えるのか、皆目分りませんでした。社会科学とか英文学とか哲学とか、私にははるかに遠い先の雲の上の学問に思えました。数学は得意でしたから選択の中に入れましたが、何を勉強したか覚えていないほどチンプンカンプンの余程高尚な領域と思いました。覚えているのは、ドイツ語の僅かな単語「イッヒリーベディヒ」、シェークスピアの英文朗読のついていけない退屈な時間、有名な教授の講義だからと言って誘われて出席した全学対象の大講堂での講義――確か社会学の講義で、これが偉い教授の講義なのかと、講義の内容より聞きなれない言葉を聞いたがために、やはり偉いのだと思った程度でした。その難しい言葉も今は覚えてはいません。

「大学で学ばなければならない学問は何か？」

「何を学ぶべきか？」

「医学進学過程で習得すべきものはなにか？」

結局分からないまま、しかし人並みに一通り、何とか医学専門課程に進級するために必要な単位は、ほぼ1年半で履修したことは確かです。私の率直な感想では、医学進学過程は、何か医学部生にとって、お客様扱いをされ浮草のような根のない生活でした。教授の講義にも熱意を感じたことはなく、本気ではなかったように思います。しかし、これは真実ではなく、本気でなかったのは私の方だと思います。教養とは何か、分からなかったのです。幼稚だったのです。田舎者だったのです。それに、この時期「学園紛争」で大学は大荒れをしていて、学生も教授も講義どころではなかったのかも知れません。

必須科目・偏差値という呪縛からは解き放されましたが、その途端、今度はどこに向いて行けばよいのか、どこを向けばよいのか、羅針盤を失って方向性を定められない、あやふやな私がいました。高校までのように、成績通知表は不要でした。あったかどうかも、未《いま》だ知りません。競争は不要になりました。ただ、不可の判定が貼り出される掲示板の存在は覚えています。2年で医学専門課程に進級できなかった同級生もいましたから、優・良・可・不可程度の判定はあったと思います。幸いなことに、私は本気で勉強しなかったのに、再試験は一度も受けなくて済みました。医者は将来就職の心配がなく、また、そういう意味では、幸運だったのかも知れませんが、入学式の日に感じた大学の知的雰囲気には、余程遠い学業生活でした。本当に今の私には、この時期、学業したという思い出は全く残っていません。

しかし、受験勉強という何か荷を背負わされたような日常から解放され、自由に行動できたこの2年間は、思い出せばやはり私にとって大切な時期でした。この時期、私は、成長できたと思います。高校時代が、「偏差値という他者の評価に耐えに耐え抜いた呪縛の時代」と言うなら、この大学の教養課程時代は、「迷いながら、そして挫折を味わいながらも、自分自身で自分自身を評価できた自由な時代＝気の内の時代」と言えるかも知れません。高校時代が受験一本槍の険しい道なら、医学進学過程は、ショーウインドーを見ながらのショッピングの時代だったと思います。あれも欲しい、これも欲しいと思う欲張りの私でしたが、結局一つ位は手に入れることができたと思っています。

私は、中学時代の思い出もあり、高校時代は受験勉強のため止むを得ず脇に置いたバスケット部に入部しました。教養課程の講義より、これなら私の埒内にあると思ったのです。ところが、これは明らかに誤算でした。

他の学部に比し、医学進学過程の学生は、難関を突破した超エリートだという意識がクラスの全体的な雰囲気でした。全国から集まった医学部学生だという、まさに高校でも味わった明らかなエリート集団の雰囲気は、ここではさらに大きくなり、壁となり、私はその中に溶け込めませんでした。医学専門課程の中にはバスケット同好会がありましたが、私はそんな情報交換もできないまま、本学（教育学部や農学部のことをこう呼んで、医学進学過程と区別していました）のバスケット部の勧誘を受けました。

本学のバスケットは（すごい）の一言でした。ジャンプ力に驚かされました。スピードに驚かされました。高校３年間のブランクがこれほどあるのかと思いました。私はペンギン、先輩たちはカンガルーでした。しかし、先輩たちのようになりたいと必死に励みました。私は医学部に合格できたのです。（できる）と思いました。医学部の部員は私一人で、珍しいので目を掛けても頂きました。私も嬉しくなりました。

ところが、事件が起きました。高いボールを受け取る時でした。受け取った瞬間、肩に激痛が走りました。肩を脱臼したのです。次は、チャージングの時です。その後、ちょっとした接触プレーでも、次から次へと脱臼しだしました。腕を高く上げる動作が怖くなりました。怖くなくても、腕が自然に防御態勢に入りました。腕を思い切り伸ばせなくなりました。最初の脱臼では、先輩に付き添われて整骨院に行きました。しかしその後は、自分で整復する術を会得し、（また外れた）という程度で済ませ、好きな練習を中断することはありませんでした。私は、中学生の時にすでに、スキーで脱臼を初経験していました。なので日常生活にはほとんど支障なく、脱臼が苦になることはありませんでした。しかし私は、卑怯にもこれを口実にして、夏の合宿に行かず退部届を投函したのです。本心は、いくらハードに練習しても、もう大学のバスケットに追いつけないという負け犬気分の敗者退場でした。私にとっては初めての明らかな挫折であり、悔しい逃避の体験でした。

とはいえ、それで案外あっさりと区切りがつきました。後に尾を引くことはありませんでした。私は、中学生以来初めて、涼しい故郷で、母の大根洗いを手伝いながら、1日1回は部落の間道をランニングし、しかも負荷の全くない健康的で理想に近い夏休みを送ることができました。

しかし、負け犬になったのは、これのみで終わりませんでした。さらにみじめな敗退劇が待っていました。

私はバスケット部を退部しても、何かのクラブには属したいと強く思っていました。大学生活の意義を、講義の履修ではなく、クラブ活動に求めていたのです。同じ屋根の下に下宿していたN先輩に相談しました。先輩は自分が部長をしている「ウクレレ部」はどうかと勧めましたが、私は自他ともに認める音痴でしたので、

「他に何か？」

「それなら茶道部は？」

ということになり、私は茶道部に入部しました。抹茶は、田舎でも伯母の家でも飲んだことはあります。それはもちろん、作法も何もなく、コーヒー代わりに、お茶代わりに、多分おいしいお菓子があるとそれがきっかけで、「今日は、お茶にしようか」という程度でした。流派があるなど全く知りませんでした。裏千家、織部、不昧《ふまい》流などの先輩がおられましたが、私は一番人数の多い、可愛い女性の先輩のいる裏千家を習うことにしました。しかし、一度始めると、私はこれにのめり込みました。しばらくして、大学は新しいキャンパスに新築移転しました。必要な履修単位を得るために受講しなければならない講義もありましたが、案外自由な時

間が多くありました。1年半でほとんどの履修単位を取得した後は、義務的に受けなくてはならない講義はほとんどありませんでした。積極的に受けたい講義もありませんでした。新しい学生会館にできた和室の部屋が、茶室でした。私の記憶では、医進時代のほとんどをこの部屋で過ごしたと思っています。自分で炭を熾《おこ》し、自分で薄茶点前《うすちゃてまえ》をして飲みました。医学部の部員は私のみで、講義のないのは私だけでした。私は一人の時間を、一人の点前で愉しみました。閉め切られた静かな茶室は、周囲と隔絶した世界でした。沈んだように静かな空間でした。その中で一人、茶筅《ちゃせん》を振ったり、柄杓《ひしゃく》を上げ下ろしすると、それにつれて湯気が動きました。その湯気の中に、私も溶け込みました。すると、うっとりするような陶酔感が全身を包みました。そして私は、この間合いは私だけのもの、私の点前の極意と密かに思いました。この頃先輩に、「キノウチ」（木の内と書くかなと思っていましたが、今では「気の内」だと思っています）とよく言われました。恐らくその意味は（自分の姿に自分で惚れ惚れしているのですが、周りの人から見れば、笑止千万とでも言いたい、全く独り勝手な思い込み）ということでしょうか。最初私はその意味が解らず、キノウチと言う先輩もキノウチではと思い、聞き流していました。浮草のような医進過程の生活で、一つだけ確実に身に付いたものは、この一つに尽きると言っても過言ではありません。しかし、そう思うのは私一人でした。ある時引き柄杓のシーンを写真に撮りました。私は、うっとりするほど綺麗な映像を期待していたのですが、見た瞬間、愕然としました。袖《そで》から太い手首が出ていました。百姓のゴツイ黒い手首で、全く柄杓と不釣り合いな映像でした。その不釣り合いさもさることながら、今までその場面に陶酔していた自分自身の感覚が、あまりにも目の前の写真と、不釣り合いなことに驚きました。写真は真実です。やはり「私は気の内」だったかと愕然としたのです。しかし、そのある時とは、大学を卒業してからのことです。医進時代は「気の内」に気が付かないまま、自分で陶酔の空間を作り、その中に一人溶けていました。今思えば心の中に引け目・孤独を感じていた私に、一番適した場所だったのかも知れません。

「うぬぼれというものがついぞなかったら、人生はてんで楽しくあるまい」
（ラ・ロシュフコー＝フランスの貴族／モラリスト文学者）

大学の茶道部で得たものは、点前だけではありませんでした。多少本を読んで、利休居士が、豊臣秀吉という最高の権力者に屈服せず、死を選んだことを知りました。「権力にも屈しない茶道の信念」という、ある点で丁度その時分に荒れた、既存の権力を破壊しようとした大学紛争にも似る、茶道の底にある厳しさを知りました。それとともに、茶道は男の道として出発したことも学びました。お茶が、剣道、柔道にも通じ合う、奥の深い人生の道だと知りました。今では、利休は権力にではなく、茶道具に頭を下げていたのではと思うことがあります。茶道具に対して秀吉にも同様に頭を下げさせたことが、時の最高権力者である秀吉に我慢ならなかったのではとも、思ったりしています。茶道具とだけ言ったのでは語弊があるかも知れません。茶道具の美と言い足した方が良いかも知れません。

しかしマー、あまり深く考えないことにしています。やはり「一服のお茶を美味しく飲めば良いのだよ」と先輩に教えられたことが思い出されます。薄茶点前一つの世界に溶け込んだ医進時代でしたが、今師匠についてお茶を再び習うと、点前の数は限りなく、その奥は口伝になると言われます。しかし、私は数々の点前を習得する意欲は全くありません。興味が出ません。正座して、静かに動く時間を味わうことができれば、たとえそれが10分であっても至福の時です。掛け軸の文句に隠された事象を想い、その口調の余韻を味わい、お花の美しさに見とれ、時にお茶の香りに気づき、一口のお茶を口にすれば、至高の時間になります。言い知れぬ落ち着きを感じます。それはやはり全くの「気の内」だと思いますが、私はこれで良いと思っています。

花をのみ待つらん人に山里の雪間の草の春を見せばや　（藤原家隆）

茶道部に入り、少しずつお茶の本を読むとき覚えた句です。受験が終わり放心虚脱した私に再び生きる力を与えてくれたのは、まさに、山里の雪間の草の春でした。桜よりもっともっと生命の息吹を感じたのは、雪の解けた直後の大地でした。

藁屋に名馬つなぎたるがよし　（村田珠光）

侘《わび》・寂《さび》は、何となくしか理解できませんでした。

しかし、山里に生まれた私も名馬になりたいし、一つだけでも私の宝物を持ちたいと思いました。その宝物にある日、偶然に出会いました。


街を歩いていて、飾り棚の茶碗が目に留まりました。一目惚れしました。すぐに手に入れたくお店に入りました。しかし、お金がないことに気づきました。

「小父さん、これ仕舞っておいて。これ、お金を貯めて、必ず僕が買いに来るから」

その場でこのように交渉して、後はアルバイトで稼いで手に入れました。今から思えば、とんでもない行動で、今ならできそうにないと思います。しかし、その時にはできたのです。余程の巡り合わせがあったのだと思います。今でも気に入っている萩焼の茶碗です。何しろ学生時代に買ったものです。萩焼かどうかも疑わしいのですが、どっしりとした重みも、少し紫かかった色合いも、萩焼独特の貫入も気に入っていて、今も私を楽しませてくれる宝物です。

それほど打ち込んだ茶道部で、部長のK先輩が病気になられ、常識外のことですが、私は2年生の春早々、2年生ながら部長を命じられました。裏を返せば、誰が見てもそれほど茶道部三昧の学生生活だったのです。京都に憧れたのもその頃からです。一度、父の友人の家に泊めて頂き、京都を歩きました。その時、その家主から、「そう、茶道部のキャ、ッ、プ、テ、ンですか」と言われ、この「キャップテン」と言う言葉と、日本的な茶道との不釣り合いな感覚、それに2年生での不釣り合いな、または少し自慢げに思うところもある部長の感覚にもどこかにギャップがあり、それが面白く、すごく気に入りました。その後、私はよく「大学では、茶道部の『キャプテン』をしたこともあります」と自己紹介します。田舎出の私ですが、「お茶をしていること」自体が、私を名馬にしてくれていると密かに思っています。これも「気の内」です。

さて、前置きが長くなりましたが、負け犬逃避の2番目は、この部長として臨んだ、茶道部の夏の合宿に端を発します。私たちは、お盆に山里にある禅寺で座禅を組むことにしました。お寺では座禅の他に、庭の掃除などもしました。質素ですが、規則正しく、清らかな生活でした。丁度お盆のお供え物も沢山あり、美味しくお相伴《しょうばん》にあずかりました。本堂の縁側に座り、池の鯉の悠々たる泳ぎに水の世界の王者の風格を感じました。私もいっぱしの風流人になった気持ちで、心が満たされました。雲水《うんすい》の生活もまんざらではないと思いました。そんな気分が持続し、後で思うと「よせば良いのに」という次第になったのです。

その年が明け、冬休み、2月28日の「利休忌《き》」を私は意識したのです。私は1週間の予定で一人座禅合宿を計画しました。そして、夏の合宿が余程楽に過ごせたのでしょうか。とにかく、防寒準備も食糧も何も準備せず、着の身着のままで、少し気高い（これも気の内かな）意気込みのみの武装で、また禅寺に乗り込みました。結果は、例えも最悪ですが、ヒトラーのソ連侵攻でした。山陰の奥寺はさらに寒く、しかも寝起きは座禅堂で、土間の上の畳一畳の空間でした。貸して頂いた布団は、薄い敷布団と掛布団の一対のみでした。今から思えば若気の至り、無知の極まりでした。初日は意気込みで過ごしました。２日目は意地で過ごしました。そして３日目の夜には、もうあれこれ退散の文句を考えるようになりました。そして遂に４日目の夜明けと同時に、和尚様の部屋を訪ねました。和尚は、ストーブが燃え、炬燵のある部屋におられました。何という明るさ、何という暖かさと感じました。座禅堂には暗い電球が一つだけ、もちろん暖房器具もありませんでした。

「和尚様、父が危篤との連絡がありましたので、帰らなければなりません」

自分でも情けないほどバレバレの言い訳でした。もっと上手な言い訳を考えつけなかったかと、言い訳一つにも惨敗気分でした。恐らく座禅堂の厳しさに思考も止まっていたのだろうかと思いますが、今考えてもこれ以上の嘘はつけません。

「禅では『来るものは拒まず、去る者は追わず』と言う」

何と格好いい言葉でしょうか。和尚はそれだけをさらりと口にされました。それ以外の言葉はありませんでした。情けない嘘しか口に出せず、卑屈になっていた私ですが、（なんと格好いいセリフ）と思い退室しました。この座禅の収穫は、「完膚無きほどの挫折体験」以外に、この言葉が残りました。私は完全な負け犬の気持ちで、雪の降り積もった山門をこっそりと抜け出ました。入る時と、出る時の落差の大きさが、そのままみじめな気持ちの大きさでした。

しかし本当のみじめさはこの後に襲ってきました。雪道でしたが、何とかバイクは走りました。しかし、途中にはかなりの登り坂がありました。ここではバイクを降りて、押して登らざるを得ませんでした。私は革靴で、滑りながら押しました。これだけでもう十分みじめでした。しかし、私はさらに追い打ちをかけられました。車の輪だちでは、雪がシャーベット状になり、トラックが通ると、それが道路脇に飛び散ります。避けている私にも、容赦なく跳ね飛んできましたが、避ける術はありませんでした。トラックに追い越されるたびに、みじめな私は、さらにみじめになりました。寒さの辛さ、革靴の足元の悪さ、登り坂のきつさなど、比較にならないほどのみじめさでした。

（嘘をついた罰だ。卑怯者への罰だ）

私は、人生で最大のみじめさを味わいました。負け犬逃避の一番目より、さらにさらにみじめな逃避の第二番目の体験でした。幸いこれもあまりにも完膚無き挫折体験であり、後に尾を引くことはありませんでした。

敗退は気の内過ぎて無知過ぎて若気の至りそれも完璧

私の人生で、自ら挑んで負け犬のようにみじめに敗退したのは、この2回の記憶しかありません。この2つとも医進過程の2年間の出来事だったことは、偶然でしょうか。恐らく、受験勉強から解放された解放感、経験不足の勇み足、若気の至りだったのだと思います。

茶道部以外にも、ずいぶん自由な時間を過ごした記憶があります。

アルバイトをしました。バスケット部を辞め、まだ茶道部にも馴染めない、大学生ほやほやの時でした。大学は、１講義２時間でした。私は、ぶらぶらと時間を過ごすことが苦手でした。クラスの数人で固まって話をする仲間もいましたが、私はそんなことも苦手でした。恐らく従来の引け目根性で、気後れしていたのでしょう。またそこに価値があるとは思いませんでした。

講義が休講になると、私は土木作業のアルバイトに行きました。どういういきさつでそうなったのか、覚えていません。しかし、現場は覚えています。それは、今の市民会館建築現場でした。行くと、基礎にコンクリートを流し込み、それを竹の棒で突きました。コンクリートに隙間ができないための作業だろうと思いました。時間給で親方からバイト代をもらいました。そして、時にはそれでハンバーグ定食を、フォークとスプーンを使って食べました。それが、その頃の最大の贅沢でした。私の宝物の自称萩焼茶碗もこのアルバイトで手に入れました。

「ここの基礎には、俺の手も入っているのだぞ」

後に結婚し、広子を案内した時には、そんなセリフで回想しました。

恋もしました。

茶道部にはやはり女性が多かったのです。その中にふくらはぎになんとも言えない色気のある女性がいました。もちろん意中の女性になりました。そんな私に気づいてくれたのでしょう。ある時、「海の家があるから来ない?」と誘われました。もちろん即ＯＫです。しかし私には、彼女と二人きりで海の家に行く勇気はありませんでした。下宿している家の中学生の子供を誘いました。その子供の世話をするふりをして、その実、彼女の一挙手一投足に心を奪われていました。夜も三人で海の家で過ごしました。夕食は彼女の手作りのカレーでした。私は子供と同室に、彼女は一人別室に寝ることになりましたが、私は一睡もできませんでした。悶々としながら、夜がもう少し長く続いて欲しいと思いました。その後、彼女とは口を利くこともなくなりました。私は、自分の気持ちを正直に言葉にする勇気がありませんでした。男らしくなかったのです。情けない男でした。


まだまだ、恋の失敗はあります。

私が茶道部の部長の時、中国5県の大学を集めた学生茶道連盟がY大学の発案で立ち上がりました。その発会式に、私も代表の一人として出席しました。連盟誌を作ることが決まり、その誌名を参加者で決めることになりました。私は、中国5県を繋ぐ交流の意味と、茶の心「和《わ》敬清寂《けいせいじゃく》」の中から、繋がりの良い言葉を考え、「寂流」と書いて提出しました。それが採用されました。萩焼の小ぶりの湯呑み茶碗を賞品に頂き、嬉しかったことを思い出します。その湯呑み茶碗はいつしか行方が分からなくなっていますが、その席に、目のクリクリした明るい声の女性がいました。Y大学の代表でした。私はこの女性だと思いました。そして、この女性と医学専門課程に進級してから付き合いを始めました。

確か進級した1年目のクリスマスイブの日でした。その日は朝から快晴でした。私は、何かの勉強をしなくてはと炬燵に入っていましたが、ラジオから由紀さおりの「白い恋人たち」の歌が何回も流れてきました。私は勉強を諦め、バイクに乗りました。バイクは偶然、西を向いていました。気が付くともう40～50㎞も来ていました。ふとこのままこの道を行くとY市まで行けると思いました。そう思うと、後は行くことしか考えませんでした。しかし、いくら快晴でも、12月でした。風に当たると寒くなりました。途中で手袋を買うことにしました。降りた瞬間、足の感覚がマヒしていることに気づきました。そしてさらに行くと、確か60㏄か70㏄のバイクでしたが、エンジンの調子がおかしくなりました。うまく発火しないようで、馬力が全く出ません。ガソリンスタンドでプラグを交換しました。しかしこの先の登り坂ではさらに馬力が出なく、今にも止まりそうになりました。

（エンジンが焼けたのだろう。これを登り切った所で下りて温泉に入ろう）

そう思いながら、やっとのことで長い登り坂を行きました。しかしそこは温泉地ではありませんでした。でも銭湯につかりました。銭湯から上がり、エンジンを始動しようとキックしました。しかし、今度こそエンジンはプシュというだけで動きませんでした。こうなると私の手にはおえません。バイク屋さんを探しました。1軒目も2軒目も、「今日はイブだからもう閉めた」と言って、相手にしてもらえませんでした。湯上りの身体に寒さを感じました。

（どうしよう……）

3軒目は自転車屋さんでした。

「どうもすみません。もう行くところがないのです。2軒断られました」

「これからどこに行くの？」

「Y市です」

「もう閉めたんだけど、見てみるか」

私は本当にもう、神様に出会った気がしました。

「ガスケットに穴が開いて、空気が漏れて、圧縮が効かないんだ。あいにくガスケットがないから、型紙で仮合わせをしておこう」

「お願いします。走りさえすれば何とかなります」

Y市に着いて、まず安宿を確保しました。茶道連盟の会合で泊まったところです。一泊5 0 0円ほどで泊まれましたが、夜更けによく泊めて頂いたものだと思います。予約はもちろんしていませんでした。一瞬の閃きでこうなってしまったのですから。

時刻は深夜12時近かったと思います。

「もしもし、Aさん、僕ですけど、今Y市にいます。会いたいので、記念公園まで出てこれない？」

私はその夜、教会のある公園で彼女と会うことができました。

その時には、その日がイブの夜だとは意識していませんでしたが、神様の日でした。本当に奇跡のような一日でした。翌日、彼女の家に行き、ご両親に挨拶しました。

彼女が卒業して就職し、一方私はまだ大学生でしたが、それからも交際を重ねました。しかし、何かのことで喧嘩になり、別れました。私は何度も仲直りの手紙を書きました。しかし、返事は来ませんでした。無視するより無視される方がよいかもと思い、諦めました。遠距離恋愛の難しさでしょうか。縁がなかったのでしょうか。

またもやチャップリンの名セリフが思い浮かびます。

「人生とはアップで見れば悲劇でも、引いて見れば喜劇だ」

私の恋はいつもこうでした。憧れていても臆病なのです。猪突猛進ですが、本当は臆病なのです。それに、もしもう一つ言い訳を挙げてよければ、私は男３人兄弟で、ガリ勉屋で、世間知らずで、女性との付き合い方を知らなかったのです。

手あたり次第、本も読みました。デカルトやカントの哲学書、アダム・スミスの『国富論』

も読みました。しかし、これらの内容は覚えていません。学生気分がそうさせましたが、難解過ぎました。途中で投げ出しました。覚えているのは、倉田百三の『出家とその弟子』に涙したことです。「色即是空　空即是色」の般若心経の一節も覚えました。解ったような解らないような言葉でした。今もその謎解きが頭をよぎりますが、その時よりもう少し深く意味を理解できている気がしています。簡単に言えば、私に限らず生きているものはやがて死にます。肉体は灰になります。これが「色即是空」。灰になった私の元素は、やがて他の生命の栄養になり、身体の一部として生き返ります。これが「空即是色」です。

川の水はやがて海の水になり、そして蒸発して雲になり、雨になり、また川の水になって戻ってきます。姿形を変えて、循環しています。いかなる変化があろうと、地球の質量は変わらないのです。形は変わっても、本質は変わらないのです。その程度の解釈が、その頃は精一杯でしたが、デカルトやカントは解らず、仏教こそ最高の哲学だと、おぼろげながら思うようになりました。

雲水の生活や行者、永平寺の若い僧の修行に憧れもしました。それが、前に書いたように、真冬の一人座禅合宿に繋がったのだとも思いますが、挫折しました。このように宗教にも憧れを抱きましたが、しかし、因縁とか因果とかの言葉が出てくると、少しずつ距離ができ、「あの世」などという言葉が出てきて、「前世の因縁」となると、私には完全に理解不能な世界だと思いました。

しかし、総てが自力本願と思っていたその頃に比べ、70歳を過ぎた今は、因縁とか、因果とか、他力本願とか、偶然という言葉の裏にある事象が、少しずつ明らかに見えるようになり、その頃の解釈より一歩進んでいると思っています。それが今、生きることを積極的に肯定するヒントになっているような気がしています。しかしやはり、これもおいおい話すことにして、しばらくは置いておきます。

とにかくその頃、物事について深く考えたくなり、日記代わりにノートに書き留めたりもしました。今、その時のノートが残っていないのは残念です。ゲダンケンガング、フェルズーヘン……少しその頃の記憶が頭に浮かびます。私はそれを、私の哲学の一つだと思いました。例えばこのようにです。

「色」について――色は、太陽光線をその物体がどの程度吸収するかによって、そして反射される光の波長の長さを、目という感覚器でとらえることにより規定される。ある動物では、物体を白と黒と、その中間色の灰色でしか識別できない感覚器しか持たないものもいると聞く。色盲という言葉もある。これは、人間においても感覚器に差があるということだ。また同じ緑でも、深い緑、濃い緑、淡い緑、若緑というように、色調により微妙に違う雰囲気を人間は感じ、使い分ける。赤は闘争心、緑は落ち着き、青は澄み切った心など、色と感情は深く結びついている。その感情は経験と結びついている。色とは物体に当たった光線の反射波を、目という感覚器で感覚するが、それを認識するときには、その感覚器を持つ個体の経験によっても左右されるのである。

時にはまた、女性の色香のように、色彩ではないが、雰囲気としてのみ認識されることもある。したがって、「色」とは単に色彩を言うのではなく、経験によって修飾された感情も表す。色の概念はならば、深海魚のように色彩のない世界に住むものにとって、色とは何だろう。色の概念はないのだろうか。全盲の人に、赤は情熱的な色、火のように熱い色と話せば、その人は色を認識できなくても、僕と同じように情熱的な感覚として、赤という概念を共有できるのだろうか。

こんなことを延々と書き綴りました。このように、医進過程の2年間は、高校時代の受験戦争から解き放たれて、自らの自由な意思で物事を見、選択、決定し、冒険もし、その結果、挫折もしました。最初、突然訪れたこの尻切れトンボのような自由に、戸惑いました。何をしてよいか分かりませんでした。あるいは、見放されて、無駄で浮いた期間ではなかろうかと訝りました。しかし、今では趣味の一つを得て、また挫折を味わい、物事を深く見つめる習慣を獲得する時間を持てた、唯一無二の貴重な期間だったと思い出します。学園紛争という時代の荒波の外にいて、自分自身と対峙する茶室という静かな空間を持てたことは幸いでした。

自由とは捨てるべきもの拾うもの自分で決める難しいこと
嗚呼自由冬の青空広きこと

そうです。私の医進過程の時代には、一方ではいわゆる学生運動が盛んで、学園紛争で燃えていました。その矛先は一言でいえば、「権威の否定」でした。私も、中学生時代「スターに反発する心」を持っていました。したがって、「権威に反発」に共感できるところがありました。極端に言えば「天皇陛下も糞をする」という言葉の真実でした。「ヒッピー族」なども出てきました。これは、「既存道徳の否定」でした。私にも人の目を気にしないで「タバコを吸い、酒を飲み、フリーセックスをしたい」という欲望がありました。しかし同時に、「既存道徳の枠外」に自分を置く勇気もありませんでした。結局二つの価値をぶつけ合いながら、私は蝙蝠《こうもり》のような存在であり、結局、日和見だったのです。教養過程として必要な学問には、その意義さえ理解できず、「可」の判定が下りる程度に適当にさぼり、学生運動に共感しながらもデモなどには加わらず、茶道部という、良く言えば少し静かな空間、悪く言えば孤独な空間に身を潜め、少しばかりの読書をして物事を深く見つめ直す生活に満足していましたが、それらは総て「気の内」でした。やはり医学生でありながら、医学については何一つ触れることのない生活には、何かしら尻切れトンボのような、あるいは綱渡りのような、土台の危うさを感じていました。

やっと、この医学進学過程という2年間の自由な期間が過ぎました。その時は、長かったか、短かったか、疎であったか、密であったか——やはりかけがえのない時間を過ごしたと振り返ります。しかしすぐに忘れました。医学部に進級できたのです。

「今度こそ医学の勉強ができるのだ！」

やっと医学の領域に足を踏み入れることのできるワクワク感でいっぱいになりました。

私たちは、教養学部のある県庁所在地に別れを告げ、今度は、医学部付属病院のある山陰の商都に移りました。本格的に医学教育を受けるためです。先に話しておきますが、ここで私は伯母の家に下宿し、大学に通いました。伯母は私の憧れの女医さんでした。そして、次男の私は、専門課程の2年生の時、この家の養子になりました。

さて、早速ここでは、解剖学、生理学、薬理学など医学の基礎の教育が始まりました。総てが、将来の医師としての基盤になるものです。特に専門課程ですぐに受けることになる人体解剖実習は、私たちが医学の徒になったことを覚悟させる最初で、しかも一番重要な洗礼授業でした。解剖実習もさることながら、ここで覚えなくてはならない人体の各部位、各組織のラテン語、ドイツ語、英語といった医学専門用語が、機関銃の弾丸のように私たちを待ち受けていました。教養課程の「60点でＯＫ。40％の危うさは許される」——そんな気持ちで、飛んでくる医学用語を受け止めていては話になりません。「覚えて自然に口に出ること」が、「ねばならない＝絶対」の世界でした。甘えの隙はありません。高校時代よりさらに厳しい暗記勉強に思えましたが、しかし苦にはなりませんでした。当然なのです。一歩一歩着実に医師という者に近づく実感を、むしろ楽しみました。「アンザッツ・ウルスプルング」多少専門用語を使うことで得意にもなりました。しかし、そのことについては、一時置いておきます。先にどうしても書き留めておかなければならないことがあるのです。

大学の環境が変わった専門課程でも、やはり、学生運動は幅を利かせていました。私は今から思えば幸いにも、医進課程で学生運動にかかわらずに、お茶室で過ごすことができました。しかし、専門課程では、一クラス全員が同じ授業を受けます。毎日同じ顔触れが集まるようになると、次第にグループが見えてきました。私は最初、全共闘というのが学生運動の組織だと思っていましたが、やがて、一番攻撃的な革マル派の他に、穏やかな顔をした共産党系の民医連の左翼系、同じく穏やかな顔をして最初はその区別がつかなかった社会党系の社医研、それに対抗する運動部を主体とする右翼系の学生と、学生運動としては四派がありました。さらに、この他に、これらにあまり関心を示さないノンポリと言われるグループがあり、それがクラスを色分けしていたと思います。

幸い私のクラスには攻撃的な革マル派の人はおらず、比較的穏やかな左翼系の学生の仲間が主流となり、私は純粋なノンポリでもなく、どちらかと言うと左翼シンパのノンポリの部類でした。誘われてデモに参加したこともありました。しかし、その行動に深い思想的背景があったのではなく、それは大学生がかかる、いわば、流行り病のようなものでした。革マル派も民医連も社医研も右派もノンポリも、話してみればそれぞれ個性のある学生仲間で、蝙蝠のような私から見れば、堂々としてうらやましい存在でした。

その頃でした。医進過程を過ごした本学で自殺者が出たということです。砂防林の松の木で縊死したとのことです。学生運動に行き詰まったとのことです。そして、その名前を聞いて私は驚愕しました。M君でした。

一学年1クラスしかなかった私の田舎の中学の同級生が一度に国立大学に4人入学しました。E大学に合格したN君を除き、山陰のこの大学に偶然にも3人が合格したのです。農学部、工学部、医学部に1人ずつです。恐らく山奥の田舎の村では、こんな学年は他にないと思います。誇りだったと思っています。しかし、どこにその学部の本部があるかわからないほど広大なキャンパスであったとはいえ、同郷の3人が大学で顔を合わせることはありませんでした。ただの一度もないのです。私にはその頃、同じキャンパスに山里で9年間一緒に過ごした同級生がいるという意識自体、浮かんでいませんでした。したがって、会いたいという意識も浮かんできませんでした。なぜかわかりません。それほど大学のキャンパスは広く、見るもの聞くもの総てが新鮮で、振り返るより、すぐ目の前にあるものに気を取られていたのかも知れません。ともかく、ショーウインドーのショッピングのような生活に、同郷の同級生の顔を見ることはありませんでした。

しかしとにかく、M君はあの山奥で9年間一緒に過ごした同級生でした。私の小さな村にもいくつかの部落があり、その部落ごとに何らかの繋がりを持ち、言い換えれば、部落ごとに多少の壁はありました。彼の部落は小さく、彼以外男の同級生がおらず、したがって、彼は目立たない生徒でした。しかし、中学3年生の頃から勉強で目立ってきました。特に、英語が得意でした。高校は違いましたが、大学でまた一緒になったと噂で知りました。私の高校に比べると彼の高校は明らかな進学校ではありません。それで国立大学に合格したのです。高校では彼も必死に勉強したと思います。真面目な一本道を歩んだ彼が目に浮かびます。

そして入学した大学、そこでは「権威に歯向かう学生運動」が盛んでした。彼がどうして学生運動に引き込まれたのか分かりませんが、私は彼が純粋だったのだろうと思いました。根無し草の医進の私より、同級生、先輩後輩の繋がりは余程濃かったと思います。山奥の農家の長男として育ち、思想的には全く無垢の状態の彼に、「反権力・既存権力の否定」という思想が浸透していく過程は、それほど困難なことではなかったと思います。その頃、「反権力」は、「世の中の矛盾に対する感性の鋭さの表出」であり、「純粋」とほぼ同じ意味を持っていたと思います。

私は、彼が純粋であったことは、疑う余地がないと思っています。乾いた土に水が吸い込まれるように、彼は「反権力」という思想に、共鳴したと思います。もし、私の周りに先輩後輩の濃密な環境があれば、私も容易にその色に染まり、行動を起こしていたかも知れません。あるいは彼よりもっと激しく行動していたかも知れないと、恐ろしくも思います。時に私は猪のように猛進することがあるのです。しかし、この医進時代、引け目を感じていた私は、そのことにより、結果的に他の学生と深く交わる機会から遠ざかり、表舞台からはいつも一歩引いた「気の内」の世界に潜むことができました。しかし、一方純粋な彼は、その濃密な環境にあり、世の矛盾に敏感に反応し、「反権力思想」に強く共感し、行動を起こしたのです。そして行動を起こしながら、今度はその「山奥で生まれた純粋な感性」と「行動」との間にある乖離《かいり》に気づき、疑問が生じたのだろうと思います。

この頃の学生運動は、私の目からするとやはり多少の行き過ぎがあったことも事実です。そしてついに、純粋な彼の感性は、過激過ぎる行動との乖離についていくことができなくなったのだろうと思いました。彼を死に追いやったのは、この矛盾だと思いました。この3年後の昭和47年に起きた「浅間山荘事件」がそれを端的に物語っています。しかしその時私は、簡単に彼の縊死の原因が学生運動に行き詰まったのだと聞いただけでした。私はそれ以上、原因を聞こうとはしませんでした。聞きたくありませんでした。なぜなら、「彼の純粋さに僕は負けた。遅れをとった」と思ったからです。「置いて行かれた」と思いました。そして、ただ一度も話すことなく過ごした医進過程の2年間を恥ずかしく思い、悔やみました。

砂浜の松林の中で、最期に彼は何を思っていたのだろうかと思いました。一人風の音を聞き、海の音を聞きながら、寂しかったでしょう、苦しかったでしょう。彷徨の末に、それでも引き留めるものがなかったのでしょうか。悔やまれてなりません。彼の最期を聞き、胸を締め付けられました。２年間同じ大学に通いながら、一度も会っていないことの不義理で、自分自身を責めました。縊死の原因が失恋であった方がよいとも思いました。誰にも「M君が、同郷の同級生だった」と打ち明けないまま、心を乱しました。生来の性格で、その日、その日の、目の前の医学の勉強に逃げ込みました。夏休みになって故郷に帰り、中学校時代いつもクラスの世話をしていたS君に声を掛けられ、お墓に数人で参りました。彼の墓は、周囲の墓を圧倒するような大きな真新しい石塔で、すぐに判りました。その石塔の大きさのみでM君への家族の期待の大きさが判りました。突然でした。

「この馬鹿が……」

お水をかけながら、S君のどこから出てきたのかと思うくらいギクリとするような泣き声を聞きました。私たちも涙を流していましたが、S君の声は、「死んだらおしまいだ」という単純な声に聞こえませんでした。地の底から絞り出したような声で、私までドキリとする位怒りに満ち、それでいて暗くて悲壮で、しかも、この世総てに対する怨念を含んでいました。私はそれまで、M君の縊死の真相を確かめることには目を背けましたが、それが、「勇気ある行為」「純粋な行為」と思って、私自身を卑怯者と恥ずかしく思っていました。また、「どうして死んだのか、死んだら終わりだ」とも思っていました。混乱していたのです。しかしその思いがS君の絞り出すような声で消えました。

一段と大きな石塔の前に立つと、その石塔の正面に、道と青田を挟んでM君の家が、小さく淋しく、エネルギーを失って、そのまま萎縮して沈んでいるように見えました。数カ月経っているのに、家族の悲嘆が、家全体を包んでいるようで、そこだけ周囲から隔絶された世界のようでした。M君への期待の大きさを何倍にしても足りないような悲嘆が、目の前の家の空気でした。私たちの誰も、M君の家に立ち寄り、お悔やみを言う勇気が出ませんでした。彼の死に驚き、悲しみ、その時までは「彼の純粋な精神」に「負けた」とさえ思っていましたが、家族の悲嘆の空気を感じ取ると、それは言い知れぬ強い強い怒りに変わってきました。それはS君の声でさらに大きくなりました。M君の純粋さの陰に、それに勝るとも劣らない家族の悲嘆が見えたのです。白くて大きな墓の前に立つと、彼はそこで終わり、残された家族の悲嘆が前面にクローズアップしてきました。この悲嘆はこの先いつまで続くのでしょうか。その悲嘆の中で生きる家族を思うと、彼の死より、家族のこれからの生活の方が、窒息しそうなほど息苦しく思われました。「この馬鹿が……」私も腹の中で叫んでいました。

石塔は一番高く新しくただ虚しすぎ怒りすら湧き

私はその頃、藤村操《みさお》の「巌頭之感」にも出会いました。彼は日光の華厳《けごん》の滝に投身自殺した旧制一高の学生でした。

悠々たる哉天壌《かな》、遼々たる哉古今、五尺の小躯を以《もっ》て此大をはからむとす。ホレーショの哲学竟《つい》に何等のオーソリチーを價《あたい》するものぞ。萬有の真相は唯だ一言にして悉《つく》す。曰く、「不可解」。我この恨みを懐いて煩悶、終に死を決するに至る。既に巌頭に立つに及んで、胸中何等《なんら》の不安あるなし。始めて知る、大なる悲観は大なる楽観に一致するを。

令和3年の日経新聞14面には、「伊藤大輔　ほとばしる熱情（下）敗残者の涙と気高き魂」という古賀重樹氏の一文が載っていました。

伊藤大輔氏は、映画監督とのインタビューで、「結局、主人公が、ぼくのものは、全部敗北者ですよ」と言っているが、その彼の代表作は、武士の魂とその下の階級の下郎の魂の悲運を描いた「下郎の首」（1955年）だ」という。その伊藤大輔氏が、自身の少年期を回顧して、北原白秋の「ふるさと」を引用した手紙を友人に送っているそう

です。その詩は、

人もいや／親もいや／小さな街が憎うて／夜ふけに家を出たけれど／せんすべなしや

「貴方、これ、貴方が書いたのでしょう。信じられないわ」

広子が差し出したのは、私の高校の運動会に父と母が揃って出て来て、3人で写った写真でした。その裏に何と私の字で「死ね」と書いてあるのを広子が見つけたのです。私はそのことを忘れていましたが、確かに私の字で殴りつけたようにただ「死ね」と書いていました。私には、「生きる価値＝受験勉強」に没頭する価値が判らなく、この両親のもとに生まれた自分を呪い、自分を生んだ両親を呪い、何もかも嫌で嫌でたまらなく、生きることも嫌で、絶望的な気分で過ごした高校時代がありました。その写真の裏の一言は、その頃の私の暗いくらい心の闇を証明するものです。

「うん、そうだよ。あの頃はね……」

それだけ答えて後は濁しましたが、その後、広子は何も言いませんでした。しかし、私は伊藤氏ほどの悲運を味わうことなく、今に至っています。これを私がたまたま幸運だったからとは思いません。夜更けに家を出る勇気がなかっただけです。打算的だったのかも知れません。その頃私は、「純粋な精神」は、「至上の精神」であると信じていました。しかし実際に、「生きていくうえ」では「無理」であったのです。何に対して無理があるかと言えば、「常識・いわゆる世間一般の道徳」に対してか、それとも「私に備わっている勇気」にだったのかも知れません。とにかく、純粋さを突き詰めて生きていくことには、無理があったのです。純粋さに負ける私を「勇気のない人間だ」と卑下しながらも、目の前の大学受験に逃げ込んでいました。それが生来の私でした。卑怯者でした。受験勉強はきつかったのですが、純粋さを貫くより余程楽な道でした。

M君の縊死事件のあと、一時は「負けた」と思いながら、「純粋な精神」を「綺麗だ」と思っても、「最高だ」とは思えなくなりました。むしろ逆に思うようになりました。物事には必ず二面、表と裏があります。勝者がいれば敗者が必ずいます。善人と悪人を簡単に分けて勧善懲悪したくても、それができるほど、この世の中は単純にはできていません。その真実から逃れるための自殺は、同情しますが、やはり「卑怯」で「弱虫」だとも思うようになりました。一段と大きな石塔を建てた家族の思いが、そのことを気づかせました。人生は矛盾だらけです。不可解が満ちているのです。それが人生です。表もあれば必ず裏があるのです。遣る瀬無いほど重い重いその事実が、目の前の石塔と彼の家でした。

山崎豊子の『白い巨塔』の財前と里見では、どちらが正しく、どちらが悪と言えるのでしょうか。対照的に描かれた二人は、果たして別々の人間でしょうか。私自身を覗けば判ることです。私の中には、財前も里見もその両方の人物が混在しています。ある時は財前的な、ある時は里見的な生き方に魅力を感じ、そして、ある時は否定しているのです。

純粋はまだまだ未熟この世では矛盾不純がこの世の摂理

藤村操氏の「曰く、『不可解』。」は、やはり「萬有の真相」です。それまでは藤村氏の純粋な行動と漢詩の格好良さに美学を感じていました。私はM君の石塔の前に立ち、初めて詩の裏側の意味を理解しました。この世の二面性に気づきました。私は、藤村操氏のようにそれを不可解だと否定するのではなく、むしろそれが真実であると積極的に肯定できるようになりました。そしてまた一歩、「生きることに意味がない」という呪文から逃れる何かに気づきました。「不可解」や「矛盾」は「二面性の孕む表裏」であり、この世はそういうものなのです。「不可解」や「矛盾」に出会っても、必要以上に悩む必要はないのです。問うても問うても解けなかった解は、身近な同級生の死というむごい犠牲のもとに、得られました。

こうして書くと物事を整理でき、本当にその時以来、世の中を見る目がまた違ってきたと思います。しかし、やはり人間の心根が一朝一夕で変わることはないと思います。一つの死がそれで終わるのではなく、この先いつまで続くかも知れない残された家族の悲嘆——その残酷さに気づき、生きることにまた一つの意義を見つけたことも事実です。しかし、やはりこうして書き綴り、様々なことと突き合わせ、最後に「怒りが湧いてきた」と書きましたが、その一方ではやはり「どうして」とか、「申し訳なかった」とか、何か釈然としない気持ちに支配されていたという方が、その時の気持ちに近いと振り返ります。

しかしこうした感傷に、一時的にせよ浸り、留まっている時間はありませんでした。医学専門課程の勉強は、結構きつくなりました。医進時代自由気ままに過ごし、あまり勉強しなかったせいだけではありません。高校生の時、あれほど勉強に精根を使い果たし、打ち込んだと思っていましたが、それを凌駕するほどの勢いで、覚えなくてはならない、そして馴染まなくてはならない医学知識の洪水が押し寄せてきていました。サボれる授業はなくなりました。しかし、総ては興味深いもので、高校時代のような、大学の関門を通過することを唯一の目的とした勉強ではありませんでした。競争に勝つためだけを目的にした勉強ではありませんでした。今は、高校時代に必死で勉強したかけらも思い出すことができませんが、それと対照的に、専門課程の講義は、目の前の生きた人間を対象にして、今でも医師として、私の総ての基本になっています。

もちろん、高校の勉強が無意味であったわけではないと思っています。医者になり、英語の論文を読むにあたり、いくら苦手だったとはいえ、その基礎がなければできないことでした。研究論文を書くにあたり、国語の文章力や、数学の統計の基礎はどれほど役に立ったか分かりません。しかしそれは当時なんといっても、競争に勝つためのみを目標にした勉強でした。砂漠のような不毛な地での生存競争でした。果たして目的地にたどり着けるかも分からない過酷な日々でした。それがオアシスような、掘れば掘るほど命の根源に近づくことができる医学部という環境の中で、勉強ができているのです。それらが総てこれから医師として生きる糧になるのです。先人の残した業績の深さに驚嘆させられることばかりでした。知識の深さに興味を覚え、さらなる探究に意義を見出しました。私は在学中、組織学で一回だけ、再試験を受けました。しかし、試験にパスすることはやはり大事なことだと思いますが、パスすること自体が目的ではなくなりました。50年以上も前に聞いた教授の言葉で、今でも生きている言葉があります。

「子供の機嫌が良ければ心配ないし、機嫌が悪ければどこかに悪いところがあるはずだ。子供を診るときにはまず機嫌を診なさい」

小児科のH教授の言葉です。小児科に素人の私でも、子供を自信を持って診られます。まず機嫌を見て、私に解らなければ小児科に紹介すればよいのです。

「左右の足を比べて観なさい。もし片方の足の筋肉が落ちていたら、必ずどこかに原因があるはずです。たとえ病変がないと思っていても、もう一度よく見直しなさい」
その言葉を思い出し、初期のユーイング肉腫が診断できたこともあります。

学部の3年になれば「ポリクリ」と言って、教授の診察の様子を見学したり、実際に患者さんを診察させて頂いたり、その診察結果を議論したりする臨床実習が始まりました。これも毎回新鮮で興味がつのる経験でした。いわば医者のままごと遊びのようなものですが、我々学生にとっては、ようやく医師になれると実感できる実習でした。必ず身辺を清潔にし、ネクタイを締め、白衣着用で、緊張して臨みました。しかし、今振り返ると、そこでどんな患者さんに出会ったかは思い出せません。

一度だけ4年生の時、今でも忘れられないポリクリがありました。整形外科のポリクリでした。教授の前には、同じ机に教授と相対して「シュライバー」という教授の診察の言葉を一言も漏らさずにカルテに書き取る医者がいました。私たち学生は、教授と患者さんの会話を聞き漏らさないように、教授の手の動き、診察器具の使い方を見逃さないように、そして何より患者さんのどこに焦点が当たっているのか見極めるために、覗き込むこともありますし、学生同士ひそひそ話をすることもありました。

「あまり、声を出さないように。近寄らないように」

明らかにその日のポリクリの開始の雰囲気は違っていました。

その時の患者さんは、30歳代の女性でした。県外からわざわざ高名な教授の診察を受けに来られたということでした。左の肩甲骨のあたりに手掌大の膨らみがあり、教授は大きさを測り、皮膚を動かしたり肩を動かしたりし、レントゲンを見て、診察を終えられました。患者さんは別室に退席されました。教授はひそひそと何やらシュライバーの先生に話をして、シュライバーの先生は、患者さんに診断結果を説明しに出ていかれました。残った学生と教授の話が始まりました。

「診断は？」

「腫瘍だと思います」

「それはそうだが、それでは素人の診断ですね。どんな種類の腫瘍ですか」

「脂肪ですか？」

「腫瘍は硬かったし、皮膚とは癒着していませんでしたが、下部組織と癒着していました」

そう教授が所見を付け加えられました。

「骨腫瘍ですか？」

「そうですね。肩甲骨にできる骨腫瘍で多いものは？　これがレントゲン写真ですよ」

「軟骨肉腫です」

「そうです。治療は？」

「…………」

「肩甲帯上肢切断しかありませんね」

できるなら、聞かずに済ませたい言葉でした。若い女性の肩甲骨から左腕全部を切断するのです。シュライバーの先生は、別室で、どんな思いで、どんな言葉で、患者さんに話しかけられているのでしょうか。どんな会話がなされているのでしょうか。私には、その方が気になりました。骨に発生する癌（肉腫）は、日本においては年間５００から８００例程度で、その中でも軟骨肉腫は十数％ですから、そんなに多いものではありません。５年生存率も60～70％とも言われています。骨肉腫ほど悪性ではありません。

しかし、悪性には変わりなく、一番有効な治療法は切除でした。これが、これまでの多くの研究から得られた厳然とした科学的根拠に基づいた真実でした。しかし、その真実にどれだけの意味があるのでしょうか。統計的に、数少ない肉腫だと言っても、実際目の前のこの患者さんに肉腫が発生し、それもかなり大きくなっているのです。結論から言えば、左腕を全く残さず、肩甲骨も含めて切り離さなければならないのです。しかも、今は教室の場での講義ではないのです。目の前には、生きた患者さんがいるのです。しかもまだ若い女性です。その人に、その真実を、告げなければならないのです。「気の内」ではとても対抗できそうにありませんし、もちろんいくら科学的根拠があると勉強した知識を寄せ集めても、私には対抗できそうにないと思いました。私は医学の側面にある苦渋に恐怖しました。私は、この先「癌」だけは避けたいと思いました。

横道にそれますが、私は、しばらくしてこのシュライバーの先生の後輩となり、医師としての姿勢を色々教わりました。

「カワちゃん、このタバコ、僕はどうしても止められんノヨネ。話の間に、どうしても要るノヨネ」

この先生は、教授のもとで腫瘍を専門とする医師になられ、黙々と癌（肉腫）に戦いを挑まれました。私は脊椎専門医を目指し、先生の姿を傍らで見ていましたが、化学療法を取り入れられ、日本における目覚ましい骨肉腫治療の進歩をリードされました。癌の専門の先生にして、どうしても止められないタバコの重みを想いました。先生の研究が進歩した今、この女性に出会えば、肩甲骨のみ切除して、腕は残せる治療法が選択できるのではなかろうかとも思います。その研究をリードされたのは、間違いなくこの先輩です。しかしそれまで先生は、吸いたくないタバコを何本吸われたことでしょうか。私が、医師として研究者として人間として、最も尊敬する先生の一人です。私には到底、真似ができません。先生は体格自体も私より一回り大きな先生でしたが、それにもまして人間の懐の大きさを感じる先生でした。医者になって医局に入り、研究に邁進できたことも幸せでしたが、先輩の中にはこのようにスケールの大きい、人間として魅力のある先生方が沢山おられました。やはり医者は偉いものです。この人たちに交ざって過ごせたことは、本当に幸せでした。

専門課程（学部）の4年間、学生運動は下火に向かい、思想的にクラス内での多少のすれ違いもありましたが、学生生活はそれることなく、順調に進みました。徐々に医者の卵として育てられました。4年生になると、自分の進む診療科を決定しなくてはいけません。中には大学から離れて、出身地に近い大学の医局を選ぶ人もいました。家業がお医者さんで、自分もそれを継がなければならないという選択もあったようです。しかしたいていは、講義で教授の人柄に触発され、また自分の興味に照らし決めたように思います。

私は、養子になったからには、養母に伝わる秘伝薬を使う外科（肛門科）に進むべきだと思っていました。しかし、学部の3年生の頃から時々養母の診察に立ち会い、これを一生の仕事で終わりたくないと思いました。そして、迷いながらも決心し、養母の前に正座しました。

「僕、肛門科を継がないでもいいかな？」

「いいのよ、いいのよ」

養母の応えは、呆気ないほどあっさりと、しかも即答でした。がっかりした様子もありませんでした。私の方が少し拍子抜けした思いでした。小春日和の日差しの差し込む診察室の大きな机に座り、カルテなど整理していたその時の養母の姿を思い出します。

私は、外科系に進む決心をしていました。当時外科系は、消化器の第一外科、心臓の第二外科、それに整形外科でした。

学部3年の終わり、クラス委員だったかどうか覚えていませんが、とにかく、試験の傾向を探る役を任され、医局回りをしました。

第一外科は九大出身のA教授で、学内でも学外でも特に胃癌に実力があると評判の偉丈夫の先生でした。先生からはある種のオーラが出ていました。しかし生来より引け目性の私には、少々敷居が高く思われました。先生の家を訪問したことがあります。玄関に「仏心鬼手」と書いた扁額が掛けてありました。今でも、それだけは先生の言葉として大事にしています。第二外科はK教授で、心臓血管外科の専攻で、A教授ほどエネルギッシュではありませんでしたが、学問的な好印象を受けていました。東大出身だということでした。教授室にはいらっしゃらず講師室をノックすると、タイプライターの音が小気味よく響いていました。手術記事を書いておられるところでした。このアカデミックな雰囲気には引かれましたが、語学が大の苦手な私には高いハードルと思われました。整形外科は教授交代の時期であり、教授は不在でした。助教授は留守でした。講師室をノックしました。部屋は3人部屋で2人がおられました。K講師は「次の日曜、隠岐でカモ撃ちをする」と言いながら、猟銃を磨いておられました。その猟銃は黒光りしていました。H講師は、鏡の前に立ち、「高島屋から買ってきた。どう?」と言って、鳥打帽を顔の角度を色々に変えながら試しておられました。びっくり仰天です。大変な所に来たと思って、ほうほうの体で退散しようとしたところ、ドアが勢いよく開いて、Y講師が入っ

て来られました。そして、次の瞬間、ウイスキーをコップに注ぎ、水道水で薄め、一気に飲みこまれました。飲み干して、

「疲れたけんなー。何しに来たんジャァー」

「……試験の傾向を聞きに来ました」

「そんなもの整形に来るといえばいいジャァー」

とんでもない応えでした。しかし、このとんでもない雰囲気が、私に一番合っていると感じ、その後、恐らく他の級友が将来の方向を決めかね、迷っているのを尻目にして、私は整形外科入局を早々に決めました。しかし、「癌」だけは避けようと思いました。（お断りしておきますが、講師の先生はそれぞれ医師としても立派な先生方です。Y講師は後に教授になられ、卒寿にしてなお、やり残したことがあると研究を重ねられ、論文を発表されました）

卒業試験は、１日１科目、その後２日の休みがあり、次の科目という具合でした。これは大いに助かりました。試験が終わった日は数人が集まり、たいてい麻雀などで息抜きをし、時には釣りをした覚えもあります。港の岸壁で５～６㎝の小さな鯛を釣った覚えが、はっきりとあります。こんな小さな鯛でも赤い鱗を持っているのかと、感激したことまで覚えています。試験内容までは覚えていませんが、とにかく１つの取りこぼしもなく無事終わりました。

しかし、実は第二外科の試験は、全くの幸運でした。第二外科の講義は、月曜日の第一時限

にありました。私は、学部3～4年の時、アルバイトで病院の手伝いをしていました。日曜日の夜も病院に泊まり、月曜の朝、そのまま講義に出席しました。しかし、ほとんど居眠りをしていました。講義の記録は全くありませんでした。全く自信のかけらもない試験でした。試験は口頭試問でした。教授室の前に集まり、一人ずつ順番で入室しました。教授の前には壺があるそうです。その中に試験問題があり、引き出した紙の問題を読み、答え、その問題は再び壺に返すそうです。私は、教授室から出てくる級友に、どんな問題があったか聞き、その答えを聞いて回りました。私の順番が来ました。壺に手を入れ、問題用紙を広げました。

「ティールッシュの長所と短所を述べよ」

手が震えました。それは、さっき試験を済ませて出てきた級友から聞いたばかりの問題でした。ノートにもこれだけは書き留めていました。私は深呼吸し、震えの収まるのを待ち、答えました。これで幸運にもパスできたのでした。私はギャンブルには全く運がありませんが、この時の幸運が忘れられません。私は、一つの取りこぼしもなく、卒業試験を終えることができました。

卒業試験が終わると、国家試験です。当時の私の大学の国家試験の合格率は100に届かなくても98%を超えていました。人並みなら絶対に受かるはずです。卒業試験が無事終わり、卒業できれば医師になったも同然だと思っていました。（それでも形だけでも国家試験対策をするか）と思い立ち、過去の問題集を炬燵に当たりながら開きました。ここで大変な焦りが出てきました。ほとんど解らないのです。最初は悠々と構えていましたが、1時間も経たない間に、冷や汗が出てきました。私は、恐らく1冊の過去問を、3～4回繰り返して、やっと全問正解までこぎつけたと思います。私の記憶では、最初10問のうち1～2問しか正解することはできなくて、最低でも98％の合格率と舐めてかかっていた自分が、奈落の底に突き落とされた気分になったことを覚えています。さらに蒼白になったのは、私だけではありませんでした。私たちの受ける国家試験で、初めてマークシート方式が採用されたのです。私たちはほとんどが、広島の会場で試験を受けました。第1日目、午前の終了時の雰囲気の異常さは忘れられません。

「ダメだった。どうしよう……」

皆、蒼白な顔をしていました。尋常な雰囲気ではありませんでした。確か、1問に対して回答が5つ用意されていました。（このうち正解はどれか）という風な試験だったと思い出します。3つは割に簡単に、確実に誤りと否定できましたが、残り2つのどちらが正解か迷うような問題でした。消しゴムを転がした記憶もあります。しかし私は、（思ったより難問だったのですが）、自己採点で60点は確実に取れたと思っていたので、のんびりしていました。合格の最低ラインは大学のテストでは60点です。国家試験でもそれが通用するかどうか自信はありませんでしたが、とにかく最低60点は取れたと、比較的安心した気持ちでした。しかし、級友の顔は真っ青でした。異様でした。

午後が終わり、宿舎に引き上げ、答え合わせが早速始まりました。歓声が上がりました。会場で蒼白になっていた者たちの点数の方が、私より明らかに良さそうでした。級友を気遣った私の心配は、だまされたような気分に変わりましたが、ほっとした気分にもなり、多少複雑な気分で第1日目を終わったことを覚えています。

しかし、やはりあの蒼白になった雰囲気は本当だったのです。私たちのクラスの国家試験合格率は80数％で、それまでのほぼ１００％に近い国家試験合格率からすれば、天国と地獄の差で終わったのです。私も、恐らく相当のショックを受けていたのだと思います。60歳過ぎても、この時の悪夢にうなされて飛び起きることがありました。（ハッとして、国家試験の勉強をしていない自分に気づくのですが、どうすればよいのか、まるで分からないのです。試験日まで幾日もありません。どうしよう、どうしよう）そこで目が覚めます。通常、夢は目を覚ますとすぐに忘れてしまうものですが、この悪夢は何回も出てくるので覚えているのです。70歳を超えた今、さすがにこの悪夢は見なくて済むようになりホッとしていますが、一番の悪夢でした。

いよいよ大学の卒業式の日です。下火になったとはいえ、まだ学園紛争の火種は残っていました。私は、数人の仲間と一緒に過ごし、卒業式典を欠席しました。一応ネクタイを締め正装して大学まで行きましたが、出席か欠席か迷っているうちに時間が過ぎたのです。ノンポリ仲間だけ数人が集まり、校門で写真を撮ったことを覚えていますが、特にその他何をしたのか、覚えていません。卒業式は主に運動クラブの右翼系の仲間の出席で行われたそうですが、とにかく大学の卒業式にはあまり感慨はありませんでした。それでも何か区切りをつけたいと思いました。私はT君と二人で、まだ見たこともない大山滝までの小冒険を計画しました。川辺りを遡上したことを思い出します。その滝がどんな様子であったか思い出せませんが、新緑と川辺りに咲いていた黄色の菜の花を思い出します。それを、私の大学生活の終止符にしました。

ともかく、大学生活では、一生の基礎を学びました。医学的基礎知識のみではなく、挫折や同級生の死を経験し、矛盾する自分を見つめ、不可解な自己も世界も、たとえそれが「気の内」ではあってても認めることができる自分になりました。専門課程の勉強は、受験勉強よりはるかに苦労しましたが、総て血肉になり、逃げたいという気持ちより、この道を突き進みたいと思いました。個々の学科の教授の個性豊かな、時に畏敬もするような人間性にも触発されました。そして、底知れない医学という学問に挑戦するワクワクとした機運が、沸々と湧き上がるのを感じていました。

人生とは解決すべき問題のひとつではなく、
経験されなければならない現実のひとつである　（キルケゴール）

人生とは矛盾に満ち、苦渋に満ちたものです。それを一気に解決しようと思えば、自殺という悲劇的な手段に訴える他はないのかも知れません。一時はそれを、「純粋だ。勇気がある」と称賛さえする私がいました。しかし、それは「逃げの一手」だと気づきました。それは確かに「純粋」ではありますが、決して、「純粋だから」と、「称えるべきもの」ではないのです。「生きる価値、あるいは人生の価値」に正面から向き合っても、正解は得られないと思いました。そこには科学一つでは解けない感情の機微も深くかかわり、見方により、状況により、正反対の態度を取らなければならないこともあるようです。矛盾で不可解な世の中を肯定的に見つめ、しかも、その中で挑戦的に真摯に生きることに、価値があるようです。

私は、「生きる価値」を問うより、目の前の患者さんの苦しみを一刻も早く、一つでも多く解決しなければならない医者になったのです。そのための経験を一つでも多く積むことが、急務であり、責務になりました。そこは、極めて神聖で、奥の深い領域であるようです。患者さんを目の前にすると、田舎出も都会出も、先輩も後輩も、教授も助手も、そんなことを気にする余裕はなくなりました。田舎者で貧乏という引け目感情の入り込む隙はなくなりました。これからは、患者さんの喜怒哀楽こそが生き甲斐になるのです。気の内では済まされなくなりました。文献を読み勉強するしかありません。

失恋も挫折も総て呑み込んで権威より病苦《びょうく》に跪く価値

幕間３　勘違い結婚

若き日の喧嘩の元の勘違い徐々に埋もれて絆に変わり

「お前が勘違い。お前が俺に惚れたのだ」

「貴方が勘違い。貴方が私に惚れたのよ」

「12回も見合いして、振られたお前を見て、可哀そうだと思ったから結婚してやったのだ」

「私も振ったのよ。１回もお見合いさせてもらえなかった貴方が可哀そうだったから、結婚してあげたのよ」

　どちらが本当かわかりません。腹の探り合いです。しかし今では、私たちは時々こんな言い合いも、愉しみの一つにしています。

　思えば、二人揃って、勘違いで迎えることができた結婚かも知れません。結婚当初は、同じ会話にも棘があったことも思い出します。新婚旅行早々に、大喧嘩をしたこともあります。その後も喧嘩は絶えませんでした。考えれば、30年近くも別々の環境で育った二人が、裸になり抱き合い、同じ釜の飯を食べるようになったのです。結婚当初には気づかない、誤解も勘違いもない方が不思議です。

私たちは知り合ってからおよそ半年と少しの交際期間を経て、１９７６（昭和51）年に結婚式を挙げました。私は28歳、広子は27歳でした。


「俺のラブレター、大事にしまっているのだろう」

「ありますよ」

「出してきて」

広子はどこからか化粧箱を出してきました。私の出した手紙の束でした。一生懸命、何回も書き直しながら書いた自筆の一文字一文字が、下手くそですが誠意に溢れ、懐かしい反面、文面は、「よくこんな言葉が出てきたものだ」と思うほど美辞麗句で飾られ、恐らくもう少し若い時に読み返したら、我ながら恥ずかしくなり、破り捨てたかも知れません。しかし、今は、（こんなこと、よく書けたものだ）と、懐かしく苦笑いで済ませることができました。それだけ歳を取ったのだと思いました。その中に、養母の広子宛ての手紙も入っていました。養母の心遣いを嬉しく思いました。子供の頃、本を受け取ったお礼の手紙にまた返事を書いてくれた養母の字を懐かしく思い返しました。「いいのよ、いいのよ」という養母の声も蘇りました。

さらに重大な発見がありました。私宛ての広子の未投函の手紙もあったのです。広子の結婚に対する決意を述べた内容でした。恐らく広子は、この手紙の存在は忘れているのでしょう。

投函しようかしまいか迷った広子の姿が浮き彫りになりました。読んだことは秘密にしておかなければならないと思いました。バラせば、広子の方が惚れていた決定的な証拠になりかねませんから。

急に私は、その頃撮った一枚の写真も思い出しました。確か、二階のタンスの上に置いていたはずです。私の記憶では、広子は海をバックにした黒い岩の続く岩場に、綺麗な足を斜めに揃えて座っていました。赤いセーターを着ていました。私は広子のこの赤いセーター姿が好きでした。歳を取った今でも、広子には赤いセーターが似合うと思っています。一方、私は、髪をきちんと七三に分けた顔を、彼女の柔らかさのある膝上にあずけ、二人は、丁度人の字のようなポーズで映っているのです。私のお気に入りの写真です。私は、私の大事な思い出を、もう一度、確かめたくなりました。

「あの写真、どうした?」

「どの写真?」

「ほら、お前が赤いセーターを着て、祭りのとき、海岸の岩場で撮ったやつ」

「アア、あれ。あれは二階のタンスの上にあるでしょう」

「それが探してもないのだから言ってるノ」

「どうせ貴方のことだから、サッサといい加減に探したのでしょ」

大事な思い出の写真です。いい加減に探したわけではありません。確信があります。

「これ何、この写真じゃないの？」

案外簡単に出てきました。

「そうだよ。どこにあったの」

「タンスの上ヨ」

「…………」

探し物はいつも私の負けです。


私は、改めて写真を見つめ直しました。

思い出の中にある海岸の波しぶきが上がる岩場は、実は陸地側の岩場で、海は写っていませんでした。私たちは、人の字にポーズをとっていたと思っていたのに、互いの手を絡めてはいましたが、岩場に寄りかかるように並んで立っていました。私は、思い出がいかにいい加減なものかと、勘違いに気づきました。違っていないのは、岩場と、広子の赤いセーターだけでした。しかし実際、交際していた時、こんなに幸せな気分だったのかしらと思うくらい、幸せを蘇らせるツーショットに間違いありませんでした。

45年も経とうとする今、「広子と結婚できてよかった。これもご先祖様のお蔭」とさえ思っています。

「そうでしょう。貴方が勘違い。貴方が私に惚れたのよ」

私は、（そうかも知れない）と思う位にです。（それはお前の強がりか、または勘違い。俺は証拠を握ってる）とあえて、これ以上の言い争いをしたくない気持ちもあります。しかし、今となっては言い争っても、それを愉しんでさえいるのです。どちらでもいいのです。どちらかの勘違い、またはどちらとも勘違いしたから、今の私たちがあるのです。


思い出すと、40年の年月は勘違いの溝を少しずつ埋めていきました。今は、喧嘩をする材料さえありません。4人の子供はそれぞれ独立し家庭を持ちました。孫が10人もいます。幸せだと思います。こんな安息な幸せを、結婚当時は一度も想像してはいませんでした。今では、たまに言い争っても、一つも二つも先を読めます。たまに喧嘩しても、長くて3日も辛抱すれば元通りになると、辛抱できる私がいます。多分広子もそう感じているはずですが、これも私の勘違いかも知れません。そんなことは、やはり今となってはどうでもいいことです。結婚とは恐らく、広子の可愛らしい脛《すね》や、少し丸みを帯びた高い額に魅せられていたのです。あるいは大きなおっぱいだったのかも知れません。その口から漏れたであろう数々の言葉は、はっきりと覚えてはいません。

「これ、どう？」

今や、私の前を平気でわざとらしく、半裸のお尻を振りふり、お風呂に歩いて行く広子に、肉体的な魅力は望めません。しかし、私は後ろからお尻にタッチする振りをします。それが平気になりました。

言葉にも、やすらぎを感じます。

「貴方が頑張ったからよ」

今私は、広子のこの一言だけで十分幸せに思います。

「そんなに難しく考えなくてもいいのよ。傍にいるだけで貴方を癒しているでしょう」

その通りですが、どこかで聞いたセリフのような気がします。

（そばにいーてくーれるだーけでいい……）

振り返ると、「結婚は人生の墓場だ」と言う人がいます。それを信じるに足る事実も、本当に沢山あります。

「貴方が買ったのだから、私、知らないわ。私はまだ後でいいと言ったでしょう」

私たちは新婚旅行でハワイに行きました。自由行動はその日のみで、明日からは、地中海クラブの何とか島に渡り、過ごす予定になっていました。確かアラモアナショッピングセンターとかいう所に買い物に連れていかれ、自由行動になりました。私は、ハワイの模様の入ったバッグを見つけ、どうしてもこれを姪への土産にしたくなりました。それしかないと思うほど気に入りました。行程表では、ショッピングの機会はこの時しかありませんでした。広子の反対を押し切って買いました。ホテルに帰ってそれをトランクに詰めようとしたのですが、思いの外かさ張り、悪戦苦闘しても最後の一押しで鍵がかかりません。明日は移動なのです。意地になり一人で詰め込もうとしましたが、広子はベッドで横になり、平然と見ていました。

ついに私は折れました。

「これ押してくれない？　最後の一押しがあると閉まりそうだから」

「貴方が買ったのだから、私、知らないわ。私は『まだ後でいい』と言ったでしょ」

頭に血が昇りました。新婚旅行早々の大喧嘩になりました。

「ハワイだから逃げて帰る心配がなかったから、本当に大喧嘩した」

私は後でそう言い繕いながら話すこともありますが、そんな屁理屈で始めた喧嘩ではありません。本当に「こいつは冷たいヤツ」と心底思った「瞬間沸騰お土産大喧嘩事件」でした。

こんなこともありました。私が病院から帰り、いつものように広子がそばで夕食の用意をし、食事を始めた時でした。突然でした。

「私とお養母さんと、どちらを取る?」

「…………」

「私、耐えられないワ。私が横になっていると音も立てずにやってきて、突然『広子さん』と言われるし、ストーブを焚いていると、『石油臭いワネ』と言って切るのよ」

それは、養母にありそうなことでした。広子の誇張ではありません。私はしかし、そういう養母を、「養母はそういう人だ」と思って、それほど気に留めることなく接することができていました。しかし広子の口調からすると、事は重大事のようでした。私は少し考えましたが、答えは、養母が変わるか、広子が折れるしかないと思いました。養母は高齢です。別に悪気があるわけでもありません。それはよく判っていました。したがって、今更、「その態度を変えてくれ」と、私は言い出せない気がしました。ここは若い広子が我慢するしかないと思いました。でも、即答できませんでした。

「…………」

「どちらかに決めなければならないか？」

「…………」

「お養母さんを取るヨ。だいたいお養母さんの方が弱いのだよ」

「私、実家に帰ります」

「…………」

その言葉を発すると広子は、さっさと夕食の場を離れ、そしてまだ幼い長男を連れて家から出て行きました。急激な展開でした。何も言い残さずに出て行きました。振り返りもせずにでです。私には、引き留める言葉も余裕もありませんでした。私は完全に虚を衝かれ、唖然としていました。広子は、そこまで思い詰めて夕食の準備を整え、私の帰りを待っていたのでした。事の重大さに私は狼狽しました。

広子は、実家から遠く離れ、家庭も土地も別世界のような所に、しかも、誰一人として知る人のいないこの家に嫁いできてくれたのです。そして毎晩、初めての我が子を寝かせて、私の遅い夕食を用意して、待っていてくれました。そして、夕食に付き合ってくれました。（今までその言葉を口から出すのに、どれだけの逡巡があったのだろうか）と、広子の覚悟に気づかなかったことを悔やみました。しかし「後の祭り」以上の「後の祭り」でした。

広子は出て行ったのです。（2〜3日経って迎えに行くしかないだろう）とか、（養母や養父にどう話そうか）と、思わぬ展開に戸惑って、それでも、夕飯をぼそぼそと口にしていました。味は分かりません。口でも動かしていないと不安だったのです。その時です。まだ箸を置いていないその時にです。私の後ろを広子がスーッと通り過ぎて、二階に上がりました。今出て行ったばかりの広子です。今頃、車で実家に向かっているはずの広子です。私は箸を置き、十分心を落ち着かせ、二階に上がりました。

「どうしたの？」

「実家は遠いし、止めたわ」

私は、「救われた」と思いました。同時に、（今の心配は、何だったのか？）とも思いましたが、深追いは禁物です。本当に救われた気持ちになり、胸を撫でおろしました。後で聞くと、部落の坂道を下ったところで、引き返したそうです。夜の闇の暗さに感謝しました。「驚愕！広子家出事件」でした。

「今度、同窓会があるの。行っていい？」

「………」

私は毎回、良い顔をしませんでした。実際、引き留めておきたい気持ちがあったし、子供の面倒をどう見てよいかわからなかったし、何よりも「ダメだよ」と即答することは、「ひと時も離れたくない」という愛情の表現だと思っていました。そんな訳で、最初から引き留める気持ちは、ありませんでした。少しだけ、甘えてすねる気持ちを出してみたかったのかも知れません。でも、それが広子にとっては、「とても辛かった」と、後で話してくれました。

「貴方が学会と言って、好きな所に行くのを、私が止めたことがある?!」

「あれは、俺の愛情表現。嫉妬だよ」

さすがに甘えとは、言えませんでした。

「私、本当に貴方にあんな顔をされて、辛かったんだから」

後年、それにようやく気づいた私は、「いいよ」と即答するようになりました。

「迎えに来てね」

私は飛行場にも迎えに行きました。そして、搭乗者の群れの中をかき分けかき分け、息せき切って出てくる広子を想像していました。しかし、いくら待っても出てきません。ただの一機の飛行機に、これほどの人が乗っていたのかと思うほど、他人は出てきました。それでも、(後ろの席に乗ったのだろう)とか、(トイレに寄ったのだろう)と思って、努めてイライラ気分を打ち消して、待っていました。ついに現れた広子は平然としていました。その(待たせた。申し訳ない)という気持ちの一かけらもない顔を見た瞬間、私は爆発しました。

「さっさと出てこんかい！」

「なしてそんなに怒るの？」

「貴方、私は何回迎えに来たと思う？」

「俺は急いで降りただろう！」

「どうしてあの狭い通路を急げるの？」

「だいたい反省が足りないんだよ。『ごめん。待たせた？』と一言いえば済むものを！」

「それは貴方ヨ！」

車の中は近寄りがたいほど冷え切った無言の空間に支配されましたが、二人の放つ火花が激闘を続けていました。「行きは良い良い帰りは怖い事件」でした。

今は、どこに行くと言っても、止めません。

「いいよ、その間、俺は若い子とデートするから」
「貴方に付き合ってくれる人がいるかしら？」
広子は軽く受け流します。迎えを頼まれれば、喜んでとは言えないまでも、我慢して辛抱するつもりでいます。

そういえば、「バナナ事件」もありました。酒酔い天狗のバナナに撃沈事件でしたが、それは、後で話すことにします。

しかし、当事者にとって、やはり喧嘩は辛いものです。（だいたい喧嘩の時は、広子の生理の時期だ）と、ある時ふと気が付きました。この気づきにより、幾分私に余裕ができました。考えれば、「そんな時期をとうに通り越した今だから、喧嘩しなくなった」のではなかろうかとも思いますが、それればかりではないと否定しておきます。やはり女性の生理は、女性を不安定にさせるという私の観察結果は、間違いないようです。格言でも言われています。

男性は頭でものを考え、女性は子宮で考える。

私は、結婚は大いなる勘違いの結果だと思います。その結婚が、勘違いの結果だとしても不思議ではありません。その結果、大きな喧嘩もしました。しかし、要は、いかにしてその溝を埋めるかです。たいてい問題は、時間が解決すると言います。その通りだと私も思います。忘れるのだと思います。しかし、広子と一緒に生活をしていて、時間だけではないと思うようになりました。忘れるだけではないと思うようになりました。忘れるだけでは理解は深まりません。少しずつ勘違いしていたことが判り、お互いに理解が深まっていくのです。勘違いの溝は、お互いの理解により次第に埋められ、徐々に信頼という絆になるようです。最近私は、少しずつそう確信しています。

「貴方が頑張ったからよ」

こんな嬉しい褒め言葉があるでしょうか。

「そんなに難しく考えなくてもいいの。傍にいるだけで癒されるでしょう」

今はこんな言葉をさらりと言う広子が、傍にいます。

若き日の喧嘩の元の勘違い徐々に埋もれて絆に変わり

第4章　大学病院そして日赤病院

一歩ずつただ一歩ずつひたすらに歩めば至る山の頂

1972（昭和47）年4月、私は医学部を卒業し、そのまま大学病院の整形外科学教室に入局しました。医師になった当時、（こんなにも沢山薬があり、そのそれぞれに服用する分量が決まっていて、服用する時間も決まっているのに、それを一つ一つ覚えることが僕にできるだろうか？）と不安になったことを思い出します。それは、兄が自動車の免許証を取得した時、（手と足、それも左右それぞれ違って動かさなければならない運転など、僕にできるはずがない。兄貴は天才だ）と思ったことにも似ていました。しかし、運転も薬の処方も、やってみれば案外簡単でした。

私は卒業初年を大学病院で研修し、2～4年目を地方の公立病院で過ごし、その間、「腰痛」を扱う「脊椎外科」の魅力に取り付かれ、私の進むべき道はこれしかないと覚悟を定め、マグマのような熱い心持ちで、卒後5年目の春、再び大学に戻りました。そして、丁度その機に、広子と結婚したのです。今から思えば、これほどの幸運はありませんでした。広子なしには今の私はないと思っています。孫悟空がお釈迦さんの掌から飛び出せなかったように、今まで私は広子の掌の上で、ただ踊っていただけかも知れないとも、思っています。

新婚旅行から帰ってすぐのことでした。

「貴方、8時までに帰ることはないでしょうね」

この言葉は、その後の私の医者としての人生にどれほど大きな意味を与えたか、広子は気づいていないと思います。広子は、ただ夕食を作り、私を迎える準備の都合で聞いたのだと思います。しかし当時、同僚の結婚式での教授の祝辞に、次のような言葉がありました。

「新郎は、整形外科医として将来大いに期待をかけられている人物です。ところが医者の生活というものは芸者のようなもので、呼ばれたら即、出なければならない。それも、いつ何時、呼ばれるかも分からない。病気に予定はないのです。しかも、自分のテーマの研究もしなくてはならない。当然、帰宅は不規則で遅くなる。その辺が一般のサラリーマンと大いに違うところです。ここのところを新婦にはよく理解して頂きたいと、申し上げておきます」

広子の父は開業医でした。その父親を見て育った広子は、医者の生活が不規則で、しかも帰宅が遅れることは、百も承知していたのです。

「そうだね。そうなると思うよ」

広子にはそう答えましたが、心の中では、（8時までに帰ると、馬鹿にされるかも知れない。10時まで家に帰らないことにしよう）と決めました。立派な整形外科医を父に持つ広子に多少は対抗して、意地でそう思ったところもありますが、実際、大学病院での生活はそうならざるを得ませんでした。助手の間は、先輩の診療録の記録係、病棟の注射係、手術の助手、入院患者の案内や検査などに追われて、ほとんど自分の時間はありませんでした。昼食は、早飯が習慣づきました。少し経験を積むと、自分の診察時間が持てるようになり、後輩医師を指導する立場になり、学生の臨床研修の指導医にもなりました。しかし、どんなに急いでも、要領よくやっても、たいていは午後3時過ぎに、その日、課せられた仕事が終わる感じでした。その後、三々五々医局のスタッフルームに医局員が集まってきます。時には、囲碁などで息抜きをしました。その後が、自分の勉強や研究ができる時間になりました。

最初は、受け持ち患者さんについて解剖書を参考にしながら手術記録を書いたり、手術書を読んで次の手術のシミュレーションをしたり、病気についての論文を読んだりしました。それが終わると、整形外科の雑誌を精読しました。和文の雑誌は総て読み、重要箇所は私の中学時代からの勉強スタイルでノートに書き留めました。英文は私が専門分野と決めた脊椎関係の論文のみを読み、訳をノートに書き綴りました。この英文の解読には時間がかかりました。田舎の中学で過ごした私は、高校生になっていかに基礎ができていないかを痛感しました。以来英語には劣等感を持ち、そのまま医者になったのです。しかし医者では、英語論文を読むことは必須で、しかもすぐに血肉になりました。

私はこのためかなり苦労もしましたが、一字一句間違えないように精読し、ノートに書き出しました。それが幸いしたのかも知れませんが、読み進めると全く新しい世界が見えてきました。面白くなりました。そのうち学会に出かけると、英文の著書を１冊は買い、それも精読しました。時間を忘れて読むこともありましたし、雑用から逃れるため、トイレに逃げ込んで読んだこともあります。ただしこれは少し反省しています。長時間のトイレ読書は、いま痔という姿で私を苦しめていますし、教室の中では孤立した存在になりました。やはり雑用を通しての仲間との交流にもかけがえのない意義がありましたが、それはその時代、論文読破により、新しい知識を吸収できるという魅力には勝てませんでした。

私は、そうしていると、当時のオーソリティと言われる教授の中には、単に米国の二番煎じを日本に伝えることで、知識をひけらかしている先生がいることも判りました。また、そういう先生は、論文の重要な部分を見逃していることにも気づくのでした。その小さな気づきが、私の最初の研究テーマになり、後日、医学博士号を取得する私の研究論文として結実しました。しかし、それについては後で述べます。

本当に知ることは、面白いのです。研究結果は学会に発表し、同じような志を持って集まっている研究者の評価を受けます。研究は、「気の内」ではなく、誰からも認められる「真実」でなくてはなりません。夜の８時に帰るどころか、10時、11時も当たり前の生活になりました。結婚して１年目に長男が生まれましたが、日曜日などでもあまり遊んでやった覚えはありません。私は、英語論文を読むのに一苦労も二苦労もしなくてはならず、ともかく、日曜日も半日は机に向かっていたと思います。こんな生活でも、（医者になれて良かった）と思いました。その一番の理由は、「自分の選んだテーマを突き進むことができる」ということでした。（やらされて、仕方なくやる）のではなく、自分で扉を開いていくのです。それは、面白く、快感でした。一種の中毒かも知れません。

「知之者不如好之者、好之者不如楽之者」（孔子論語）
（これを知る者はこれを好む者にしかず。これを好む者はこれを楽しむ者にしかず。）本当にその通りでした。

私は、腰痛を知ることに日々苦労しましたが、診察も手術も学会発表も、楽しくて仕方がありませんでした。真剣に真摯に取り組めば、新米の私でも患者さんは、「先生、先生」と信頼を寄せてくれました。学会で発表できる研究成果は、その分野での先端研究者であるという自負と自信を少しずつですが、着実に与えてくれました。私の大学は田舎大学で、当時東京の学会に行くには、必ず前日から出かけなくてはなりませんでした。東京の医師と比べ、往復2日のハンディを背負っているとさえ思うこともあり、田舎大学という引け目も感じていましたが、研究成果では堂々と肩を並べることができ、高校・大学まで引きずっていた捻れた引け目は、忘れました。それどころかどんどん自信が湧いてきました。

私が卒後1年にもならない秋のことです。京都国際会議場で、中部日本整形外科学会が開催され、先輩に連れられて行きました。この建物の屋根は出雲大社を意識した造りであり、山陰出身の私は親しみを覚えました。そして、洛北にあるその環境、内部の会議室の立派な造りに、田舎者の私は、本物の医師のステイタスの高さを感じました。

さらに、そこで私は心に留まる光景を目にしました。第一会議場は一番大きな会場です。演者は、私が学生の時訪れた講師室の鏡の前で、鳥打帽の被り具合を鏡に映していたH講師でしたが、この時は国立病院の院長、これを最後に退職され、故郷の病院を引き継ぐ予定になっている大先輩でした。

先生は、聴講の席から一段高い演壇に登壇されました。その後、通常、演者はそのまま演台の前に落ち着き、口演を始めます。ところが先生は、演壇に上がるとそこで一度立ち止まり、私たちの方に向き直り、私たち聴衆に目を向けられ、そして一礼された後、演台に移られました。私は、（恐らく学会に最後の挨拶をされたのだろう）と思いました。先生の覚悟の深さを想い、（なんと格好いい）と、その態度に深く感激しました。失礼なことに、先生の話された内容は全く覚えていないのですが、（僕も、いつかはこの会議場で、あの演台の前に立ちたい）と強く思いました。

その機会は案外早く実現しました。京都府立医科大学が主催したこの学会で、「無分離すべり症」が主題の一つに選ばれ、演題の募集があったのです。私はその頃、後に博士号取得のもとになるある研究に没頭していましたが、こんなチャンスはそうそう巡って来ないと思い、とりあえずの気持ちで抄録を送りました。結果、一般口演ではなく、幸運にも、名誉あるシンポジストの一人に選ばれたのです。

（あの国際会議場の第一会場で、しかもシンポジストとして発表できる）

私は、天にも昇る気持ちでその報せを受けました。しかし、それからが大変でした。とりあえずの気持ちで応募したことを、後悔もしました。抄録以上の結果を出さないと、シンポジウムでは恥ずかしいと思いました。私は来る日も来る日も「無分離すべり症」を映し出すシャウカステン（レントゲン写真）に向かい、このすべりの本質を探ろうとしました。しかし、何日経っても、観ているだけでは何も新しい発見は浮かびませんでした。焦る気持ちで、「観るだけでは気づかない何かあるはず」と、写真をトレースすることにしました。そしてその「書いて覚える」という、あまり頭の良くない私の、幼い頃からのこの習性が、思いもかけずこの場で活きてきたのです。

私は重大な発見に気づいたのです。それは、ある日の夜でした。前屈と後屈の写真を重ねてトレースし、その対応する点に何か秘密がないかと必死に見ていました。すると、突然、その移動が従来「すべり」と考えていた前後運動ではなく、回転運動ではないかと閃きました。それを証明するため、前後屈の2枚のレントゲン写真を重ね、1枚にしたトレース画に、相対する3対の計6点を決め、その相対する点が前後屈で移動する直線を3本描きました。そして、その直線の中点に直行する3本の線を引きました。これがなんと、ほぼ1点に集結したのです。この瞬間、私は、従来から「すべり症」と言われ、「すべり＝前後移動」を想像していた「無分離すべり症」の本質は、実は「回転運動」で、「この回転の中心が、正常の者より下方に移動するために生じる動態である」と確信しました。その後、何枚も何枚もトレースし、正常者のレントゲン写真もトレースしました。そして、正常者では例外なく、回転中心が下位椎椎体上縁付近にあり、すべり症では下位椎椎体中央部に下方移動していることを確認しました。これにより私は、自分の閃きを確実に実証できました。

私にはこの事実が、「画期的な発見」のように思われました。「すべり」を「回転中心の下方移動」で説明した論文を見たことがないのです。（これであの会議場の第一会場で、シンポジストとしても遜色のない発表ができる）と、その夜私は、身体中が熱くなるのを感じました。これは研究者にのみに与えられた至福の喜びです。それは研究者のみしか味わうことができない、研究者冥利の達成感でした。私は高揚した気持ちで京都国際会議場に臨みました。

ところが、シンポジウム当日です。シンポジストの打ち合わせ会が招集されました。その席で私は、自分の内容をワクワクする気持ちを抑えながらかいつまんで説明しました。すると座長のT教授がこともなげに、「インスタント・センターですね」と言われました。先生は研ぎ澄まされて切れ味鋭い刀のような先生でした。私はその頃、先生の著書の素晴らしさに魅せられていました。「日本にもこんな素晴らしい本を書く先生がいる」と、私は先生を尊敬していました。その先生の言葉でした。私はギョッとしました。

（エー、もう誰か論文を発表している人がいるの？　これは二番煎じなの？）

二番煎じの発表をすることは、学会では勉強不足を露呈するようなもので、恥ずべき行為でした。私は、その後、この研究対象を一時封印しました。そして、その頃夢中になっていた脊柱管狭窄症の研究に再び戻りました。しかし、私は、この言葉がその後も尾を引き、あらゆる機会に、「インスタント・センター」とキーワードのある論文を探しましたが、見つかりませんでした。しかし、後年また私はこのことを掘り下げることになりました。そして、もっともっと大きなチャンスが用意されていました。そのことについては、今は、はやる気持ちを抑え、後で述べさせて頂きたいと思います。

その頃、学会の中心的話題は何と言っても、「脊柱管狭窄症」でした。ある時、学会場で見つけたある英文著書をめくっていて私は驚きました。その頃、最も話題になっていた腰部脊柱管の形態が、レントゲン写真で推察できるヒントが載っていたのです。

（なーんだ。単純レントゲン写真で、脊柱管形態が推測できるではないか。これを僕の研究テーマにやってみよう）

私は意外な気持ちでした。その頃、私は、ある高名な外国の先生の論文にも、夢中になっていました。その先生の論文は、私の前で壁のように立ちはだかっている謎を、いつでも理路整然と解明する内容に溢れていました。いくつもある雑然とした概念が、その先生の論文を読むとすっきり整理できました。私はその先生の論文にいつも啓発されていました。その一つに、「脊柱管の形態は、単純レントゲン写真では推察できない」と断言した箇所がありました。オーソリティーでも見逃すことがあるのです。

私はここでも幸運だと思いました。恐らく脊椎脊髄を主要な研究テーマにした大学の医局にあっては、自分で好きな研究テーマを見つけ出し、自分で自由に研究していく機会は、ほとんどないと思います。彼等のテーマは、教授や先輩から引き継いだテーマだろうと思います。これが伝統の強みです。格です。オーソリティーが一度烙印を押したテーマなど、一蹴されるでしょう。しかし私の立場は違っていました。私の大学では、脊椎脊髄を主要テーマにした先輩はいなかったので、私は自分の裁量で研究テーマを自由に選ぶことができたのです。私は、このことを、晒骨標本で証明し、学会発表し、学会誌に投稿しました。

「腰部単純Ｘ線写真による脊椎管形態の推察」（西日本整災誌／１９７８年）

以来、とことん次から次へとこの方法を使って臨床研究をし、学会に発表を繰り返しました。まさに蟻の一穴から様々な方向に臨床応用を広げました。

「貴方、また陣笠型」

ついに、広子があきれた顔でこういいました。

「うん、そうだな。俺もそろそろこれにはケリをつけて、他のテーマと思っていたところだよ。でもね、お蔭で、少しくらい小遣いができただろう」

この頃、まだワープロがない時代でした。学会発表のあとの論文提出には、いくら何でも私の（みみずが這ったような字では恥ずかしい）と思い、広子に総て清書してもらっていました。そのかいあってのことですが、商業雑誌からも原稿依頼が来るようになり、少しばかりの印税も入るようになっていました。広子の援助なしにはできないことでした。その広子の言葉でした。

私は、それまでいくつも発表した論文をまとめて、日本整形外科学会雑誌に投稿し、その研究に終止符を打ちました。34歳の時でした。

「単純X線写真による腰部脊柱管形態の研究」（日整会誌／1982年）

長い年月をこの研究に費やしたと思っていましたが、調べ直すと、最初の論文が1978（昭和53）年、終止符の論文は1982（昭和57）年で、僅か4年にしかならない期間でした。論文の査読にあたる先生から良い言葉を頂いたと、私の教授が話してくれました。この蟻の一穴から始めた研究を学位論文にしました。しかし、丁度その頃、CTという機械が日本中にあっという間に広がり、脊柱管の評価はより簡単にできるようになり、私が4年もかけて研究した成果は、一瞬にして、この新しい機械にとって代わられました。「また陣笠型」という広子の言葉は、時機としても丁度よい区切りになりました。

何年も挑み続けた我が研究広子は飽きて機械に負けて

世の役に立たないこと、これは真実でも、「気の内」かも知れません。しかし嬉しいことに、国外からの問い合わせが来ましたし、その後何年も経って忘れていた頃、私の研究を認めてくれる人が日本にも現れたことは、やはり私の誇りになりました。

「腰部単純Ｘ線による腰部脊柱管狭窄症の診断―川上法とＭＲＩ所見の比較」

（足立、他中部整災／２０１４）

ともかく私は、これを区切りに方向を転換し、本を書くというテーマに取り憑かれました。それは、大学病院時代のこんな一言から始まったと思っています。

「先生はいいよな。リハビリができて」

「カワちゃん、本気？」

「本気ですよ。いくら手術ができても、リハビリが上手くいかないと治らないじゃないですか。僕もリハビリやりたいですよ」

スタッフルームに顔を出された一学年上のＨ先輩との会話でした。一日の業務が終わったくつろぎの時間の雑談に、何となく口に出した言葉でした。しかし、瓢簞《ひょうたん》から駒とはこのことでした。幸運は思わぬところから来るものです。

「お前、リハビリにいくか?」

翌日朝、早々に教授室に呼ばれ、突然言われたのでした。

「……ほんとですか?」

私はあまりにも事が急なので、戸惑いながらも即刻承諾し、8階の整形外科医局から、2階のリハビリ室に移りました。今までは、広い部屋に医局員の机がギュウギュウに並んだ通称「タコ部屋」生活でしたが、今度は、助教授室にも匹敵する、広い部屋を独り占めにすることができました。隣には、4人の理学療法士と作業療法士の部屋がありました。

「先生、自由に使ってください。なんでも言ってください。なんでも協力しますから」

リハビリ室は、整形外科教授の兼任管理のもとにあり、附属病院の総ての患者を対象に、リハビリをすることになっていました。当時、私の大学では、脳神経内科の分野ですぐれた業績があり、したがって脳神経の患者も多数診なければなりませんでした。整形外科の仕事は今まで通りですが、これに週1回か月1回、正確には忘れましたが、定期的に脳神経内科医との症例検討会が加わりました。主に、脳卒中、パーキンソン病、筋萎縮性側索硬化症などでした。

私の本職は脊椎脊髄外科ですが、神経を扱うことでは一致していました。幸運にも私には、この分野でも見聞を広げられる機会が与えられたのです。H先輩と教授の間でどんな話がなされたかは聞きませんでしたが、H先輩に感謝しました。

さて、私は何をなすべきか。学位論文を提出し、次のテーマを模索していました。

この時、私は難治性腰痛症ともいうべき患者を抱えていました。大学病院付属の看護学校の生徒でした。何回も診察し、何回も検査をして、私の持っているあらゆる武器＝何種類もの薬・注射・ブロック注射・理学療法・手術＝を総動員して、彼女の腰痛に立ち向かいました。手術も1回では治らず、お腹からも切りました。それでも治りません。ほとほと困りながら、最後は、神経根ブロックに縋《すが》っていました。

「先生、痛い」

「癒着だろう。癒着は厄介だからな。仕方がない。またブロックをするか」

私はそう結論し、痛みと共存するしかないと思っていました。それでも彼女は無事、看護学校を卒業し、保健師学校に進学しました。そこで、体育の授業を欠席する彼女が、H先生の目に留まったそうです。その後、彼女は先生と、「冬休みには、クラス恒例のスキー合宿に行く」という目標を立て、毎朝の散歩から始め、徐々に水泳、ジョギングへと進み、遂にスキー合宿に参加できたそうです。

「先生、痛みがとれた。リフトから降りたとき、何かペリッと腰のあたりが剝がれた気がして、それから痛みが全くなくなった」

私は、不思議でなりませんでした。しかし、あの頑固な痛みがなくなったことは事実のようです。私は腰痛治療の未知の世界を見た気がしましたし、同時にまだまだ勉強が足りないと思いました。彼女の全快祝いにH先生と私は、ご両親に招待されました。

「ありがとうございました。先生のお蔭です」

私は、H先生に頭を下げました。

「イヤイヤ、先生が何をしてもよいと太鼓判を押してくれたお蔭ですよ」

H先生は私より年上でしたが、(医者が治せない病気を治した)という自負より、私の手術の完璧さを褒めてくれました。私はH先生に感謝するとともに、腰痛に対する運動療法を、私の腰痛治療に取り入れなければならないと思いました。丁度この時、幸運にも私は理学療法部を実質的に任されたのです。


さらにその頃、私自身も腰痛に悩まされていました。病院に通勤する30分が耐えられず、途中で車を止めて、バックシートを倒して休むこともありました。

「先生が、腰が悪いチャーどうもならんで」

リハビリ室で骨盤牽引をする私を見て、患者さんが冷やかしました。動いていればそこまで痛まないので、手術までは考えませんでしたが、各種の薬や、その当時リハビリと考えていた物理療法を、チャンスだと思って試しました。しかし、どれも有効ではありません。脊椎専門医として日々患者さんを診て、注射をしたり、薬を出したり、理学療法の指示をする医者が、この有様です。患者さんに笑われるのも当然でした。そんな時、（長男にスキーを教えたい）と思い、（スキーするなら足腰を鍛えておかねば。そのためにはジョギングがいいだろう）そう思って始めたジョギングで、長男は早々に止めましたが、私はジョギングの虜になっていきました。1時間でも2時間でも、天気の良い日など行動範囲をどんどん広げ、半日でも走ることもありました。気が付けば、腰痛どころか肩こりもすっかり治っていました。私は、運動療法の大切さを身をもって実感しました。

注射をしたり、薬を出したり、理学療法をしても治らず、鍼・灸などでも治らず、「腰痛は持病です」と言いながら受診される多くの患者さんを診ていました。当面のひどい痛みは、薬や注射で何とか治りました。しかし、根本にある持病の腰痛までは治せないのが、医療の現状でした。医学が進歩したと言っても、２０２２年の現在においても、その根本的なところは、あまり変わっていません。腰痛が持病だと治らないことを諦めている人も大勢いますし、中には言葉の端々に、極端な言い方になりますが、腰痛持ちの自分を自慢しているとさえ感じる患者さんもいます。「A病院にも行った。B先生にも診てもらった」等々、自分の腰痛との戦いを延々と話しだすのです。私には、A病院も、B先生も関係ないのですが。

私はこのような慢性腰痛に悩まされている多くの患者さんを治す糸口を、ごく身近で深くかかわった患者さんの体験で知り、さらに自分自身の体験で見つけたのです。恐らく私のように自ら腰痛に悩み、その都度、これはチャンスと思って、色々な治療法を自らに課して味わう経験をした医師は数少ないと思っています。しかし私が尊敬する教授の中には、教授自身が専門とするその病気に罹《かか》り、手術までされた経験を持つ方が少なからずおられました。私は、自分の経験をもとに、当時の患者さんを集めて、一緒にジョギングなどを始めました。注射や薬も使いましたが、私は患者さんと一緒に走り、芝生の上でストレッチもしました。リハビリ室を抜け出し、病院の外が治療場になりました。

「先生は、医者らしくない」

医師の私が、そんな患者さんの言葉を何回か聞きました。そして、その言葉を嫌味ではなく、最高の褒め言葉と受け取りました。医者は世間音痴です。例外の医者もいますが、たいていは、世間の人が見れば世間の常識からかけ離れた存在になっています。私は、自分の最大の欠点がそれだと認めています。医師は、最少24歳で「先生」と呼ばれ、世間から一目置かれた目で見られるようになります。世間では、扱いにくい人の職業を、学校の先生、医者、警察と言うと聞きますが、恐らく、若い頃から、「先生、先生」と呼ばれる部類の職業に就き、知らず知らずのうちに天狗になり、「世間は広い」という自覚がなくなり、「先生」と呼ばれる「権威の衣」だけをまとった人間になるからでしょう。実際そういう医師にも出会います。私は、ただ（腰痛を治したい）との一心でこの研究に没頭し、腰痛以外の世間の常識を知る機会から遠ざかりました。私にとって、腰痛患者さんが先生であり、世間でした。そして、医者は病院で注射をして薬を出し、手術もするという世間的な常識をはみ出し、鍼・灸・整骨でも、腰痛治療に利用できれば教えを受け入れることに躊躇なく、さらに治療の場をグラウンドまで広げたのです。そういう私を患者さんは（医者らしくない）と受け入れてくれたのです。私は、「医者らしさ」という「権威の衣」は、虚構に過ぎないと思っていました。

教会の高い天井は蒼い空、床は野原、讃美歌は小鳥のさえずり　（内村鑑三）

私はその出生から、一枚目には到底なれず、さらにはそのスターという輝きに反発する心すら抱き、二枚目のように派手なことも嫌いでした。私の人生では三枚目の役割が適していると思っていました。今は多少違った見方をしています。一枚目であろうと、二枚目、三枚目であろうと、その道に徹した人は、努力し深く考え、魅力的な生き方をされていることが徐々に判りました。権威に劣らない努力をされている先生、警察官、もちろん医師、数々の人生訓を含んだ言葉をすらりと口に出すお百姓さんや漁師さん、私の周りには素晴らしい人たちが沢山います。手あたり次第、権威に反発した若い頃を反省し、未熟だったと振り返っています。とにかく私にとって、大学病院のリハビリ室は最高の環境でした。

その頃、さらに良い具合に、ノルウェーのある一派が、「Low back school」と称して、この運動療法を取り入れた患者教育を体系的に行っていることも知りました。また、この講演を偶然にも直接聞く機会も得ました。それは日本ではなく米国でした。尊敬してやまない脊椎外科の先生に、T大学で助教授をされ、その後、北陸の大学病院の教授になられた先生がおられました。インスタント・センターの呪いの言葉を私にぶつけられた先生ですが、大尊敬の先生に変わりはありませんでした。その先生の主催される米国研修旅行の企画が雑誌に載りました。私は直ちに応募しました。昭和55年頃だったと思います。その頃、「日本人は働き過ぎだ」と言われていました。それは、その頃の世界情勢からすれば、少し侮蔑の意味で使われていた言葉のように思っていました。イエローモンキーという言葉も聞きました。

しかし、この研修旅行で驚いたことがあります。私はその時、訪問した病院の早朝カンファレンスに出席していました。症例検討がどんどん進んでいきました。9時過ぎか10時前だったと思います。その部屋に、数人の若い医師がドヤドヤと入ってきました。女医さんもいました。そして、「2例目の側弯症の手術が終わった」と言うのです。確かに手術が終わって参加された面々でした。手術着のままでした。日本では、ようやく執刀開始になるような時間です。私は、(外国でも先頭に立つ人たちは、働き過ぎるほど働いているのだ。私たちより、もっともっと働いているのだ)と思い、博士論文を提出した後の空白の時間、今度は、私の足は自然にこのリハビリ分野、腰痛と運動療法に一段と強く向かいました。

その流れの中で、著書を書くことを思い付きました。この少し常識を外れた思い付きが、その作業を通して、驚くほどより深く腰痛を理解する機会に変わりました。それまで、自分では理解しているつもりでも、文章にしてみるとあまりにも無知の分野の多いことに気づきました。

自分で実感し納得し、クリアしたと思っていることでも、いざ文章にしてみると、問題点の多い欠陥だらけの「気の内」だということに気づきました。「気の内」では、著書として公開できません。他人を納得させるためには、「気の内」ではない「真理」が必要です。運動療法の基礎には、運動生理学とか生体力学の考えが必要になりました。その頃、生体力学に目を向けた研究は徐々に進行していましたが、運動生理学は全くと言っていいほど取り上げられていませんでした。もちろんそれを理解する素地の教育は、医学教育の基礎の生理学として受けていましたが、腰痛学会のテーマになることもなく、議論の埒外に置かれていました。しかし私は学位も授与され、リハビリ室に派遣され、気分的にも時間的にも余裕ができていました。私は、一冊の運動生理学の本を手に入れ、精読しました。その内容は一言一句、腰痛持ちの私がジョギングを通して自身で体感したことで、納得できるものでした。私は、それをもとに、腰痛の運動療法を体系的にまとめ、世に送り出せるまでに組み立てました。この作業を通して、私自身がどれほど進化できたか、計り知れないほどの進化を遂げたと思っています。

それまでは、腰痛の運動療法と言えば、「腹筋訓練」の一本槍でした。しかし、私は腹筋のみでは大変不完全だと思っていました。私は、生理学の本から運動の六大原則を学び、段階的な筋力・持久性向上（過負荷・継続性・全面性・漸進性の原則）に、各人に応じた自覚性・個別性の原則と、各種ストレッチを腰痛体操として取り入れた著書の原稿を出版社に送り、大学での診療・研究生活に区切りを付けました。そして、私の初めての著書の完成を見ることもなく、大学病院を離れ、日赤病院に赴任しました。

私の大学病院生活を振り返って花に例えるなら、蕾の時期を終え、やっと開いた花の時期とも言えると思います。見ること為すこと総て新鮮であり、輝いていたと思い出します。若さの特権というか、向こう見ずでもありました。怖いもの知らずでした。

1985（昭和60）年3月31日、私は、電車でT市に移動しました。そこの日赤病院に赴任するためです。3月の終わりだというのに、途中、電車は乱舞する吹雪の中を突き進みました。視界を遮るほどの恐ろしくもあり、狂おしいほどの雪の乱舞でした。それまで見たこともないような、雪の襲撃でした。その中を列車は少しも負けることなく、力強く突き進みました。襲いかかる雪はただ一方向、進行方向から恐ろしい数、恐ろしいほどの勢いを得て飛来し、後方に流れ去っていきました。私はその列車のエネルギーと一体になっていました。恐ろしさよりも熱烈な歓迎の挨拶を受けていると感じました。どんな困難に出会っても、立ち向かうことができるエネルギーが、私の中に湧いてきました。大学病院の研究生活もさることながら、T市での新生活を迎える覚悟が促がされている思いで、雪の乱舞から目を離せませんでした。

ここの生活は3年と少しでしたが、毎年3月の終わりに大雪が吹雪き、そして1週間もしない間に桜が満開になりました。その時、病院の窓から外を眺めると、城跡のあたりの空気が、それこそピンク色に変わりました。あの頃を思い出すと、この季節の劇的な変化が思い出されます。それは山陰の小都市でなくては体験できない季節の変化で、そこでは毎年繰り返される季節の変わり目だと、私は後に気づきました。とにかく私はそれまで貯めていたものを総て吐き出すようにぶつけて、日赤病院での診療にあたりました。まさに縦横無尽に働きました。大腿切断の再接着に成功し、新聞に大きく掲載されたこともあります。病院の花形スターになった気持ちで働きました。

これには後日談まであります。私は高校2年と3年の時、遠縁に当たるY氏の家に下宿させて頂きました。少し余裕ができた頃、Y氏ご夫婦を温泉宿にご招待しました。ご夫婦を温泉宿まで送ってきたのは、Y氏の長女のMちゃんでした。Mちゃんは当時幼稚園生でしたが、私のことを三田明と言っていました。そうです。「高校三年生」をヒットさせた舟木一夫と並ぶその頃のアイドル歌手の一人の三田明に似ていると、言ってくれたのです。そのMちゃんがもう結婚していました。見違えるような大人になり、両親を送ってきてくれたのです。旦那さんも一緒でした。もちろんその旦那さんとは初対面でした。その人の口から思いがけない言葉が出たのです。

「先生、叔母がお世話になりました。叔母は昨年亡くなりましたが、お蔭で足をもがずに済んだといつも言っていました。そのことを先生に伝えたくて、義父を送ってきました」

「そうですか、あの時の。よく覚えていますよ。そんなご縁があったのですね。あの時はラッキーでしたね。でもあの後、驚いたこともあるんですよ。叔母さんが炬燵で足を焼かれたのですよ。足の骨も筋肉も血管も繋ぎ、神経も繋いだのですが、ある日炬燵にあたっていると、何か焼ける匂いがすると気づかれ、それがご自分の足だったのですよ。神経の回復は遅れるので、痛いとか熱いとかが分からなかったのですね。びっくりしましたよ」

この世とは生きて生かされ繋がれてどこでどう会う命の波紋

そして、1年目のある寒い冬の日の夜でした。やっとカルテ整理などを終え、（これで今日も終わりだ）と、一日の診療から解放された思いで病院玄関に向かいました。受付には、当直員がいました。なじみの放射線技師の顔も見え、私も、ちょいと引っ張られた気がして、立ち寄りました。

「丁度よかった。先生に小包が届いていますよ」

「そう」

（エー、これは医学書院からだけど、普通の原稿依頼と違い、やけに重いぞ。何だろう？）

私には思い当たるものがありませんでしたが、その場で開けました。

「ワー、これ、本の校正じゃないか。これ見て、見て、俺の本が出るんだぞ！」

その頃、日赤病院では1日に10例以上の手術をすることもありました。私は、この病院の生活にどっぷりつかり、著書の原稿を送ったことをすっかり忘れていたのです。その場で、ザーッと目を通すと、私の意図する著書の体裁と全く違っていました。私は、今までの著書の常識を破り、患者さんに対して上手く説明ができるように、右のページに図表を、左に文字を配置する工夫をしていたのですが、それが活かされていませんでした。後に編集者に、「あの校正にはまいりましたヨ。また一から出直しですから。しかしお蔭で良い本ができました」と言われました。私に常識がなかったことが幸いしたのです。常識がないことも、時に良いことがあるのです。

『図解　腰痛学級　日常生活における自己管理のすすめ』（医学書院）

初版は、赴任の翌年1986年に発刊されました。初めて自分の著書ができたのです。この謹呈本が届いた日、私は可愛くて、可愛くてたまらず、その夜はとうとう布団の中で、抱いて寝ました。この本は好評で、その後2011年まで、およそ5年ごとに5回も改訂を重ね、その間なんと、韓国語、中国語（台湾）でも翻訳され発刊されました。一個人の、しかも田舎の病院の医者の著書が、25年間も改定を重ね、出版されるということは、稀有なことであり、価値があることでした。

しかし、私の研究テーマの第一はやはり何といっても「腰痛＝不安定症＝腰椎変性すべり症」

だと思っていました。京都国際会議場で、「すべりは回転中心の下方移動により起こる」と発表をして以来、インスタント・センターの呪文を掛けられこの研究を封印していましたが、私が日赤に転勤した時、偶然にも、最新のCTが病院に導入されました。京都での発表は、「無分離すべり症」という演題でしたが、この頃には、同じ病気でありながら「変性すべり症」という病名に変わっていました。すべり症の分類において、分離症に原因のある「分離すべり症」と、これに対して分離のないすべり症を、従来「無分離すべり症」としていました。しかし実は、これは椎間関節の変性に特徴があると認められ、「変性すべり症」と呼ばれるようになっていたのです。学問は日々進化し、機器も日々進化するのです。

私は、（レントゲン写真では観察できない、この変性すべり症の椎間関節の変性過程を、CTで観察できるのではないか）と思いました。恐らくまだ誰もやっていないことに挑戦するチャンスを、ここで得たのです。

思えば学位まで得た脊柱管狭窄症の研究は、CTの出現で闇に葬られましたが、同じCTという機械で、封印が解かれたのです。やはり、この観察結果はとても興味深く、それまでレントゲン写真で容易に観察できた他の部位の変形性関節症、例えば膝、股関節の観察所見とも、驚くほど近似していました。しかも、不安定性とも、全くと言ってよいほど符合していたのです。私は誰も成し遂げていない研究成果を、この病院で得ることができました。その結果を、どこかの学会に報告しようと思っていましたが、日々の診療に追われて迷っていました。しかしチャンスは突然やって来ました。その時も診察の最中でした。

「もしもし、私、慶応のHと言いますが」

（……慶応のH先生？　高名な慶応の教授？　なんで大先生が……？）

「今度新潟で開かれる日整会で、変性すべりのシンポジウムを受け持つことになりました。ついては先生にもシンポジストをお願いしたいのですが」

（エー、どうして僕が変性すべりの研究をしていることを知っておられるの？）

一瞬そう思いましたが、（そんなことはどうでもよい。こんなチャンスは二度とない）と思い直しました。

「丁度今、良い結果が出ています。ぜひ受けさせてください」

日整会のシンポジストと言えば、教授か教授候補で、その道のオーソリティーが選ばれる席です。どうして、日赤の整形外科の部長と言えども、田舎の病院の医者に、そんな大役が回ってきたのか不思議な気持ちでした。でも、（こんなチャンスは二度とない）です。

私は、誰も見たことがない椎間関節のCT像と不安定性の関係に自信と、少しの不安を持っていましたが、急いで抄録を送りました。そのしばらく後のことでした。

「先生、H先生と言われる方から『至急連絡してください』との電話がありましたが」

私は、後輩に頼まれて出張し、頚椎の手術をしていました。胸騒ぎがしました。出張病院まで電話があるくらいです。

（取り下げだろうか……）

「もしもし、川上ですが」

「君、早く原稿を送ってよ、待っていますよ」

「抄録は送ったはずですが、抄録の他に、口演原稿をですか？」

今まで、口演の前にその原稿を送ったことはありませんでした。（日整会のシンポジウムではそういう決まりになっているのか）とも思いましたが、

（しめた。先生に興味を持ってもらえた）

と、私はこの発表に、自信を深めました。シンポジウムは、学会の最後に設定されていました。学会も最終日の最後になると、参加者はグーっと減るものです。しかし、この時、「学会の掉尾《とうび》（私はこの言葉に初めて出会い辞書で調べました）を飾る」と座長のH教授の挨拶にあったように、会場は超満員でした。


「腰椎変性すべり症の形態学的病態」（1987年）

私は研究成果を、胸を張って講演しました。各シンポジストの口演が終わり、座長のH教授が司会され、シンポジストの討論が始まりました。

「俊文ばかりを座長が指名するんだよ」

義父も（義理の息子の晴れ舞台）と思われたのでしょう。会場で聞いてくれ、広子にそう話したそうです。もちろん嬉しい話ですが、それより何より嬉しかったことがありました。

「オーイ、川上君」

Ｔ大学のＩ教授が、シンポジウム後に、ごった返すトイレの中で私を見つけ、人込みをかき分けかき分け（オーイ）て近づいてこられました。

「君の言う通りだよ」

手を強く握られました。私は、卒後5年目に学外研修から出身大学に戻り、脊椎外科医を目指しましたが、その土台作りに、Ｉ教授のＴ大学で数カ月間研修させて頂きました。夜中の2時過ぎに二階の教授室から下りてこられる先生の足音がするまで、私は教室の図書室に引き籠もり、Ｔ大学の業績集を読んで過ごし、この足音を待ちました。私の脊椎外科の原点になる大先生で、大尊敬している先生でした。エネルギーの塊でした。もしかすると、このシンポジストの選出には、先生の推薦があったのかも知れないと思ったほどでした。

後で知りましたが、もう一つこの研究には影の理解者がいました。

「お前がな、『腰のＣＴを撮りすぎる』と審査会で問題になったことがあったんだよ。俺は、『川上が何か研究をしているに違いないから通せ』と言っておいたよ」

確かに私は、変性すべり症の患者さんのＣＴ写真が欲しくて、外来の患者さんの腰のＣＴ写真を片っ端からオーダーしていました。これが保険診療の審査委員会で問題になることは容易に想像できます。がそんな杞憂は一度も抱いたことがありませんでした。先輩の一言で問題にならずに済んだことは、後で知りました。（他の審査員であれば危うかったかも知れない）と、先輩のありがたさと、私の幸運を感謝しました。

日赤病院の勤務はハードでしたが、遣り甲斐があり、充実していました。何しろ初版本が発行されましたし、日整会のシンポジストにも選出されたのです。地方新聞やテレビ局にまで引っ張られました。三大新聞にも掲載されました。手術の腕も思い切り発揮できました。その基礎は総て、ぼぼ10年間の大学の生活の中で出来上がっていました。ここではこれを少し手直し、また少しつけ加える程度に進化させることもできましたが、それより何より、今まで貯めていたものを一気に吐き出すように、実戦に移した時期でした。人生に花の時期があるとすれば、まさにこの時でした。

それとともに大きなアクシデントも経験しました。日整会シンポジストに選ばれて新潟へ出向いた時のことです。ギリギリまで診察することを余儀なくされ、ギリギリに乗ったフライトで、この飛行機が少し遅れ、焦りました。最終の新潟行きの新幹線にギリギリ間に合う予定のフライトだったのです。羽田から上野までどうやって行ったか覚えていません。上野駅に着き、新潟行きの最終新幹線に乗ろうと必死に走りました。上野駅は初めてでした。エスカレーターを、まだあるのかと思いながら、確か5回も乗り降りしてようやくプラットホームかと思った瞬間でした。最後のエスカレーターを駆け下りるとき、無情にも最終便の発車ベルが鳴ると、列車のゴットン、ゴットン、ゴットンからゴトゴトと変化する音を聞きました。その夜は上野に泊まらなければならなくなりました。

上野は初めてでした。どこに泊まってよいか分かりませんでした。その時、宿の客引きに会いました。躊躇している時間はありませんでした。私はその人に頼ることにしました。私はその晩、鍵のない部屋に通され、原稿とスライドだけは守らなければと思い、駅に引き返し、鍵のついたコインロッカーに仕舞いました。しかし翌朝の一番の新幹線で着いた新潟の桜は、満開で綺麗でした。今もその華やかで美しい光景が記憶の中に残っています。花の舞台だと思いました。これが、日整会シンポジストに選ばれて出席しようと勇んでいた私を待ち構えていた「最終列車見送り事件」でした。

「深夜帰宅バナナ事件」もありました。私はこの頃、少し有頂天になっていました。診察もそうですが、飲みに出るとそこでも少々モテました。深夜まで飲むこともたびたびでした。ある夜、スナックの女性に送られて帰りました。

「ありがとう」

「先生、またねー」

深夜の住宅街に酔っ払いの声が響いたようでした。私は良い気持ちのまま、玄関のドアを開けました。すると突然にです。何かが顔に押し付けられました。私は何が起こったのか、とっさのことで訳が分かりませんでしたが、広子がバナナを私の顔に押し付けたのです。

「貴方！　あなたの声は、隣近所にも聞こえるのよ！」

広子も怒っていましたが、私もアルコールがまだ抜けきらず、理性も回復していません。この仕打ちには、私も激怒しました。日頃喧嘩をすると決まって広子は言いました。

「貴方はどんな育て方をされたの？　お母さんに言いつけてやるわ」

私はこれを、私の母を侮辱する言葉だと受け止めていました。

「貴方の娘は、亭主の私の顔にバナナを押し付けたのですよ。迎えに来てください」

深夜であることも義父の迷惑も考えず、私は電話しました。広子に対する、日頃の仕返しのつもりもありました。しかし、酔った勢いでした。3日経っても5日経っても義父からは連絡がありませんでした。「なしのつぶて」でした。そのうち、私は次第に私がしたことが恥ずかしくなりました。「夫婦喧嘩は犬も食わない」と言いますが、「無視」の力を知りました。酔ったうえでの深夜の無礼極まりない電話に、あえて無視で我慢された義父の徳を思いました。義父の方が一枚も二枚も上手でした。降参しました。

こんな生活、正直、いつまで体力が持つかと心配にもなりました。一日の仕事が終わり、夕食を取る食卓の椅子に座り、食事の用意を待ちます。その少しの間にも、そして食事中でさえ、そのまま椅子の中に身体がめり込みそうな感覚に襲われました。食事を中断して、とりあえず横になることもありました。

（疲れが溜まっているのだ。このままでは身体が持たない）

結局、私は、また方向転換をすることにしました。

本州の西端の山口県のやはり山陰で、広子の父が興した整形外科病院に勤務地を変えました。思えば、１９８８（昭和63）年、昭和の終わりで、私は40歳になっていました。それまで整形外科の最先端を行く一人になったつもりの研究生活とは、全く縁を切る生活の場に変わるのです。未練がないといえば嘘になります。しかも40歳といえば、日本男子の平均年齢80歳と言われる人生の折り返し地点だと気づきました。私はもうここまで来てしまったと、少し淋しくなりました。広子と子供３人を小料理屋に連れ出し、人生で初めて、私の誕生日を祝いました。

新たな生活の前に、もう一つ区切りをつけておきたいことがありました。北陸の大学で教授になっておられる大尊敬のT先生の教室に３週間ほどお邪魔しました。私は、大学病院、日赤病院という大病院に勤務しましたが、腰痛の勉強をほとんど一人でしてきました。しかし、腰痛を大学の専門として研究している組織を、本当の大学の学問の仕方や魅力を心に焼き付けて、それで区切りにしたかったのです。いわば診療の他に、心からワクワクする研究生活を離れ、学会から遠ざかり、日々患者さんを相手にするしか時間がない開業医という第一線病院に勤務するための、区切りにしたいと思ったのです。もちろん開業医の中にも学会に出て、研究発表をされている先生も多くおられました。私もそれを望んでいました。それに未練があったのです。

しかしこの研修期間は、一つの苦い悔恨を残し終わりました。せっかく先生の執刀される腰椎前方固定の第一助手に指名されたのですが、その肝心な手術中、私はなぜか睡魔に襲われました。ハッと目が覚め、手元を改めるのですが、すぐに意識がなくなりました。この現象は、その頃何度も私を襲っていました。ナルコレプシーという病気がありますが、それに近い状態だと思います。学会に出て、肝心なところに来て、（ここが一番聞きたいところだ）という場面で、少し緊張すると決まって眠ってしまいました。そんなことが度重なり、広子には「どうせ寝に行くんでしょう」と言われる始末でした。T先生は、そんな私に気づいておられたと思います。

「君、どこに泊まっているの?」

「ワシントンホテルです」

「医局長に、静かに眠れるところを探すように言っておいたから、そこに変わったら?」

翌日そう言われたのでした。その上自宅に呼んで、奥様の手料理を振る舞って頂きました。本当に冷汗が流れました。「一生不覚睡魔事件」も、激務のせいだと諦めました。

山奥の小さな世界から、初めて大海ともいえる高校、そしてさらにエリートの集団ともいえる大学生活に放り出され、引け目を感じながら生活した私でした。しかし、医学の世界に足を踏み入れると、そこは、日々クリエーティブで創造的な研究をする場所でした。喜怒哀楽を共有する患者さんにも囲まれていました。高校、大学より遥かにスケールの大きい、日本のみならず世界を相手にする、本当に素晴らしい先生方と話ができる場でした。そして、私は、小さな蛙でしたが、その場所がいかに居場所として快適であるか、存分に味わい感激しました。

人生の価値は息をした数ではなく、
心奪われ、息するのも忘れる瞬間を経験した数で決まる（マヤ・アンジェロウ）

私は、大学病院、日赤病院という素晴らしい組織の中で文献を読み、研修し、診療し、研究し、日整会のシンポジストにも選出されました。著書も出版できました。人生に花の時期があれば、まさにこの時だったと振り返ります。絶頂期でした。しかし人生というマラソンに例えれば、もう折り返し地点に立っていたのです。少し淋しくなりました。

一歩ずつただ一歩ずつひたすらに歩めば至る山の頂

幕間4　フランクルの感動

小畠の野菜づくりは育て良し採って食べ良し配っても良し

人生ともいうべき道を歩んで、私は68歳、一番長く住み慣れた家から、新築した隣の町の家に移りました。中学卒業までの15年間の山奥の故郷より、大学の専門課程の4年間と医師になってからのほぼ10年を過ごした山陰の家より、長く住んだ家からです。数えると40歳から28年間も住んだことになります。4人の子供の内、末の子供はここで生まれ育ち、もう大学を卒業し、医師になっていました。

その家の小さな庭には、広子の植えて育てた花々が玄関口から、小さな庭の至る所に、ところ狭しと並んでしまいました。私は早朝、その中を通り、車に向かい小庭の砂利を踏みました。花いっぱいのこの庭を通り抜けるつかの間だけでも、私は十分幸せな気分になりました。中でも、たった今顔を出した太陽の光に包まれ、花たちが、互いに「おはようさん」と声を掛け合っている場面に出くわすと、爽やかで生き生きとした気分になりました。まるで天国に足を踏み入れたとさえ、感じました。隣町に開業してからも、私は花たちの会話を途切れさせまいと、その中を遠慮気味に歩き車に乗りました。花たちは私の出現に一瞬沈黙しますが、朝の新鮮で明るく輝く光の誘いに我慢できずに、また「おはようさん」とおしゃべりを始めるようでした。

花たちのおはようさん燦《さん》春の庭

そんな花たちにも送られて、隣町のクリニックに3年通いました。しかし、片道約30分の通勤で腰が痛み始めました。そしてようやくクリニックの近くを終の棲家と決めて、家を建て、引っ越しました。平成28年3月でした。しかし、3～4カ月経っても、この家ではまだ、広子は家の中を整理することに余念がないようでした。

「まだこの家には花がないね。前の家にはいっぱいあったのに」

遠慮気味に声を掛けても、

「貴方、邪魔だから、どこかに行っていて」

そんな声も聞こえそうで、喉まで出かけた声を呑み込みました。

そんなある日です。

「ミニトマトの苗を持って行っておいたからな。水をしっかり遣らんとな」

気さくな老夫婦の患者さんに言われ、帰ってみると裏に2本の苗を植えたプランターが置いてありました。

「枯らしたら怒るだろうな」

私はまだ植物を育てた経験がないので、自信はありませんでした。それでも枯らしたらいけないと、毎日仕事が終わって帰宅すると、まず庭のトマトに水遣りをしました。プランターの苗は、日ごとに大きくなりました。その変化を日々観察していると、日々新たな発見があり、私は患者さん相手とはまた一味違う、何か新鮮な生きるエネルギーを感じました。私には、いつの間にか「花は広子が育てるもの」、「トマトは買ってくるもの」という既成概念が根づいていることに気づきました。それに気づくと、私はまた、いかに世間知らずかに、思いが至りました。しかし、今や、私もトマトを育てることができるのです。クリニックの患者さん相手の生活とは、全く異質な世界が目の前に開けたのです。これは、これまで味わったことのない新鮮な私の発見で、感動でした。もうこの日課無くして一日が終わらなくなりました。蚊に刺されながらも、この水遣り時間が毎日の愉しみになりました。

「トマトって成長が早いのだね」

「そりゃそうよ。大きくなったら、倒れないように、竹を立てて支えておくのだぞ」

「茎を挿し木にしても育つぞ」

患者さんが、色々アドバイスをしてくれました。言われた通りにしました。すると、次々に花が咲き、青い実をつけ、それが、黄色の実、赤い実になりました。私は、「まるで宝石の粒だ」と見ても感激、そして、口に入れても感激しました。こんなことは初めてでした。そんな感激を一度味わうと、もう止まりません。私は庭の空き地に畠を造る決心をしました。最大でも、縦３ｍ、横10ｍにもならないと思われる三角形の空き地ですが、ここを掘り起こし、野菜畠を造る決心をして開墾用の丁能鍬《ちょうのうくわ》を買い、土を掘り起こし始めました。３月に住み始め、７月頃から始めました。

「何をするの？」

「見ての通り。畠を造るのだよ」

「貴方にできるわけがないわ」

広子は、結婚当時の私の前科を思い出し、冷ややかに断言しました。私は、結婚当初、「将来別荘にでもなれば」と思い、見晴らしの良い土地を購入しました。そこは大山《だいせん》の裾野で、眼下に弓ヶ浜を望むことができる景色の良い土地でした。「遊ばせておくのはもったいない」と思い、石ころだらけの痩地でしたが、サツマイモを植えることにしました。サツマイモは、鹿児島のような痩せた火山灰の大地にも育つと、聞いたことがあったからでした。

最初は日曜日のたびに水遣りなどに行っていましたが、そのうち忙しくなり、行けない日が続くと、もう忘れてしまいました。秋に思い出し、それでもと期待し、焼きイモの用意もし、子供たちも連れて収穫に行きました。収穫という言葉だけでも、ウキウキと素晴らしい気分にしてくれました。しかし残念なことに期待は裏切られました。草むらの中に、親指位の芋を３～４個見つけただけでした。本当に、それだけでした。それでも私は生まれて初めて、自分で苗を植えて収穫できたことに、少しは喜びを感じていました。しかし、広子は失望の極みだったようです。

「だいたいね、草も抜かず、肥料もやらず、育つと思う方が間違いよ。貴方は、言い出しっぺでも、後の始末は総て私がするのだからね。よく判ったでしょう」

何しろ、苗を植えた時の意気込み、焼きイモまでする準備をして出かけた収穫のワクワク感は、完璧に裏切られたのですから、何も反論できませんでした。広子は30年近く経った今もそれを記憶し、私は烙印を押されたままになっているのです。

「貴方にできるわけがないわ」

広子にそう断言されると、少しは反発もしたくなりました。しかし、畠を造ろうと思ったのは、反発心からではありません。本当にトマトの成長を身近に見て、感激したからです。母の姿も思い出されました。母は農家でした。その頑張りで、私は大学を卒業できたと感謝しています。(僕は百姓の子だぞ)喉まで出かけた反論の言葉を呑み込み、黙々と庭掘りに汗をかきました。やはり前科は前科なので、言葉で反論できませんでしたし、始めた当時は、まだ完成図を描けていなかったのです。ただ私の中に芽生えた、医者とは違う新鮮な驚きに、エネルギーをぶつけ挑戦したかったのです。

庭の表面は、建築の後、化粧直しに撒いた真砂土でしたが、5㎝も掘ると拳大の石が出て来ました。丁能鍬《ちょうのうぐわ》を振り下ろすたびに、石に当たりました。掘り起こした窪地の外に、石と土を、別々に置きました。最初は小さな穴でしたが、繰り返していくと、確実に、30㎝、50㎝と広がりました。私の労力は、目の前にできる深い窪地の広がりと、傍らの土と石の山に成果として現れるようになりました。

　努力と成果がこれほど直ちに現れると、面白くて仕方がありません。もっと掘っていると、頭大の大きな石も出て来ました。私は丁能鍬でなく、ツルハシが欲しいと思うようになりました。今度の日曜日にはツルハシを買いに行かなくてはと思いながら、丁能鍬を振り下ろしていました。汗が気持ちよいのです。「畠を造る、俺に造れないわけはない。トマトだけでなく野菜を作って食べよう」と、何かに突き動かされるように始めたことでしたが、やはり最初は「本当にできるだろうか？　どんなことになるのだろうか？」と不安もありました。しかしツルハシが欲しいと思う頃になると、次第に畠造りの工程が、最後まで頭に描けるようになり、完成した小畠まで想像できるようになりました。今の自分なら確実にできると思うようになりました。すると、世の中不思議なことが起こりました。本当に不思議なことでした。

「貴方、今度の日曜日は地区の草刈りだからね。貴方は申し訳ないけど、溝の掃除をやっておいてね」

「ハイハイ」

　新しく引っ越しした地区には、新しい広い道ができており、家の前にあった古い狭い道とその新しい道との間に3～4ｍの空地があります。ここにツバキ、アジサイ、サツキ、ムクゲなどの木が植えてあり、その下草刈リが夏の間の地区行事の一つになっているようでした。新参者の私たちです。地区の人には慣れ親しんで頂かなくてはなりません。私は、空き地の草だけではなく、燐の家との間にある水路と、その傍の細い道の草も刈ることにしました。

この1ｍほどの隙間は地図の上では小径になっていますが、通る人はいませんでした。草がボウボウに茂り、見るからに放置されていました。私は水路掃除の前にこの雑草を刈りました。雑草の生えている地面は石が所々露出し凸凹していました。空き缶やペットボトルが廃棄されたまま、半分埋まった状態でした。多分どちらかの家を建てるとき、余った土砂などを捨てて放置していたのだろうとも思いました。

草は、陽を求めて高く伸びていました。その根元付近で草刈り機を撫でるように進めると、高く伸びた雑草が腰砕けのように倒れました。スケールは小さいのですが、チェーンソーで大きな木を倒す瞬間に似ていました。これもまた医者の仕事では味わえない快感でした。と、その時、ふと固いものに当たりました。周囲の雑草を刈ると、何か柄のようなものでした。その先は石や土を被って分かりませんでしたが、柄を持ち上げると、何となんとりっぱなツルハシでした。まだ十分使えそうでした。私はこの奉仕活動が終わったら、ツルハシを買いに行こうと思っていたところでした。そこに丁度立派なツルハシが現れたのです。何という偶然、幸運。「天の采配、天の恵み」本当に全く偶然で、不思議な出会いでした。

「世の中こんな不思議なことが本当にあるのだ」

私は驚き、かつ喜びました。水路の掃除を大急ぎで終えて、このツルハシを使って庭の石を掘り起こしました。私はそれまでツルハシを握った覚えがありません。しかしこれは、丁度振り下ろすに良い加減で、小畠造りの作業は捗《はかど》りました。とにかく道具です。頭位の大きさの石に当たるたびに、私は宝石を見つけた喜びを感じました。おおよそ40㎝も掘り起こしました。深さまで想定していませんでしたが、大きな石を掘り出すとそのくらいになったのです。木曜と土曜は、昼からクリニックは休みです。家に帰ると夕方まで作業しました。日曜は、朝食を取る前にひと汗かきました。食事が終わると、また掘り起こしました。

基本的に肉体労働は好きなのですが、50㎝四方が、1ｍ四方になり、1・5ｍ四方に、そして2ｍ四方になっていくと、ここは私の汗で獲得した新たな領地と思うようになりました。大きな石にツルハシが当たるたびに、比較にもならないとは思いながらも、北海道に移住した明治の開拓団の一人になった気持がしました。流れる汗は快感でした。腰を伸ばして一休みしようとしても、腰は一気に伸びません。徐々に腰を伸ばしていく間、腰に痛みが走りました。しかし、これもまた快感でした。達成感の方が大きかったのです。母の姿も思い起こされました。山奥の村で働く母の姿は、北海道の開拓団の姿に変身しました。

「アイタタ」

「貴方、少しは休んだらどう？　梅ジュースを飲んでね。熱中症になるわよ」

広子もそんな私を少しは見直しました。この頃には、「できっこない」と見放した言葉はなくなり、味方するようになりました。氷で割った梅ジュースは最高の味で、喉を冷やしてくれました。

（北海道の開拓ではこんな旨いものはなかっただろう。その代わり、コンコンと湧き出る美味しい湧き水を見つけ、汗も拭いただろう。井戸でも掘ろうかしら……）

ここは両側に谷が走る山の裾の高台です。水脈があろうはずはありません。しかし、そんな調子のよいことまで浮かんでいました。

「そんなに深く掘り起こさなくてもいいんじゃないの？」

広子は、余計な助言もするようになりました。しかし、開拓団になったつもりの私の耳には入りません。

「いいや、畠は、排水が良くないとダメなの。石の下は岩盤のようだからそこまで掘るの。俺は百姓の子だぞ。口出し無用！」

最初、喉まで出かけていて、しかしそのまま封印した言葉が、ついに口に出るようになりました。

「この山から小石混じりの土を一カ所に集めて置くと、小さな山になりました。

「山から腐葉土を採って来て混ぜるからな。野菜作りは土作りだぞ。畠は俺が造ってやるからな。それまでお前は手を出すな」

「畠の縁は、杉の間伐材で作ろうと思う」

「一番にコカブを植えるつもりだから、それまでに完成させたい」

この頃にはＮＨＫの家庭菜園の番組を楽しみに見ていました。コカブのあん掛け煮を想像していました。

ツルハシや男の背中玉の汗

構想が狂うこともありました。もう少しで予定の場所の掘り起こしが終わろうとしていた頃でした。掘り起こした場所は40㎝位の窪地になり、ちょっとした池になりました。その傍に掘り起こした土を積み上げ小山にしていました。もう私の中で畠の絵図は完全にでき上がり、完成までの工程表ができていました。この小山の土の中には、掘り起こしの段階で選別しましたが、まだ拳大からクルミ大の石ころが混じっていました。私の構想では、この土を掘り起こした場所に返す前に、まず小石を選別して取り除き、粘土の多そうな土質を改善するため、山の腐葉土も、混ぜなければいけませんでした。しかしある日、診察を終えて帰ってみると、小山の土が窪地に戻されていました。広子の仕業です。広子はもう完全にその気になって、一日も早く苗を植えたかったのです。しかし私には計画がありました。

「小石を取り除いてから、土だけを戻さないといい畠にならないのだぞ。言っただろう。これは俺の仕事。それが終わるまで手を出さないで」

「貴方、そんなにむきにならなくても。もう十分だと思うよ」

「俺は百姓の子。俺にも計画があるのだから。頼むからここは黙って見ていて」

私は小石を選別するため、適当に目の粗いざるを見つけ、この中に小山の土を入れて、腹の前で上下に振り、こぼれる土を窪地に撒きました。掘り起こし作業より、少しきつい負荷が腰にかかりました。しかし、我を忘れて単純作業を繰り返しました。そして成果は目の前に現れました。小山がみるみる小さくなり、池のような窪地が土で埋まり、クルミ大の小石のみの山が次第に大きくなりました。窪地の土は粘土質でした。私は近くの山に通い、腐葉土を集め、混ぜました。粘土質の茶色い土の色が、次第に黒い色に変わってきました。

「土は黒色でないといけない」

私は、大学受験の後、放心して故郷に帰り、言われるままに農家の手伝いをした時、畑に鍬を入れると、黒光りした土が出てくる光景に癒された経験があります。以来、私は春になり、田を耕し、黒光りする土が現れると、命の始まりを感じるのです。

「このコーヒーカスを土に混ぜると良いかもね」

広子が毎朝飲むコーヒーの香りを楽しみながら、「濾過された残りカスを土に混ぜると、土の色は黒くなるだろうし、粘土質の緩和にもなるんじゃない?」と、妙に真面目な発想を口にした時には、少し違和感を覚え、屁のツッパリにもならないとも思いましたが、すぐに賛同しました。

患者さんの中には、山仕事が職業の人もいました。

「間伐材が手に入らないかい？」

「何しんさるかな？」

「ウン、庭に小畠を造ったから、その縁を囲みたいと思ってね」

「どのくらい要るんかな？」

「今度、絵図を描いて見せるわ」

　9月の終わり頃には、杉の間伐材で縁をとった底辺2m、上辺1m、横7m位の台形の小畠が完成しました。そして畝《うね》を掘り、種を蒔く準備はできました。頭に描いていた通りにできました。いやもっと素晴らしい出来上がりでした。何とも言えない達成感に酔いました。この気分は、一大テーマで論文を書き上げた時と同じです。難しい手術をやり終えた時の達成感と同じです。いやその時より、汗を流しただけ余計に満たされた新鮮な気分でした。気が付くと、体重が3kgほど減っていました。丁能鍬から、ツルハシ、スコップ、三つ目鍬、畑用鍬、草切り鍬と徐々に道具の種類も増えていました。

「俺が本気になれば、これくらい朝飯前よ」

　広子は口には出しませんでしたが、感心しているはずです。私が、そんな素振りを見せても、何も言いません。一刻も早く苗を植えたいようでした。

「石灰を撒いてから植えないとだめだそうだよ」

診察しながら様々な患者さんに教えを乞いながら、種蒔きを楽しみにしました。農作業の先生はいっぱいいるのです。

「今度の土曜日、ナフコに行こうか。ジュンテンドウがいいかな？」

「農協がいいと思うよ」

コカブ、ホウレンソウ、大根、豆などの種を蒔きました。芽が出た時など、感激の極みでした。コカブや大根の二枚葉の可愛いこと。ホウレンソウはとんがり頭でした。全部私の子供たちでした。毎日見ても、どこか新鮮でした。

「大根を間引いて、塩もみをして……」

小畠を造る過程もそうでしたが、この種が芽を出し、大きくなり、食卓に上る、それぞれの瞬間で感激がありました。まさしく創造の喜びです。それが日々楽しめるのです。私は、大学受験に失敗したとすっかり思い込み、ブラジルに渡って農業をしようと思ったり、医師になっても定年過ぎたら故郷に帰り、村長になり、農作業をしたいと思っていたことがあります。この喜びを知ると、やはりその思いも正解だったように思えます。野菜の成長を傍らで観察しながら過ごす時間は、創造の喜びを味わえる、かけがえのない時間になりました。

翌年には、家の南側の空地にも小畠を造りました。トマト、ナス、スイカ、トウモロコシ、シシトウなどが、1年目から見事に収穫できました。スイカは最初親指位の大きさでしたが、ゴルフボール位の大きさになると、スイカ独特の縞模様が出てきました。初めての発見でした。

「アー、これがスイカなのだ」と、当たり前のことの発見に感激しました。スイカは、日に日に大きくなっていきました。毎日大きくなるスイカはとても可愛く、私の格別の子供のように思え、毎日、朝晩挨拶していました。「大きくなれよ」と水も遣りました。人生最初のこの経験は、この喜びの日々は、まさにフランクルの創造的であり体験的であり態度的である感動の日々でした。日ごとに大きくなるスイカは、ソフトボールより大きくなりました、こうなると、最初は畠造りに、そして「スイカは難しいのよ」と言っていた広子にも、同じ感動が感染していきました。そして、大事件が起きました。

「貴方大変よ」

電話をかけてきた広子の声は、最近では聞いたこともないほど興奮していました。不吉な胸騒ぎがしました。私はその日、ある所で講演を依頼され、タクシーに乗っていました。

(誰か亡くなったのだろうか？　しかし、心当たりがありません。……誰だろう？)

「…………」

「スイカが……カラスに食べられたの！」

「…………」

私は安堵しました。不吉な胸騒ぎは収まりました。

(わざわざ電話で報告とは、広子もずいぶん熱が入っていたものだ)

そう思うと滑稽でもありました。講演が終わって帰宅すると、玄関にも上がらず畠に行きました。やはり最初に実ったスイカの一部分ですが、嘴《くちばし》で穴があけられていました。まだ中は青かったので全部食べず、穴だけあけていました。悔しさがこみ上げてきました。「チクショウ」と思いました。本当に可哀そうで、悔しくてたまらなくなりました。次の日曜日、カラス除けのネットを張りました。

チョウ悔しカラススイカを先に食べ

「今年は何がいい？」

「トウモロコシ１００個」

野菜づくりは、孫にも息子の奥さんたちにも喜ばれました。一番人気はトウモロコシのようでした。

「家でできたのよ、俊文さんが作ったの」

広子はたまにはそう付け足し、キュウリやナスやオクラなどを、身内だけでなく、知り合いにも分けていました。たった、２～３坪の小畠から、こんなに喜びが生まれるのです。これほどの喜びを私は知りません。作って良し、食べて良し、配って良し、まさに三方良しとはこのことです。

地獄のようなアウシュビッツを生き抜いた精神科医のヴィクトル・フランクルは、「生きる意味」を満たしてくれる3つの感動について述べています。それは、創造的感動、体験的感動、態度的感動です。

私は、小畠を創ったことで、「野菜を育てる喜び」、「野菜が日ごとに大きくなり、収穫でき、そして味わえる喜び」、「私の野菜を人様に配れる喜び」「医師生活とは別の世界を発見した喜び」を知り、フランクルの三つの感動を総て味わうことができました。

「そろそろ畠の準備をしておいてね」

3月頃から夏野菜のための、8月終わり頃から秋野菜のための畠の土づくりが、クリニックで診療を続ける一方で、私のこの住まいでのかけがえのない仕事になりました。

小畠の野菜づくりは育て良し採って食べ良し配っても良し

第5章　開業医の病院時代

明日は切る月冴え冴えにカルテ置く
リウマチやお顔丸まる笑顔かなその苦しみは顔に隠して

1988年、昭和の終わりの63年、私は40歳、本州の西端の県北の小都市に病院を興した広子の父を手伝うため、副院長として赴任しました。いわゆる私的病院です。広子と結婚した時、いつかはこうなると、あるいはこうなりたいと望んでいたことで、それは自然の流れだと思っていました。赤ひげ先生という姿もありますが、無医村に生まれた私は、医師としての最終章は田舎に帰り、村長・百姓・医師という姿を描いていました。しかしそれはまだ先の話だと思っており、ひとまず義父に恩返しをしながら、ここに落ち着こうと思っていました。その決心に、何のためらいもありませんでした。

私は一人になっても、整形外科医として十分やっていけるだけの、知識も技術も身に付けているつもりでした。古巣の大学とは一つ県を挟み約250㎞程離れていますが、この距離の差に問題があろうなどとは思ってもみませんでした。しかし、同じ山陰といえども、ここまで来るとその差は、最初、海の色の違いとなり実感されました。海の色が青く明るくなりました。

そして、ここの人は、同じ日本海側・山陰といっても、鳥取・島根の山陰とは違い、また中国地方といっても、岡山・広島に目を向けるより、小倉や博多を近くに思っているようでした。同じ日本海側の住人として山陰の地名は知っていても、その場所を正確に言い当てる人がいないことにも驚きました。松江が鳥取県だと思っている人、松江と米子の区別がつかない人もいました。その気風も、山陰のようにどこか陰鬱に閉じ込められたような感じではなく、何となく開放的だと感じました。医療の世界でもそうでした。この県にはこの県の大学医学部がありますが、周囲の医師はほとんどこの大学で教育を受けていました。そして、大学が違うと学風が違うのです。それは当たり前のことなのですが、私はその気風の違いに気づき、少々ショックを受けることになりました。

およそ10年間の大学生活では、徐々に私の脊椎外科医としての立場が学内でも認識され、他の科の先生からも相談を受ける地位になっていました。山陰に散らばった整形外科の同門の先生からは、手術の依頼を受けるようにもなっていました。日赤病院では「内科の方は、何でも私たちが診ますから、先生は整形外科に専念してください」と、こんな言葉で歓迎されました。患者さんが徐々に高齢化して合併症が多くなり、手術の判断が難しくなることもしばしばでしたが、内科医は手術できる状態にまで懸命に治療して、また術後の管理も気軽に引き受けてくれました。私は少し天狗になっていました。

ところが、義父の病院に移り、状況は一変しました。心安く信頼して頼りにできる相手が判らなかったのです。天狗が、迷える子羊になったのです。例えば、私が赴任した昭和の終わりから平成の初め頃、前任地ではパーキンソン病は脳神経内科医が診ており、それが当然の環境で医療ができました。しかし、この県では、脳外科医が診察していたのです。なぜなら、この県の大学医学部付属病院には、独立した脳神経内科部門がなかったのです。

これは極端な例ですが、周囲が同門という環境の中での診療がいかに安楽であるか、大学が違えば医療も違うという最初の洗礼を受けた思いでした。大学間にある学問的風土の差を、どのように認識し、そして克服すればよいのか——その違いを知らないまま、その環境で生活を開始することが、いかに違和感に満ちたものかを思い知らされました。それは例えば、外国という異文化の地に放り込まれた孤独と、あまり差のないように思えました。しかしこれは、偏差値一本槍の高校生が、全く自由な大学のキャンパスに紛れ込んだあの時の感覚とは差がありました。そんな中にあっても、出身大学の垣根を越えて、この地の大学の整形外科の先生からは、本当に温かく迎えられました。

「先生、県の整形外科医会の山陰地区の世話人になってヨ。先生の義父さんが引き受けておられましたが、ご高齢になられ、ここしばらくは山陰では開いていないのですよ。先生が赴任されたこの機会に世話人になって頂き、ぜひ山陰でも再開したいのです」

県整形外科医会の代表世話人をされているO先生からの電話でした。孤独だと思っていた私には、それはそれはありがたい申し出でした。O先生も脊椎脊髄の専門診療をされており、私たちはその縁で通じ合っていたのです。この他にも、県の腰痛研究会の世話人に入れて頂いたり、リウマチ研究会のメンバーにも入れて頂き、色々な面でこの地の大学のご援助を頂くようになりました。これらの会を主宰する機会を得て、これまでお世話になった全国の先生方をこの山陰の小都市に招き、講演をして頂く機会を得たことは、会を世話する苦労より晴れがましくもあり、幸いなことでした。

最初に受け持った県整形外科医会には、大恩人である北陸の大学のT教授に来て頂きました。先生は自筆のシェーマ（絵図）で総てのスライドを作製され、講演されました。まことに美しいスライドでした。その後、萩の城下町を先生と貸自転車に乗り散策できたことは、一生の思い出です。先生の、カメラマンとしての並々ならぬこだわりの姿も拝見しました。この他にも、K教授、I教授、S教授など、そうそうたる教授をこの田舎に迎えることができました。これはもちろん、この地の大学の後ろ盾があったからです。私には、本当に晴れがましくもあり、大変ありがたいことでした。しかし義父の病院では、脊椎疾患、腰痛だけを診察すればよいというわけにはいきませんでした。あらゆる整形外科疾患を診察しなくてはなりません。前任の

3年間の日赤病院勤務は、いわばこれを克服するためのものでした。

「今日お風呂掃除をして、それで胸が痛くなった」

「尻もちをついて、布団の上だったのに歩けなくなった」

「バスケットの練習で足をひねった」

「腰も、膝も痛いの」

「さっきは言うのを忘れたけど、ここも痛いの」

大学病院ではもちろん、日赤病院でもあまり診なかった些細な外傷の患者さんや、色々な雰囲気の患者さんが、実に多いことに最初は驚きました。しかし、脊椎脊髄専門医という誇りは持っていましたが、今は一整形外科医です。なんでも診ることにしました。

「咳はおさまったけど、鼻水がまだひどいの。ついでに風邪薬もらえない？」

「毛虫に刺されて、ここが腫れてかゆいのだけど、ついでに診てくれない？」

「ハイハイ、僕でいいですかね」

こんな「ついで診察」を行うこともしばしばでした。最初は少し場違いな感じがしましたが、そのうちそれが当たり前になってきました。外来患者の増加に伴い、入院患者さんも、手術の件数も増えてきました。定時の勤務時間前に出勤し入院患者さんを回診しても、定時の勤務時間内に仕事が終わることはありませんでした。脊椎の病気だけでなく、肩、膝、リウマチの患者さんが増え、人工関節の手術も徐々に増えていきました。錐《きり》で穴を穿つように脊椎疾患に立ち向かっていた私ですが、この努力により、整形外科の総ての分野において、その病態を比較的容易に理解でき、治療もできる状態までに、知らず知らずのうちに進化していました。脊椎には神経の他に関節もあれば、筋肉も骨も軟骨もあります。リウマチも脊椎に起こります。脊椎を深く知ることは、神経、関節、筋肉、骨、軟骨、リウマチを知ることにも通じていました。

整形外科の疾患はほとんどこれらの組織の病変を基礎に成立しているものであり、脊椎の病気を理解することは、整形外科全般の疾病の基礎を理解することに繋がっていたのです。もちろん、色々な分野の専門の先生のいる大学で、耳学問ができていたことも幸いしていました。

私がこの病院に赴任して一番に成し遂げたかったことは、理学療法士とコラボした整形外科の診療でした。リハビリ抜きに整形外科は成立しないと思っていました。

この病院では、それまではマッサージ師がリハビリの対応をしていました。もちろん私はマッサージにも鍼・灸にも関心を持っていたので、彼等には大いに助けて頂きました。しかし、理学療法士が絶対に必要でした。その理学療法士養成学校は、私が病院に赴任した頃にはまだあまりありませんでした。私は熊本まで出かけなくてはなりませんでした。

急ぎに急いでその日の診療を夕方6時半頃までに終わらせた私は、熊本の理学療法士養成学校まで車を飛ばし、そこで夜の9時頃から学生を勧誘しました。スピード違反で高速道路に設置されたカメラの鋭いフラッシュを浴び、後で警察署に呼び出され、あまり人相の良くない私の写真を見せられたこともありましたが、熊本では馬刺しを食べながら学生たちに熱く私の想う理学療法を語りました。

「君たちは、将来どんな理学療法士になり、どんな仕事をしたい？」

「実習病院は整形だったので、脳疾患より整形に興味を持っています」

「小児です」

「スポーツです」

こんな雑談から始めて、それから専門を決めたいと思います」

「まず広く病気を知って、それから専門を決めたいと思います」

こんな雑談から始めて、私は私の核心の気持ちを熱く語りました。

病院赴任以来、毎年理学療法士の面接を行うようになり、毎年同じような会話をしました。変わったのは、県内にも理学療法士の養成学校が徐々に増え、私が出かけなくても彼等が病院見学に来てくれるようになったことだけでした。学生と交わす会話は毎年同じでした。そういえば最近は、「お年寄りを助けたい」と言う人も出て来ています。

私は30年近く、養成学校を卒業して間もない、これから専門職として生きるべき理学療法士の卵に会い、彼等の抱負を聞いてきました。毎年例外なく、「まず広く病気を知って、それから専門を決めたいと思います」と言う答えが返ってきました。そこで私は、

「最初から専門分野、例えば腰痛・膝痛・肩痛・リウマチなどの専門分野を決めて、その分野の雑誌には必ず目を通すことを勧めるね。他の分野は、同僚からの耳学問でもいいよ。一つの分野を深く追究すると、他の分野のことも理解でき、しかもより深まるよ。これは僕の経験で得た結果だから、間違いないと思うがね」

こんな会話を30年間も学生としてきました。進歩がないものだと思いますが、歳を取ったのは私のみで、彼等・彼女等は毎年入れ替わり、皆な20歳そこそこの若者たちなのです。驚きな

のは、この30年間、専門分野から始めたいという若者がただの一人も現れないことです。今の私は、脊椎脊髄病医として錐で穴をあけるようにその分野に特化して出発し、その後大学を離れるにしたがって、整形外科分野全般に裾野を広げていきました。それが成功し、今の私になったと思っています。そんな感慨も交えながら、最近では、「鉄は熱いうちに打て」とも繰り返しています。

「卒後２〜３年の間が勝負ですよ。貴方たちがようやく理学療法士になったという熱い気持ちの間に、いかに過ごすかが重要ですよ」

とも言っています。お蔭で私のもとには理学療法士が沢山集まってくれるようになりました。今のクリニックでも10人を超えています。10人以上理学療法士がいるクリニックは、めったにないことです。

話は横道にそれましたが、こんな思いの私がこの病院に赴任した頃、丁度老健施設を開設するため建築会議が開かれていました。私は老健施設とは関係がないのですが、その機にリハビリ室を思い切り広く取るよう提案しました。これは広子の父の理解あってのことと感謝しましたが、実際にできたリハビリ室の広さに、自分でも少々驚いた位です。大学より、日赤病院より広くなりました。いつの頃だったか忘れましたが、尊敬する先輩のＨ先生が病院に立ち寄られた時でした。

「これがカワさんのリハビリか」

その言葉は今でもよく覚えています。聞き間違いかと思うほど、もう一度聞きたいと思うほど、嬉しい先輩の一言でした。

最近、私の尊敬する『辻陽雄先生を偲ぶ：全ての外科的創傷治癒の機能回復は一連の生理的基盤の上にのみ成り立つ』という本を目にする機会がありました。私が医師になり、先生の著書『示説　腰椎椎間板障害』を読み、初めて研究者の感激を味わい、私が医師としての目標を定めるきっかけを作ってくださった先生がお亡くなりになったのです。私は、母校のN教授の好意でこの本をお借りすることができ、全文を読ませて頂きました。その中に元富山大学リハビリテーション科の川合宏先生が、「医の心、リハビリテーションの心：辻先生からのメッセージ」と題して寄稿された一文がありました。そこに辻先生の残された言葉が紹介されていました。

『医療をささえているすべての人たちが、今やっていることは「誰のためか、何のためか」について共通した理解をもって、混然と一体になる必要がある。医療の目的というものは〝より楽しく、より快適に、より活動的に、より正常に生きるため〟のものだと信じている。私たちのやっている医療行為は、一人ひとりについての〝生活を中心に考える〟ものでなくてはならない。医療の多くの分野は、すべて、リハビリテーションという理念に包括されるものである。医療に携わる人は〝共感、温もり、懇切〟の三つのキーワードを忘れずに知識と技能を身につける必要がある』

私は、日頃自分が思い懐いていることの総てを、「医療の多くの分野は、すべて、リハビリテーションという理念に包括されるものである」という先生の言葉により、適格に整理して頂いた思いでした。まさにその通りなのです。私は、「医療の多くの分野」に精通しているわけではありません。整形外科もそのなかに包括されている一分野なのですが、私は、一人ひとりについて最終の目標を〝生活を中心に考える〟整形外科医であろうと思っていました。そのためにはリハビリはとても重要なのです。

現在の日本の医療制度の中では、整形外科、外科、内科などと並び、リハビリ科は独立した分野であるという考えが、大半の医師の持つリハビリの概念です。極論すれば、手術は整形外科医がするけれども、その後のリハビリはリハビリ医がするということです。私は、整形外科医も外科医も内科医も総て医師たる者はリハビリに精通している必要があると思っています。言い換えると、リハビリ医は、整形、外科、内科にそれぞれ精通した医師の終局の姿であろうと思っていいます。整形外科医は良きリハビリ医であることが、リハビリ医は良き整形外科医であることが求められるのです。

同様に内科医も良きリハビリ医であると同時に、リハビリ医も良き内科医であるべきと思っています。整形外科医の私は、内科には精通していないので、内科のリハビリはできません。しかし、整形外科には精通しているつもりです。この分野でのリハビリ医として、多少の田舎でも整形リハビリを実現しなければならないと思いました。もちろん理念の実現に田舎とか都会の区別はありません。相手は、一人ひとりの患者さんです。しかし、多少のハンディはありました。先述したように、近くに理学療法養成学校が当初なかったからです。肝心の理学療法士の獲得には本当に熱くなりました。

この県の山陰側には、「長北医学会」という医学会があり、会は毎年開催されていました。私はやがて、医師会の学術担当理事を仰せつかり、義務的にもこの会に参加せざるを得なくなりました。会員の一般口演の中には、「○○の一例」といったものが多く、その分野の医師が聞いても珍しい疾患の発表で、ましてや整形外科医としては全く門外漢の発表が多く、あまり興味の湧く会ではありませんでした。私のみがこの感情を懐いていたわけではないと思います。この会は、戦後間もなくこの地の開業医が、お互いの研鑽のために開催にこぎつけたものでした。学術講演会は数少ない時代でした。しかし時を経て私たちの時代になると、学会・研修会は山ほどでき、片田舎の中での医師間の交流に意味があっても、学問的な相互研鑽の場としての意義はほとんどなくなっていました。しかし、もはや事実上破局寸前だと思いながらも、学術担当理事の義務として参加しないわけにはいきませんでした。会は、一般口演の他に特別講演も設定されていましたが、それは大学の新任教授の山陰地区へのお披露目の意味合いの方が強い印象でした。

「なーに、一般口演は止めて、特別講演を2題持ってくればいいのだよ」

ベテランの医師がそう言うのを聞いたこともあります。しかし私はこの会を、この地域独自のスタイルに変えていこうと思いました。まさに「医療の多くの分野は、総てリハビリテーションという理念に包括されるものである」のです。専門科は違えども、医師としてリハビリの知識は総ての科の医師に必要であり、さらに看護の視点も共有する必要があるというのが、私の思いでした。私は学術担当理事という立場を活用し、理学療法士のみならず看護師にも、積極的にこの会に演題を出させることにしました。今ではこれが発展し、この会はコ・メディカル（医師の指示の下で医療業務を行う人）の発表が盛んになり、それまで会場1つでも閑散としていた医学会は、会場を2つにしても人が溢れるようになり、この県でもユニークで盛んな地域の会に再発展してきました。

「君たちが、医者の会に呼ばれて、医師の前で講演できるようになるのが僕の夢だ」

理学療法士では残念ながらまだ一人もいませんが、私の傍で「リウマチの会」を立ち上げてくれ、この長北医学会で毎回口演し続けたA看護師が、医師も多く集まる中四国のリウマチの会で講演の機会を得たことは、私の誇りです。

私はこうして、コ・メディカルと共同して病院の整形外科診療体制を構築する一方、1991（平成3）年、『図解　腰痛学級』の改定第2版を出版でき、以来気が付くとほぼ5年ごとに改定を進め、２０１１年に改定第5版を出版することで、医師としての誇りを保ち続けることができました。私は63歳になっていました。

「先生はどこで学会発表をされていますか？」

「いいえ、最近は学会には出席していません。この本が唯一私の新しい知見を発表する機会です。出版を続けて頂き感謝しています」

編集者と打ち合わせをしていた時の会話です。第5版ではかなり大胆に、私の「気の内」的な理念も記述の中に盛り込みました。本の最終章には、私の腰痛体験も載せました。通常の腰痛の教科書的な体裁を外れて、私の腰痛に対する姿勢を素直に記述できたことは、誇りに思っています。また、それを許容してくださった出版社にも感謝しています。

「オイ、アリャー良かったぞ。一晩で読んでしまったよ」

当時、県立中央病院の院長に就任していた専門は内科医の同級生が、ある席で私に気づき、近づいてそう話しかけてくれました。専門外の彼の目にも留まったのです。私は内科医の彼が一晩で読んだという言葉を、この上なく嬉しく聞きました。

この本の改訂作業を通して、私は数々の恩恵を受けることができました。

赴任ししばらくして、改定第2版を出版しましたが、その時にロータリークラブの仲間に出版祝いをして頂きました。私にとっては初めてのことであり、どう受け止めたらよいのか、確か会が始まる直前まで、下手な字で「夢の途中で」と、皆に配る本にサインをしていたことだけ覚えています。後で仲間が、「あの時ほど先生が喜ぶ顔を見たことがない」と言ってくれた時には、本当に良かったと思いました。先生とは広子の父です。

さらにまだまだ誇りに思う出来事がありました。ある製薬会社の講演で、「腰痛シンポジウム」という会が開催されていました。この会は、恐らく1000人近くの腰痛診療を専門にする医師が全国から集まり、毎年1回3月の第1土曜日に東京で開催される会でした。毎回、私も参加させて頂いており、できれば腰痛診療の専門整形外科医として認められ、その演壇に立つことができれば「こんな名誉なことはない」と思っていました。そんな思いが通じたのか、ある時その会のシンポジストに選ばれて、大勢の専門医の前で講演をする機会を与えられたのです。

「腰痛の病期診断と、それに基づく腰痛管理」（第9回腰痛シンポジウム／2008年）

丁度、還暦の年でした。しかしこの会は実は思い出したくないほどの惨敗の会になりました。日々の診療の疲れと、久しぶりの学会講演の緊張だろうと思いますが、眠れない日が続き、当日少しでも眠っておこうと思って、飛行機の中でサイレースという少しきつめの睡眠薬を飲んだのです。それでも一睡もできませんでした。会場入りして講演の順番が来ました。しかし、不眠とさらにサイレースの影響が重なり、頭は一層ボーッとし、身体にも声にも力が入りません。演壇の前に立つ心地よい緊張感とはかけ離れた、どこにもエネルギーがない、しいて言えば臍《へそ》に力が入らない、そんなフラフラした状態で、ただ原稿を読むだけに終わりました。丁度その頃、東京の大学に子供たちが在籍していました。その子供たちに、晴れの舞台を見せてやろうと会場に呼んでいました。しかし、講演が終わった後、次男の開口一番は、「アリャーなんだ!!」でした。本当にがっかりさせてしまいました。思い出したくない失敗でした。私をシンポジストの一人に指名してくださった先生にも、申し訳ない気持ちでいっぱいになりました。しかし結果はどうあれ、シンポジストとしてその会に指名されたことは、今でも誇りに思っています。これは『図解　腰痛学級』の改訂を、繰り返しながら出版し続けていたことが認められたからなのです。

さらに後年ですが、想うことがあり、私は病院から独立して自分のクリニックを開業することになりました。それが現在のクリニックです。開業5年目2019（令和元）年です。思いもかけず、日整会の教育研修講演の機会を与えられたのです。これも、『図解　腰痛学級』のお蔭だと思っています。この会を主宰されたY教授には、私が研究会の世話人をしていた県の腰痛研究会で先生の講演を拝聴した時、初めてお目にかかっていました。

「先生が『図解　腰痛学級』の著者ですか。愛読させて頂いていました」

と声を掛けて頂き、その縁で、改定第5版の書評も図々しくお願いしました。そしてその書評には、「初版から5版まで総て買って読んだ」と書いて頂きました。しかし、よもや日整会のあの席を用意して頂けるとは思ってもいませんでした。嫌がる広子も、整形外科医になった息子たちも、会に参加させました。私の出身大学の若い先生たちが大勢聞いてくれ、若い頃火の玉のように燃える心を持って研修させて頂いたT大学で、お世話になったI教授にもお褒めの言葉を頂きました。さらには、大学に入局した時に私の指導をしてくださったオーベン（新米ドクターたちの先生役）のK先生まで足を運んでくださったことは、本当に嬉しくもあり、恐縮もしました。何事も継続とは恐ろしいものです。

「整形外科の元気は日本の元気―古希を過ぎた一整形外科医の腰痛診療私見―」（日整会誌／２０１９年）

病院では、リウマチの患者さんにも多く出会いました。昭和から平成に変わる頃からだと思います。リウマチ治療には革新的な進歩が始まっていました。人工関節の普及と、新しい薬の開発によるものです。私は１９７２（昭和47）年に医師になりましたが、その頃大学病院には、リウマチのため股関節が著しく破壊され、歩くのが本当に辛そうな、太ったお婆さんが通院されていました。Kお婆さんです。人柄がよく、愚痴を聞いたことは一度もありません。医局員の誰もが彼女に好感を持っていたと思います。

私は、人工関節の手術をするたびに彼女を思い出し、（今なら助けることができた）と思いました。残念で、残念でたまりません。しかしその頃は、リウマチ治療といえば「金」できた薬を注射する「金療法」しかなく、他には手出しもできない状態でした。今ではこの言葉すら聞かなくなるほど新薬が出現し、有効な薬の使用法も開発され、「金療法」は古典の中にしか登場しなくなった治療法です。医学の世界で50年はすでに古典なのです。

私の一世代前の医師が、結核治療の変化に医学の奇跡を感じたであろう同じ思いを、私はリウマチ治療の進歩に感じました。それは革新的な進歩でした。私はその進歩の波に乗り遅れないように研鑽し、新たにリウマチの勉強もしました。それと同時に、看護師に「リウマチの患者会」を作るように勧め、いつしかそれは、「ひまわりの会」と称される月例会にまで発展しました。その会では、「リンゴの唄」の替え歌を皆で作り、毎回歌うようにもなりました。

「ひまわりの会」の歌

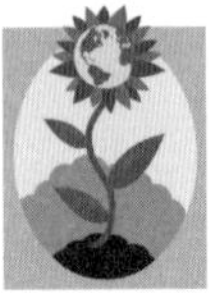

一、今日も元気と　顔見合わせて　みんなで励まし　手を取り合って
病に負けずに　頑張りましょう　ひまわりの会の　メンバーは
希望を胸に　進んでいこう

二、次の会にも　又、会いましょうと　みんなで声かけ　手を取り合って
痛みに負けずに、頑張りましょう　ひまわりの会の　メンバーは

夢を抱いて　進んでいこう

三、朝の醒めに誓いましょうよ
治療を信じて　あなたも僕も
長い人生　ひまわり会で

四、夜は眠りに　祈りましょうよ
あなたの痛みは　私の痛み
長い人生　ひまわり会で

五、痛む関節　やさしく揉んで
一度の人生　楽しくひろく
明日を夢見て　夢見て歩こう

六、広い大地に　頬寄せ合って
恵を受けて　黄色の大輪
アーアー　くじけない

七、丸い顔した　明るいひまわり
いつもにこにこ　ひまわり達は
丸い顔した明るいひまわり

八、四面楚歌の嵐の中も

今日も負けずに　頑張ると
手を取り合って　行きましょう

今日も一日有難う
皆で一緒に　輪になって

朝のこわばり　ほぐそうよ
みんなの笑顔　照らされて

夜霧朝霧　太陽の
右向き左向き　微笑を
ひまわりの花
つらい時でも　明るくさせる
強く見守りほほえんで

寒い北風南風

希望を秘めてささやきながら　明日の光静かに待ちつ
明るく生きよう　ひまわりの花

この歌を聞き、私は感激しました。ひまわりの会の患者さんは、たいていリウマチが進行した人でした。外見的にも一目でリウマチだと分かるくらいの変形を持っておられました。私は、それを大変なハンディキャップだと思い、同情もしていました。しかし、この歌を聞き、何と前向きに生きておられるかと、内心びっくりしたのです。人間は偉大です。私の方が勇気を頂きました。年に一回親睦旅行もしました。最初の親睦旅行は長府の散策でした。大内氏館跡庭園などを巡り、写真も沢山撮りました。その写真を病院の廊下に貼り出したところ、たいていの患者さんは、喜んでくれました。

リウマチやお顔丸まる笑顔かな　その苦しみは顔に隠して

写真には一言添え文を付けていました。バスの中での笑顔の並ぶ写真を観て、私は、みんなの顔が明るく、丸いことに気が付きました。リウマチ治療に、プレドニンという治療薬を処方することがよくあります。プレドニンの副作用として、ムーンフェイスといって、丸顔になることもあります。しかしこの薬を皆に処方しているわけではありません。やはり楽しかったのだろうと思います。

しかしこの第一回目の記念すべき親睦旅行の後でした。

「先生、あの写真は貼らないで」

私はその言葉を、冷や水を浴びせられたような気持ちで聞きました。一人の患者さんが、次の診察時にそう言われたのです。

（あの楽しそうな顔を見られたくない。こんな人もいるのだ）

リウマチ患者さんの底知れない心の闇にも、気づかされました。

私がこの会を立ち上げた夢の一つは、「皆と温泉に浸かる」ことでした。私も広子も温泉好きだったので、世の中の人も皆好きだと思っていたのです。

私は男性の患者さんたちと一緒に風呂に入り、本当にくつろいだ時間を過ごしました。

「稲刈りがやっと終わった」

「台風が少なかったので、今年は良かったでしょうね」

「先生は株をしているか？　私は今年は儲かった」

お風呂の中ではこんな会話もしました。しかし、湯上りの満ち足りた気持ちで食事会場に向かうと、女性陣はほとんど温泉に入らずに待っておられました。この時初めて女性が化粧を落とすことの面倒さを知りました。また、やはりリウマチの不自由な身体を他人に見せたくなかったのだろうかとも思いました。私はまた一つ社会勉強をしました。つくづく私は「気の内」

でした。

結局この会は、主に旨いものを食べに行く会になりました。旨いものを食べながら、歌や踊りを楽しむのです。ほとんどの人は、リウマチの変形がひどい患者さんです。しかし、ある時はヒョットコのお面、またある時には祭りの着物など用意してきて、変装姿で踊りました。私は、踊るというより、踊らされました。うまい具合に彼女らの作戦に乗せられたのです。しかしこれは思いがけない発見でした。楽しかったのです。リウマチという暗さがなく、意外なほど明るいのです。私がリウマチに対して持つ暗いイメージが、見事に一掃されました。医師の世界しか知らない無芸な私は、またもやこの世の楽しみ方を教えられました。また私は、リウマチは声帯には来ないことも知りました。抜群に声がいい人が、一人や二人ではないのです。いわば全員が芸達者で、声がいいのです。

その一人が、Aお婆さんでした。歌は抜群に上手く、声も抜群に透き通って綺麗でしたが、次第に首から後頭部に痛みが増し、手足がしびれ、歩行も困難になってきました。いわゆるリウマチ性の環軸椎の亜脱臼です。このまま手をこまねいていれば歩けなくなり、突然死の危険を日々覚悟して生きなくてはなりません。私は意を決し、手術することに決めました。

手術の前日です。私は何回も何回もレントゲンを見直し、カルテを見直し、手術のシミュレーションを頭の中で繰り返しました。しかし、何度見ても何回繰り返しても、不安が消えませんでした。固定する環椎の椎弓があまりにも細り、固定の土台にならないと思えたのです。

シミュレーションでは、これに紐をかけ、固定する移植骨に縛り付ける段階で、どうしても不成功を予感させる「ペキッ」という音が聞こえるのです。レントゲンフィルムをにらみながら何回シミュレーションしても、土台の骨が割れそうな不安が去りませんでした。最後に、環椎の椎弓が壊れたなら、その時は後頭骨を含めて固定することにし、そのシミュレーションも繰り返しました。やっと安心が得られました。気が付くと病院はもう静まり返っていました。裏の通用口の重いドアを開けると、初秋の月の光が煌々と光る夜でした。一瞬にして、ひやりとした冷気に身体中が冷やされました。冴え冴えとした月光に包まれ、私自身にメスを当てられたような錯覚と、明日の手術を前にした緊張で、身震いをしました。

明日は切る月冴え冴えにカルテ置く

翌日です。手術は麻酔の段階から、骨の露出、移植骨の採型と細心の注意を払い、緊張の連続でしたが、出血も少なく順調に進みました。しかしやはり、最大の難関の移植骨を縛り付ける段階で、椎弓が「ペキッ」という音をたてて折れました。無情な手ごたえを感じました。しかし私は慌てることはありませんでした。用意した第二プランがありました。手術は無事終わりました。彼女の歌は、その後もしばらく、聞くことができました。

挫折もありました。やはり、リウマチの環軸関節の患者さんでした。手足はリウマチ特有の高度なムチランス変形を呈しており、膝などは人工関節でしのげましたが、環軸関節の不安定性が進み、歩くことができなくなりました。意を決し、手術に踏み切ることになりました。患者さんは手術室に運ばれました。しかし、いざ手術という段階になり、どうしても麻酔ができませんでした。挿管ができないのです。麻酔医はベテランで、ファイバースコープを持ちだして試みましたが、ダメでした。手術は諦めました。これ以後、彼女は寝たきりの人生を送ることになるのです。無念でした。言葉にならないほどの敗北感に襲われました。

「手術できなかったんだよ。ごめんね」

「…………」

手術は多くの患者さんに敬遠されます。当然です。しかし、中には一大決心して、手術に希望を託しても、それさえ不可能な患者さんがおられるのです。手術は怖いことは当然ですが、「手術できる」ということは、それだけでもありがたいことだと思うようになりました。「手術だけは嫌」という患者さんによく出会います。私はその患者さんはまだ幸せな方だと思います。その人には「好き・嫌い」で選択できる余裕があるからです。手術でさえ救えない患者さんも、一大決心をしても手術ができない患者さんも、私の前には多くおられるのです。医学は進歩したといっても、まだまだ到達できない大きな山があるのです。私は打ちのめされました。

「もしよかったら俳句を作ってみないかい。僕もするから」

寝たきりになる彼女のこれからはどうなるのだろう。何か支えるものはないのだろうか。手術は、患者さんにもその家族にも私にも一大決心でしたが、その決心を何も手出しができないままに砕かれた無念さを思うと、私はその夜一睡もできませんでした。その一夜、悩みに悩み、考えに考えた末に得た私の提案をもって、翌朝彼女の病室を訪ねました。彼女は、私の提案を受け入れてくれました。こうして「さつき会」が始まりました。第1回は平成15年7月でした。

夏の海遠く輝く水平線　（さつき）
朝顔や朝日まぶしく咲きにけり　（さつき）
川向う夜空舞い散る花火かな　（さつき）
海のどか梅雨も涙ものみこんで　（俊文）

第2回は平成15年8月です。

父の背におぶさる姿せみのよう　（さつき）
聞こえるはせみなき声か耳鳴りか　（さつき）

ジイジイと命燃やせよ蝉の夏　（俊文）

「ひまわりの会」の世話人のA看護師が中心になり、私たちは句集を作り、診察室に毎月貼り出すようにしました。次第に何人かの人が参加してくれるようになりました。そして常連が決まってきました。

「この人、誰？」

「この人は、Iさん。ほら、脊損で車椅子の」

「この人は？」

「ああ、交通事故で頭を打って、ほら、リハビリに通っているHちゃん」

驚いたことに、普段、普通に会話をすることすら上手くできない人たちの五・七・五が増えてきました。

第6回平成15年12月

クリスマスパパの靴下枕元　（さつき）

クリスマス思うばかりで歳かさね　（Iさん＝脊髄損傷車椅子の人）

クリスマス無常に咽ぶ人もあり　（俊文）

第23回平成17年５月
大空で一家団欒鯉のぼり　（さつき）
鯉のぼり天地を泳ぐ勇ましさ　（Ｉさん＝脊髄損傷車椅子の人）
鯉のぼり私も一緒に泳ぎたい　（Ｈちゃん＝交通事故重度後遺症）
嬉しさや少子の里の鯉のぼり　（俊文）

私は感激しました。

（彼等は、彼女等は、身体が不自由なだけで、心は軽く、自由にどこにでも行っているのだ。意外に明るいのだ）

この気づきは私を勇気づけました。これは私の医師人生の中でも、画期的と言えるほどの新しい気づきでした。私は、嬉しくなりました。

毎月開催していたさつき会は、第１２３回まで続きました。「さつき」さんの投句も毎月１回も欠かすことなく第59回まで続きました。この時にはもう、Ｉさんの名は消えていました。

運動会親子で出番待つ園児　（さつき）
にぎわいのこの街に還り運動会　（俊文）
私は今も、クリニックでこの言葉遊びを続けています。

私のクリニックには至るところ、例えばトイレにも五・七・五の言葉が、毎月新しくなり貼り出されています。俳句としては、上手い、下手もあるかも知れません。したがって私は俳句とは言いません。

「五・七・五の言葉遊び」と、今は言っています。その言葉により、その人とその気持ちを共有できる自分を発見すれば、心が和むのです。病気の苦労は計り知れない暗部もあるのでしょうが、五・七・五の中に通う心根を覗く時、喜びも悲しみも淋しさも、「ああこの人もか」と人間同士のあらゆる感慨を共有できるのです。その時、心が和むのです。それは、どうしようもない挫折の夜に、「さつきさん」が残してくれた人間の生き方の一つに違いないのです。今はそれを私のクリニックの、いわば「文化」にしたいと思っています。

ボランティアを分解すれば、「共感し、自主的に行動し、しかも無償だ」と何かの本で読んだことがあります。以来私は、医学に携わる者総てが、この言葉を大切に胸の隅に置き、行動すべきだと思っています。しかし、ありがたいことに、対価は必ず得られます。無償ではありません。それは「気の内」のこともありますが、確実に得られます。

私はリウマチの患者さんの苦しみに共感しました。専門医になるまで勉強し、そしてそれは「ひまわりの会」「さつき会」にまで発展しました。そこで私は、それまで思ってもみなかったリウマチの人の美しい歌声を聞き、自由に飛べる精神世界に気づき、リウマチと言わず、病気・障害そのものに対する私の見方を変えることができたのです。そして今、私のクリニックの文化というべきものにまで進化することができたのです。これを大きな対価と言わずして、何んと言えばよいのでしょう。

このように病院の整形外科診療も、最初、義父のお手伝いから始めました。最初は私の患者さんがあまり来ないので、手持ち無沙汰な時もありましたが、やがて総てを任されるようになり、そして、コ・メディカルの力も借り、どんどん患者さんは増えていきました。

腰痛・肩こりといった専門分野だけでなく、リウマチも診、それに膝・股・肩関節、手・足の外傷、骨折、何でもこなさなくてはなりませんでした。私は新たに、先に述べたようにリウマチにも挑戦し、リウマチ専門医の資格も取りました。義肢装具の研修も終了しました。私は、この山陰の小都市の整形外科患者さんを一手に引き受ける気概で診療に全力を注ぎました。その昔に義父が手術したという患者さんにも会い、義父の功績を思いました。そして結局私は、この病院に20年以上勤めることになりましたが、最後の頃になると、私自身が手掛ける2度目、3度目の手術で出会う患者さんも多くなり、人間の一生の長さを思い知ることになりました。

「またお前さんか」

「先生、頼むっちゃ」

こんな言葉に励まされながら、研究生活とは違った達成感で生きていくことができました。

記録で確かめると1991（平成3）年以来、私は中央での学会発表をしなくなり、学会聴講の機会も徐々に途切れていきました。私の学会活動はこの病院赴任後、僅か3年ほどで終止符を打っていたのです。しかし、県内で催される研究会には声を掛けて頂き、何らかの発表の機会が続いていたことは本当に幸いでした。この時分、学会から遠ざかることは、本当に自分が化石になるようで怖かったのです。人前で話すことは、自分自身を整理し直すことでもあり、ずいぶんと自分自身の進歩に繋がりました。研究発表から遠ざかった病院の診療生活は、それなりに充実していると思っていましたが、後で考えるとやはり「気の内」だったのだろうと思います。

しばらくすると、私の出身大学から若い医師を交代で一人ずつ派遣して頂き、二人整形外科医体制になりました。若い先生の赴任の歓迎会の席は、たいていお寿司屋さんでした。この町の寿司は美味しいのです。

「土産持ってきたか？」

「………」

若い医師に「しまった！」という表情が現れます。私はその表情を幾分楽しみながらビールを注ぎました。

「お前さんの思っている土産ではないんだよ。何か新しい知識とか、技術を教えて欲しいんだ。俺は、最初の病院に、当時保険適応にもなっていない水溶性ミエロを導入し、次の病院では全身麻酔を導入したぞ。学会に行かなくなると、新しい知識に取り残されて、化石になるようで怖いんだ。俺はなんでもいいから、最新の知識を知りたいんだ」

私は、少しうろたえるような若い医師の表情を楽しみながら、それは少し寂しくなった私の本音でもあり、私の武勇伝を若い先生に自慢する楽しみでもありました。

しかし何年か過ぎ、大学からの派遣が難しくなってきました。地方大学の卒業生は、そのまま地方に残る医師は少なく、加えて卒後研修制度がそれに拍車をかけ、私の出身大学の整形外科教室においても徐々に新入局者が少なくなり、派遣が困難になってきたとのことでした。その最後の一人が離職すると、私はまた一人整形外科医になりました。一人で病院の整形外科を運営することは大変です。整形外科だけなら診療はそれなりにできるのですが、病院の持続的な運営を考えると、やがて歳を取る私のみでは地域のニーズに応えきれなくなることは、少し先を考えれば自明のことでした。苦労して獲得した同門の大学病院からの若手医師の派遣中止、そして私は歳を感じてきていました。これは私が病院運営の戦略を持たず、「気の内」で診療を続けていたツケのようなものです。私の失敗だと反省しましたが、痛恨の極みで、自業自得でした。

私は、目の前の患者を診、手術をし、時に地方会で発表し、また時に依頼を頂く商業雑誌に投稿し、著書の改定を重ね、それらの一方で、医師会の理事になり、いつしか会長を引き受けざるを得ない順番になり、私なりに手一杯の生活を、しかし充実して過ごしているつもりでした。ゴルフにのめり込んだ時期もありましたが、いつしかそれに割く時間もないほど忙しい時を過ごさざるを得なくもなりました。そんな生活にも満足し、それで十分だと思っていました。「よくやっている」と自負する気持ちもありました。後輩も、私の背中を見ていてくれれば十分育つと思って、そんなに気を遣いませんでした。一日の仕事は夕方5時の定時に終わることはありませんでした。5時過ぎてからの方が、大切な時間に思えました。5時までは、診察・手術、看護師や理学療法士の指導、事務からの診断書の依頼など、ルーチンで義務的な仕事です。もちろん5時を超えることも多々ありました。彼等との雑務（雑務ではなく、医師としての最低限の責務なのですが、なぜか雑務と感じていました）を終了した後、一人で入院患者さんの見回りをしました。各階に20〜30人の患者さんがいたと思います。病院は、日中の騒然とした空気が嘘のように薄れ、静まり、物音一つしなくなっていました。受け持ち患者さんの部屋のドアを開け、一瞬ですが表情を読みとり、安心もし、ある部屋では不安も抱きました。コツコツと私の足音のみ響く廊下で、一日の終わりを感じ、達成感を味わいました。その姿を見ていれば後輩は育つと思っていました。

病院の廊下コツコツ最終便ここは人間再生工場

一方大学は、若い医師のための研修病院の一つとして私の病院を認定し、医師を派遣していたのです。

「ギプスは締めるように巻くのではなく、撫でるように巻くのだよ」

「サージエアトームは、絵筆のようになぞるのだよ」

何のことはない。これは私の先輩からの受け売りだったのですが、彼等にはその時の私と同じく、新鮮だったようです。

「先生に初めてギプスの巻き方を教えて頂きました」

そうかと思うと「あの言葉は、○○先生からも聞いていましたけど、確かにそうですね」と、何年も経ってから打ち明けられました。このような言葉を聞くと、若手の医師には少しは経験を教えることができたと安堵しました。しかし、教授の目線は少し違っていました。研修病院としての質も視《み》ていたのです。外見に現れる病院の質は、すなわち論文発表数や手術件数です。そのどちらも必要条件なのです。したがって、「医師の少なさ」と、暗にそれを理由に「今後若い医者を派遣できない」と言われると、反論できませんでした。確かに大学の使命として、診療はもちろんですが、さらに研究、教育の三大使命があり、その一部門が一つかけても、大学で過ごすことは許されないことなのです。そして、研究は楽しいことでもあります。ありがたいことに、私は、十二分にその生活を謳歌できたと思っています。70歳を過ぎた今でも、私はやり残した研究のために大学に戻った夢を見るほどです。しかしその結末は、なぜか決まって、受け持ち患者さんの回診を忘れていたことに気づき、冷や汗たらたらで目が覚めるのでした。

横道にそれましたが、病院での私は、目の前の日常に追われており、大学から派遣され、研究者としても今後生活しなくてはならない、無限の可能性を秘めた未完の若手医師の教育者としては失格でした。大切な、そのことを忘れていたのです。つまり、良い病院を作り、病院が生き残るには、質の良い医師を揃えなければならないという命題を忘れ、そのための「戦略」も持たず、目の前の、手術数、患者数しか見ない「戦闘」をしていたのです。結局、広子に「自己中」と言われる所以もこのあたりにあると、反省するしかなかったのです。

家村和幸氏監修の『戦略・戦術で解き明かす真実の「日本戦史」』（宝島社／2010年）では、戦略と戦術を以下のように述べています。これは蛇足かも知れませんが、人生においては大切な視点であると思うので、書き留めておきます。

『戦略は戦術を準備し、収穫する。戦術面の成功がなければ戦略的成果はないという一方で、戦略の失敗を戦術で補うことはできない』

『戦略は戦術を支配する立場にある半面、戦術の変化は戦略に反映する』

『日中戦争において、日本軍は局地的戦闘では常に勝ったが、戦略的にみると毛沢東の「長期持久戦による日本軍撃滅計画」にはまり、結局は勝てなかった。戦略の失敗は戦術では挽回できなく、戦術の失敗は戦闘では取り返せない。戦略は全体的、長期的、理念的（心理面重視）であるのに対して、戦術は、戦略の一部で、部分的、短期的、実務的である。さらに戦法はそれらの中に点在し、瞬間的、技術的である。また、戦略、戦術、戦法は、兵器等の有形的戦力の発達や変革に伴い、試行錯誤を繰り返しつつ変遷を遂げる』

医療を戦争に例えることは受け入れられないことかも知れません。医療で勝ち負け、優劣を論ずることはなかなか難しい面もあります。しかし医療の質を保ち、持続的に提供するためには「戦略」が必要でした。

「上医医国　中医医民　下医医病」（孫思邈《そんしぼう》「千金方《せんきんほう》」）

〈上医は国を医《いや》し、中医は人を医《いや》し、下医は病を医《いや》す〉

病を治せない医師が、本当に人を癒せるのでしょうか。患者さんの第一の望みは、痛みから、病から逃れることです。しかし、どんな名医でも、医学の進歩した現在でも、治せない病もあります。私が若い頃には「無病息災」、それが昭和の終わりには「一病息災」と思うようになり、人生１００年時代を迎えた今、「五病六病息災」が私の願望になりました。未だに寄り添うことしかできない場合もあるのです。それでも、ささやかであれ、生きる幸せを私たちは感じることができます。これも医療です。これが下医でしょうか。中医でしょうか。また、我々日本人は、世界で一番長寿の国になっていることは、国民の誰もが誇りに思ってよいことです。これは、１９５８（昭和33）年に成立した「国民健康保険法」という政治によってもたらされた恩恵であることは、間違いありません。この法律のお蔭で私たち日本人は、望めばどこにいても、誰でも、同様の医療を受けることができるのです。このことを我が国に生まれた私たちは当たり前のように受け止めています。しかしこの法律は、我が国独自のもので、世界にはこのような制度のない国が多いのです。

この制度のない国では、例えばＭＲＩの検査前に高額なお金を要求されるそうです。お金がない人はＭＲＩを撮ってもらえません。つまり、日本ではどこでも必要とあればＭＲＩ検査を誰でも受けることができるのに、世界には、「お金がない」という理由で、日本では当たり前と思っているＭＲＩも撮ってもらえないのです。まさにこの日本の恩恵は、日本独自の法律のお蔭です。しかし、この制度を作った人が、上医でしょうか。私は、人の幸福が貴賤だけではないように、医師に上中下の階級はないものと心得ます。医師であれば、誰でもこの３つの視点が必要ではなかろうかと思うのです。

医師は、今の世の中で、尊敬される職業の一つであり、私はその誇りを保ちたいと思っています。その誇りを保つためには、「ノブレス・オブリージュ（貴人の責務）」の気持ちが私に課せられていたのです。私は、医師としてその責務の一つを忘れていたのです。責任者の一人でありながら、病院経営や研究という戦略を持たない私が、徐々に病院の経営にも多く関与するようになり、病院での立ち位置が、風船のようにあやふやに思えるようになってきました。この先、私はどうすべきか。私はやはり医者になった当時から、いつかは故郷に帰りたく思っていました。その時が次第に近づく予感がありました。また正直、生殺与奪の権を大学にゆだねているような病院経営にも、少々嫌気がさしてきていました。それはまるで、次第に枯れていく花のようでした。

60歳も近い頃です。私は、この地域で私の出身大学の卒業生が集まる同窓会に参加しました。私にはあまり理解できないことですが、現在の風潮では、若い人はこの会に限らず、会と名の付くものにあまり参加しないようです。参加する人はたいてい決まっており、ほとんどが私より年配でした。だいたいが農学部か教育学部の先輩で、学校の先生か、公務員の方たちでした。一同の前には膳が並び、着座しています。そして一人ずつ立ち上がり、近況などを報告し、その後三々五々酒を酌み交わします。その年もそのように進んでいましたが、退職した先輩や退職間近な先輩が多い年でした。そして、大方の先輩は、定年後の生活を農業や林業に切り替えておられるようでした。

「ハナッコリー（サイシンとブロッコリーを合わせて作られた野菜）をブランド物にしようと頑張っています」

「退職金でトラクターを買い、山を開墾して、苗を植えようと思っています」

「風力発電は、邪魔だね。すごい音がするんだぞ。反対運動をしています」

私は、医者になった当時から、「歳を取ったら、村に帰り、村長になり、医者も、農業もしたい」と、ずっと夢見ていました。どこかに「赤ひげ先生」と「農業」に憧れる気持ちがありました。そして年々その時が近づいてきているのを感じていました。村の人口は少なくなり、そして平成の大合併で、村長はもはや必要のない存在となっていましたが、根源的な「故郷で農業をしたい」という夢は、捨てきれないでいました。

「先輩方の話を聞いて、僕も自信が出てきました。実は僕も歳を取ったら田舎に帰り、村長になり、農業をするのが夢なのです。もっとも村は平成の大合併でなくなりましたが、農業は僕の長年の夢です。先輩諸氏のお話を伺い、ますますその思いが強くなりました」

私は幾分興奮して、しゃべりました。

一同の近況報告が終わりました。私は、席を（退職金をハタイタ先輩の前に移そう）と、ビール瓶に触りかけました。その時です。いきなり、つかつかと私の前にきて、ドカンと腰を下ろす先輩がいました。この会でも中心的で、大声で話す「ハナッコリーのN先輩」でした。そして先輩の口から出た言葉は衝撃的でした。その言葉で私は、その後の生き方を一瞬にして決めることになったのです。

「お前どうして百姓になるというんじゃ？　俺らは、その道しかないから農業をする。お前には、医術という知識もあれば技術もあるではないか。医者を続けにゃいけん！」
　ざわつき始めた宴会場の皆に聞こえるほどの大きな声でした。私は、その声の大きさより、「お前には医術という知識もあれば技術もあるではないか。医者を続けにゃいけん！」という言葉にハッとしました。もちろん、農業をしたいという夢はありましたが、不安もあったのです。（広子に言っても無理だろう。いざとなったら俺一人で故郷に帰ろう。収入がなくても、俺一人が食べるには十分な蓄えもある。子供も大方、方《かた》が付いた）
　そう思っていても、明らかな設計図は描けていませんでした。いくら「夢」といっても、「不安がなかった」と言えば嘘になります。子供の頃、仏様にお供えのお菓子があることが分かっていて、皆は面白半分、「取ってきたら食べてもいいよ」と囃し立てるのですが、何やら仏様の部屋に行くのが怖くて、尻込みしていました。しかし、結局は菓子欲しさに、怖さに打ち勝ち、仏間に行きました。お化けはいませんでした。子供の頃過ごしたあの家に帰るのです。少し勇気を出せば、仏様のお菓子が手に入ったように、夢の生活が実現できると思っていました。この頃は、次第にその夢に近づき、次第にその日が現実になると思っていました。そして先輩諸氏の話を聞き、よりはっきりと夢の実現が、見えてきた瞬間でした。その私に向かって、間髪を入れずN先輩の大きな声が響いたのです。私はこの先輩の言葉にハッとしました。その瞬間、アッという間に、夢から覚めたのです。
「一生を医者で生きていく。それが、私の責務だ」

言葉一つで一瞬にして考えが変わる経験は、そうあるものではありません。夢を先輩の一言で打ち消したのは、無謀とも常識破りとも思われる計画を諦めた、何か卑怯者の言い訳にも思えます。

「農業をすることへの不安が大きく、医師を続けることの方が簡単だったからだろう」

この時の感動を振り返る時、そんなささやきも、私の中から聞こえます。

しかしその時は、本当に「全く新鮮で新しい生き方を得た」という感激でした。そうです。私は生まれ変わったのです。

「赤ひげになる。村長になる。農業は立派な職業だ」

「その農業で生計が立つようにしたい」

それはこれ以上はないという理想的で甘い夢ですが、一方では、

「広子はついてくるかしら。そんな両立ができるかしら」

という不安な一面も確かにありました。しかし数々の問題に当たっても、たいていやり遂げてきた私です。踏み出せばやれないことはないと、そればかり思っていました。田舎の農業を中心にした生活のみ考えていました。しかし先輩の声は、全く別の角度からの一撃でした。「医者を中心にしろ」、「お前にはそれができる。お前の責務だ」と言うのです。司馬遼太郎の『夏草の賦』に「ものごとは両面からみる。それでは平凡な答えが出るにすぎず、知恵は湧いてこない。いまひとつ。とんでもない角度――つまり天の一角から見おろすか、虚空の一点を設定

してそこから見おろす、どちらかしてみれば問題はずいぶんかわってくる」という一文があります。「天の啓示」という言葉もありますが、例えれば先輩の言葉は、そのものずばり「とんでもない角度」からの言葉であり、「天の啓示」でした。私は、「故郷に帰る」という点のみで、あれこれ夢を見ていたのです。

その後、私は医師として生涯を終えると心に決め、迷いがなくなりました。整形外科医師としてメスを握ることのできる期間は、すでに肉体的限界に近づいていました。私は65歳になる2年ほど前から、「リハビリ中心のクリニックを自分で運営する」と決心して、その準備を開始しました。

もちろん葛藤はありました。資金も必要でした。人も集めなくてはなりません。もっと詰めれば、どこで独立するかも決めなくてはなりません。そして、いわば病院を放り出して逃げるのです。広子しか相談する相手は居ませんでした。

「俺は独立しようと思う」

「私は何も言わないわよ。後で必ず『あの時お前がこう言った。ああ言った』と言って、私を責めるのだから」

私は、暗黙の了解を得たと思いました。それでも私は、自分の決心を、学会で他所に出た際にホテルの一室で手紙にしたため、広子宛てに投函しました。広子の同意がなくてはできないことだけは、判っていました。

「貴女が僕の一番の味方」

やはり開業は、一大決心でした。田舎で開業することももちろん選択肢としてありましたが、故郷の人口は激減しています。私は、25年の実績のあるこの小都市に隣接する、少し人口の多い街を開業の地と決めました。そして、多少の紆余曲折はありましたが、65歳で開業できました。遅い開業だと思っていましたが、病院で経営に携わったことは無駄ではありませんでした。この間、4人の子供を育て上げ、経営の実学を学びました。そして、メスを離しても医業として成り立つであろう医術も、習得したという自負がありました。


「企業経営のエッセンスは、何かに『卓越』することと、『決断』することである。」

（ピーター・ドラッカー）


私は、何でもない簡単なことですが、私にしかできない医療のコツを2つ3つ、病院で多くの患者さんに接しながら、会得できたと思っていました。


「僕はキャリアを通じて9000回以上のシュートをはずした。300回近い試合に負けた。勝敗を決するシュートを託されて、失敗したことは26回ほどある。人生で何度も、何度も、何度も失敗を重ねてきた。だから成功したんだ。」

（マイケル・ジョーダン）

私は治せない病気にも出会いましたし、後悔することもありました。

裁判の被告席にも立ちました。

しかし、その中でも、25年間にわたり５回の改定を繰り返し、『図解　腰痛学級』を世に送り出すことができました。その努力は、無駄ではないと思いました。


「人生で最も重要な日を二つ挙げるなら、それは生まれた日と、その理由を見出した日だ。」

（マーク・トウェイン）


誕生日は当然知っていますが、本当にこの日か、またその日はどんな日で、家族はどのように迎えてくれたのか、よく知りません。

しかし、私は後で詳しく知ることになりますが、医師の家系に生まれたことは確かでした。

そして、私の生きる理由は、整形外科の分野で、私の知識と技術を生かし、それを一生の生業とすること。それを、60歳近い同窓会の先輩の言葉で、悟りました。この「天の声」を聴いた同窓会は、いつの年だったのか正確に覚えていません。しかし、やはり決定的に重要な日でした。


「夢、これ以外に将来を作り出すものはない。」

（ヴィクトル・ユーゴー）


私は、「私にしかできない医療の分野を目指す」という新しい夢に取り憑かれました。

65歳という年齢は正直気になりましたが、新しい夢を砕くほどの障害とは思えませんでした。

「おもしろきこともなき世をおもしろく、住みなすものは心なりけり。」（高杉晋作）

人生は、結局心の持ちようです。

私は「天の声」を聴いたと思い込んでいますが、その方が私にとって都合がよいだけだったかも知れません。楽な選択だっただけかも知れません。しかしそれでも良いと思っています。私は、定年の歳になり新たな仕事を見つけました。少々他人と違った生き方をしていますが、生き甲斐に思っています。

一歩ずつ登る山道腰かけて来し方見れば広がる裾野

私は次第に歳を重ねました。山も一気に登ることができなくなりました。二度三度、腰かけて登ってきた坂道を振り返ると、そのたびに、「こんなに高く登ってきたのか」と、驚くほどです。

私の医師生活もかなりになりました。

3人の子供が整形外科医になり、1人は薬剤師になってくれました。これほどありがたく、自慢できることはありません。これは義父の病院に勤務し、義父の信念を感じ、その信念が孫まで伝わったのだと、感謝しています。これからは、私が何かを残し伝える順番になったのです。

幕間5　コブシの開花

蕾へて今朝のコブシの清らかさ厳寒しのぎ純白に咲く

2021（令和3）年11月22日、月曜日。今日の日付は残さなくてはなりません。記憶に残る日は生涯に数々ありますが、この歳になり、また新しい発見をしたという点では、感動的な朝になりました。また、こうして記録に残せたという点では、数少ない幸運な日と言えます。人間の記憶は往々にして曖昧なものであり、都合よく風化していくものです。

とにかく、今朝、73歳の私は、すっきりしないまま、いつもより少し遅く6時半に起床しました。外は、曇天小雨で、無風でした。庭の甘夏が大きく膨らみ、少し黄色みを帯びていることに気づきました。先週までの小春日和のような天気は一変し、今日から北の高気圧が流れ込み、気温が一気に下がり、高地では雪になると天気予報では言っていました。外気温を計ろうと私はベランダに出ました。赤銅色に変色した枯れ葉をつけたコナラの木が寒そうでした。その下のテラスを見ると、今朝はまだ雀が来た様子がありませんでした。昨日撒いた白飯が、そのまま残っていました。外気温は14・9度で、思ったより低くなく風もあまりありませんが、気温は起床時から日中に向け、逆に少しずつ下がってきているようでした。秋が短く、急に冬に突入したようでした。長い冬に向かい身構えるどころか、憂鬱になりました。この天気の変化に、私は昨夜、何回もトイレに起きました。これは、私の身体に起きる悪天候の予兆です。歳とともに自律神経が、少しの気候の変化に対しても敏感に反応するようになってきているのです。良い変化なら歓迎ですが、夜間の頻尿は困ったもので、今日は一日寝不足で、頭に霧がかかっているような気分で過ごさなくてはならないかと思うと、またブルブルと震えました。

ところが、南向きの寝室の窓を開けると、ここに一変した景色があったのです。昨日までここには、黄ばんで萎《しお》れた葉に覆われていたコブシがあったのです。しかし今朝は、その薄汚れた葉がないのです。それにとって代わり、薄緑がかった白色産毛で覆われた蕾が、梢の先端に数え切れないほど付いているのが目に入りました。曇天の中でも光沢がありました。光っていました。枯れ葉の萎えた淋しさと打って変わって、新鮮な生命力に満ちていました。

この変化が一夜の変化なのです。周りにある総てが、厳しい冬に身構えようとしているこの時期に、コブシは命を吹き返し始めたのです。全くの驚きでした。よく見ると下の方にはまだ数えられる位の枯れ葉を残していますが、その上の枝先には枯葉は一枚も残らず、みな蕾に代わっているのです。陽に近いせいなのでしょうか。この位の高さの差でも、命に差が現れるのでしょうか。

私は、この発見を広子に内緒にしておこうと思いまいした。明日の朝、広子が気づいて、「見て、コブシが蕾をつけたよ」と言った時、私は何と答えるだろうかと思うと、何か楽しくなりました。

この日の朝から、私はその日を待ちます。それは、板張りの廊下を素足で歩くのも嫌になるほど、冷たくて寒い、長い長い冬の季節の……間中です。足裏に冷気というより、痛みを感じながらひたすらに待ちます。その間に、親指大のコブシの蕾は、光に輝く産毛に包まれて大きくなります。そして、白い子供の握り拳の大きさまで膨らみ、そしてついに雪のように純白な花で覆われた小山と化して、3月のある朝突然、雨戸を開けた私の目に飛び込むのです。それまで、毎朝雨戸を開けてコブシを観察するのです。

私が初めてその純白の花を目にしたのは、この新築の家に引っ越した数日後のことでした。南向きの雨戸を開け、その純白の花の開花に驚きました。コブシは、私の家から見ると一段低い所にあり、ちょうど目の高さに純白の花が山のように見えました。それはまるで、白い小鳥たちが舞い降りてきたようでした。白い小鳥たちは天使のようにも見えました。その後、2～3年は、この白い天使たちの出現を楽しみにしてきました。そして、意外にも早いコブシの蕾の時期に今朝気が付いたのです。花は梅に遅れますが、蕾はそれに先立っているようです。やはり何と言っても、春の到来を知らせる花としては、私の中ではコブシが一番なのです。梅は少し早いのです。

白天使コブシに降臨窓いっぱい

私は自分の過去を振り返りました。私にもこのような劇的な変化がなかっただろうかと。記念日はあります。大学医学部に受かった日、養子になった日、医師になった日、結婚した日、初めての子供が生まれた日――しかし、どうしても私にはその日その時の感激を、思い出せません。しいて挙げるなら、長男の誕生の時でしょうか。

広子は、親元で出産しました。確かその日は給料日だったと思います。私はその日大学にいて、仲人の教授に報告しました。教授がお祝いしなくてはと言われるので、私たちは師走の忙《せわ》しさの漂う飲み屋街に繰り出しました。教授は上機嫌で、「俺が名づけ親になる。お前も結構美男子だと言っても、アラン・ドロンではチイとおこがましいから、ドロン・アランでどうだ」といった調子でした。「冗談言われるほど上機嫌」と思いながらも、私は胸の給料袋のことも気がかりで、「教授ばかりはしゃいで、俺は一向に乗れない」とも思っていました。

正月休み。やっと私は初めての子に会いに行くことができました。広子がその子を抱いている姿を見て、「広子が母親になった」と思いました。それは、正直言って、我が子に会った感激より、数段美しい母親の姿を見たという感激で、今も脳裏に焼き付いています。

数々の記念日も、外から見れば輝かしい時のようですが、内から見れば、長い準備期間の末の結果であり、単なる通過点の一瞬の時であるに過ぎないかも知れません。他人が見れば感動的な変化であっても、自分自身の中では、単なる通過点なのかも知れません。純白のコブシの花もやがて萎れてきます。私はその汚れたように見える花の残滓は、あまり好きではありません。次に来る緑の葉が茂る時期を待ちます。そして、その葉もやがて萎れて枯れて、蕾に変わるのです。そして、冬の日に膨らみ続ける蕾に、辛抱と勇気を感じつつ、驚嘆するほど純白の満開の花を待ちます。コブシの花言葉は「友情」「愛らしさ」の他に「歓迎」だそうです。愛らしさは、赤ちゃんの拳に似た蕾の愛らしさだそうです。

In the end, it's not the years in your life that count.
It's the life in your years.

（エイブラハム・リンカーン）

〈どれだけ生きたかではなく、どう生きたかが重要だ〉

結局生きてきた時間が重要なのではなくて、大切なのは年月をどう生きてきたかである。

蕾へて今朝のコブシの清らかさ厳寒しのぎ純白に咲く

花が咲くのも永い永い蕾の時期を経た結果です。私が感激する花の一瞬の美しさは、この蕾の期間のコブシに思いを馳せると一層際立ちます。いつの間にか広子が後ろに来ていました。

「今年もコブシの花が咲いたわね」
「今年は、孫が2人、一年生よ」

第6章　理念

豊穣の大地がくれた改たなる理念が宿る我がクリニック

私は63歳頃から義父の興した病院を辞し、独立して、クリニック設立のための構想を練り始めました。クリニックの立地場所から、資金のこと、経営のこと、新しい組織の起こし方など、医学とは別分野の新しい知識が必要になりました。そのために、参考になる本を何冊か読みました。その総てに共通して第一に為すべきことは、理念の確立でした。こうして、私は日々クリニックの理念を考え続けました。

「どのようなクリニックにすべきか——」

もちろん整形外科クリニックです。しかし、私はすでにメスを握ることに限界を感じていました。したがって外科は外すことにしました。メスを持たない整形外科医を「整形内科」と、多少揶揄するように言う人もいました。しかし、私はそんな言葉を聞くと、口には出しませんでしたが「この人は分かっていない」と思っていました。むしろ私は、整形外科にも、外科といえどもメスに限界があり、またメスを超えるものがあると思っていました。それは「リハビリ」です。「メスを超えるリハビリ」、「メスと別次元で、患者さんに接することのできる医療としてのリハビリ」です。私の理想は、このリハビリを主体としたクリニックの設立しかありませんでした。この思いをどのように理念に盛り込み表現するか、大きな課題を背負いました。

その日も、秋空に誘われ、少し長い坂を上り、そして下り、そしてまた山の中腹にある公園まで登り、眼下の街や海の景色を楽しみました。汗もかきました。そうして1時間も歩いた頃、川沿いの平たんで真っすぐな道に出ました。息も落ち着きました。左手には稲穂が黄金色に色づいていました。そのまま歩けば、西に沈みかけた太陽に吸い込まれそうでした。心は空っぽのように軽くなっていました。その時です。汗ばんだ身体をさらに軽くするような心地よい風とともに、突然、ほのかな香りが鼻腔を撫でました。この突然の香りは最初どこから来たのか判りませんでした。しかし、すぐに判りました。花の香りでも草の香りでも、どんなお香《こう》でも出せない香りでした。長い間封印されていた幼い頃の記憶が蘇りました。

「これは稲穂の香りだ……」

言葉にするのは難しいのですが、しいて言えば、米ぬかの香りに近く、しかしもっと軽やかで香ばしく熟成した香りです。香りに気品を感じました。途端に、

「歩く喜び　歩ける幸せ」

という言葉が、まるで横断幕のように、私の頭の中に浮かびました。どこかで聞いたような言葉です。思索の歩きになりました。

「そうだ、『動く喜び　動ける幸せ』――運動器学会の10周年記念標語だ。これがいい、クリニックの理念はこれだ！」

突然閃くように思い出された標語に、私はしばらくの間、興奮していました。しばらくしてこれだけでは何か物足りなさを感じてきました。歩きながら考えました。

「何か足りない」

「何が足りないのか」

「…………」

「そうだ。動くフレーズがないのだ」

「どうしようか」

「…………」

「そうだ。『もう一歩』を加えたらどうか」

『もう一歩、動く喜び、動ける幸せ』――これで良い、これで良い。これで良くなった」

声には出しませんでしたが、しばらく反芻して歩くうちに、何かもう少し響いてこない物足りなさを感じだしました。

「そうだ。もう一歩を英語で言ったらどうだろう」

「One　More　Step　もう一歩、動く喜び、動ける幸せ」

完璧に思われました。黄金色に輝く稲穂の気品さえ感じる熟成した香りの漂う中で、クリニックの理念の根幹が決まりました。気が付くと、太陽は西の空を茜色に染めていました。

豊穣の大地がくれた改たなる理念が宿る我がクリニック

その中に、晩年を老健施設で過ごした養母の姿が浮かびました。養母の車椅子を押しながら、海の見える喫茶店に入って、アイスクリームを食べた小春日和の日を、思い出しました。

「コーヒーとケーキ？　それともアイスクリーム？」

「いいのよ、いいのよ……」

その頃、養母の言葉は、いつでも何でもこうでした。この返事しか返ってきませんでした。しかし、小春日和の日に喫茶店までドライブし、アイスクリームを食べられただけでも、私は幸せを感じていました。

「もう一歩でも二歩でも、ゆっくりでも、肩を貸してでも、一緒に歩けたら……」

「歩けなくても、車椅子を押してでも、こうして一緒に外出できたら……」

「来年もこんな天気の良い日に、こうして、秋の海を見られるだろうか？」

「………」

それは叶いませんでした。しかし、美しい養母と、小春日和の日、この海辺の喫茶店まで外出した思い出は、今でも私の胸を温かくします。

「いいのよ、いいのよ……」

私とリハビリの出会いについては、すでに第4章に書きましたが、もう一度かいつまんで振り返ることにします。

私が大学病院で腰痛・肩こりなどの専門医になろうと診療・研究に没頭していた頃ですから、30代前半の頃です。その頃、一人の看護学生に出会いました。彼女は、腰痛に悩んでいました。私は診察を続け、色々と治療を試みました。しかし次に会っても、その腰痛に改善はみられませんでした。痛みはひどく、彼女の学業にも影響するようでした。私たちは悩んだ末、メスを選びました。しかし、これでも治りません。苦悩の日々が続き、さらにさらに決心をして、お腹の方から2回目の手術をしました。本当に一大決心でした。しかし、それでも治りませんでした。ほとほと困り、「神経の癒着《ゆちゃく》が原因だ」と、「この腰痛は一生治らないのでは」と諦めかけていました。そして痛いと言えば一時しのぎのブロック注射を打っていました。耐えがたいほど辛く、医者も患者もお互い我慢の日々でした。

やがて彼女は、保健師学校に進学し、そこでH先生の目に留まりました。先生は医者ではありません。保健体育の指導をされていたようです。そこで、腰痛のため、体育の授業に参加しないで見学している彼女に気づき、冬のスキー合宿に参加することを目標にして、とにかく最初は軽めの早朝ウォーキングを課したそうです。最初は先生も毎朝一緒に歩かれ、それを続けることで、成果は徐々に、しかし確実に出てきたそうです。夏に始まったプログラムは、やがて、ウォーキングからジョギングに進み、ついに冬にはスキー合宿にも参加できたそうです。そしてリフトから降りた時、「ペリッ」と何か剥がれるような感じがして、以来腰痛がなくなったそうなのです。私はその間のことは知りませんでしたが、この嬉しい報告を、彼女の弾んだ電話の声で知りました。まるで奇跡が起こったようでした。「運動がメスを超えた！」と思いました。これはこのように言葉にすると十数行に収まりますが、彼女が看護学校に入学し、卒業し、保健師学校に行っている間のことですから、少なくとも4年位は続いた、私にとっては悩ましい、彼女にとっては苦しい日々の記録です。

丁度その頃、私自身も長い間、腰痛に悩んでいました。大学病院に通勤する僅か30分の自動車運転に耐えられず、途中で車を停めて、バックシートを倒して休まなければならないほどでした。身体を動かしている時にはあまり感じないので手術は考えませんでしたが、その頃リハビリといっていたホットパック、骨盤牽引、もちろん薬も注射も色々と試しました。リハビリは、している時は気持ちがよいのですが、薬は効きませんでした。そんな時、偶然にもある事情により私もジョギングを始めました。そしてそのうちジョギングの虜になり、気が付けば腰痛はおろか、肩こりも治っていました。私は、運動の効果に驚きました。

このように運動は、メスを超えることもあれば、メスの出番のない慢性的な病気を改善する、メスとは別次元の素晴らしい効果を持っているのです。それを私は実際に経験したのです。

しかし私の運動経験はそれで留まりませんでした。

私は、ジョギングが止められなくなりました。多少痛いところがあっても、ジョギングをすれば治ると思っていたほどですし、実際に治っていました。悩み事があってもそうでした。走って汗をかけば、何か吹っ切れるものがありました。しかし、落し穴が待っていました。50歳の正月、久しぶりに帰ってきた長男に誘われてジョギングに出かけ、50ｍもいかない所で急に膝に激痛を覚えました。私は本職です。レントゲンを撮ると、これは走り過ぎによる膝の軟骨の摩耗が次第に進行した、明らかな変形性膝関節症でした。知らない間に、運動の罠に捕らえられていたのだと悟りました。運動にはそんな危険性もあったのです。

以後、時に走りたいと思い、走ろうとしましたが、再発する膝の痛みに負け、ついに（私はもう走れない）と観念しました。もちろん、膝に注射をしたり、足底板を履いたり、リハビリといって四頭筋訓練もしました。私の知る整形外科一般の治療は総て試みました。しかし、歩行での痛みは全くないのですが、ジョギングはできませんでした。走ると痛みが再発しました。まるで20年殺しにあったと、やり過ぎた運動を後悔しました。しかし、物足りなさを感じましたがゴルフもできました。日々の生活は楽しめました。こうして８年間という長い間、走ることは諦めていました。そんなある日のことです。

「先生、今度の市民駅伝で、この一番短い２・５㎞区間でいいから走ってくれない。先生が、15分で走ってくれると、Ａクラスになるんだけど」

「できるかな、できるだけやってみるよ」

レントゲン技師のA君が、院長の私に打診してきました。８年前の痛さ、それに続く数回のチャレンジの負け戦を思い出し、自信はありませんでした。しかし、走りたい気持ちは残っており、帰宅してから走ってみました。なんと今度は痛みが出なかったのです。夏の終わり頃相談を受けましたが、まだ時間はあります。課題の15分は、秋の終わりにはクリアできそうになりましたが、まだ時間はあります。課題の15分は、新年１月の最終日曜日に開催される駅伝に向け、徐々にアップしていくことにしました。私は、また走れることに夢中になりました。

「貴方、そんなに痩せたら醜いわよ」

広子に何度も注意されましたが、私は痩せているとは思っていませんでした。帰宅が遅くなっても、予定のコースを往復30分走ることが目標になり、疲れたと思いませんでした。

駅伝当日です。私は第４区の出発地点で待っていました。少し興奮していました。しかし、３区のM君がなかなか現れません。後で聞いたのですが、風邪をひいて最悪のコンディションだったそうです。

(ゲートイン前の競走馬の心境もこうかな。俺はまるで競馬馬《けいばうま》だな)

そんなハヤル気持ちで待ち続けました。ようやくタスキを受け、走り始めました。すると、沿道には、大勢の患者さんが応援に来てくれていました。

「先生、頑張って！」

すごい声援です。私は、左手を挙げて応えました。

（競馬馬が、選挙運動をしている）

今度はそう思いながら……良い気持ちでした。しかしこの余裕は走り始めてすぐになくなりました。スタートして200～300ｍもいかないうちに、後ろから、トッ卜・トッ卜・トッ・トッ・ト・ト・トと軽快な足音が近づいてきました。後続者が追いついてきたのです。マラソンレースの映像では、追いつかれてもそこで少しは並走しなければなりません。しかし、トット・トット・トッ・トッ・ト・ト・トは瞬時にタ・タ・タ・タッ・タッ・タッー……に変わり、私を抜き去って行きました。

（まるでドップラーだな）

そう思いながら走りました。走りながら手を挙げる動作は、練習にはなかったことでした。かなり体力の消耗になりました。何人に抜かれたか覚えてはいません。それほど多くの人に追い抜かれました。半分も走ると沿道の声援は少なくなりました。このカーブを曲がると直線だ。そしてゴールだ。ただひたすらゴールを目指しました。しかし、ゴール手前の500ｍあたりにもう一組の友人たちが待っていました。

「オーイ、頑張れ！」

声に気が付き、頭を上げ、力なく笑ったのを覚えています。その時、

（頭にも重りがあるのだ）

と、変なことに気づいたことを覚えています。声援に精いっぱいの笑顔で応えたつもりでしたが、なんとも言えず苦しさいっぱいでした。もう走りたくないと思いました。ゴールにたどり着き、タスキを「ゴメン」と言って渡したそうですが、私は覚えていません。

「貴方、頑張ったわね。14分27秒よ」

ゴールでは、広子が駆け寄って来てくれました。練習より、30秒も縮めていたのですが、何はともあれ座り込める場所、大の字になって寝転べる場所を探すことが一番でした。反省会の席で、『「ゴメン」の意味が解らなかった』と、タスキを渡したE君が言いました。私は予想より速かったのです。しかし、私自身の評価は、あまりに苦しく、あまりに沢山のドップラー効果音を聴き過ぎていました。惨敗気分でした。総合的にも、出足の遅れが響き、我々はBクラスから這い上がることはできませんでした。

このように、駅伝では苦しみましたが、結果的には、私は新たに自信を取り戻しました。また走れるのです。そして気が付くと、気になっていた体重が減っていました。いつの間にか70kgを割っていました。私は、20歳過ぎから体重が徐々に増え続け、58歳のそれまでに体重が減ったのは、『腰痛学級』の本を書いている時のみでした。それ以外は、（少し痩せよう）と運動するのですが、忙しくなり運動しなくなるとリバウンドでさらに体重は増えていく――そんな繰り返しでした。駅伝の練習のこの偶然の70kgを割る体重減少は、私にとって運動の奇跡に近い効果に思えました。今度は目標を減量に変え、65kgを目指して、さらにジョギングの毎日を送りました。

「貴方、そんなに痩せて、みっともないわよ」

広子からは事あるごとに注意されました。ゴール前最後の声援を送ってくれた友人からも注意されました。しかし、私は食事制限と運動を断固として続けました。夢の65kgを目指すことしか、頭にありませんでした。ベルトの穴がまた一つ縮みました。そのたびに達成感で嬉しくなりました。若い頃のズボンが穿けるようになりました。そのズボンを穿くと若返り、得をした気持ちになりました。

しかし一方では、だんだんと疲れが溜まり、集中できなくなっていく自分を自覚していました。

(なぜこんなに疲れるのだろうか？)

(今日は走らないでおこうか……)

そう思う日もありましたが、そうするとそれまでの努力が水泡に帰すようで、どうしても中止できませんでした。走り過ぎがその原因であることは間違いないのに、私は走ることを止めようとは全く思いませんでした。私は、気持ちの上ではまだ夢の65kgを目指しており、他人の忠告などに耳を傾ける余裕はありませんでした。前のめりでした。そんなある日、走ることを永久に諦めさせる事件が起きました。私はその頃、介護保険の市の審査会の会長を務めていました。当然、部会長も務めており、その部会のある日のことでした。

「そんなに無理しなくてもいいじゃないの？」

「しかし、会長だから休むわけにはいかないだろう」

私は、重い身体、ぼんやりした頭のままで、義務感で、というより惰性かも知れませんが、出かけました。階段を上がるのをキツイと思いました。すでに、会の顔ぶれは揃っていて、私を待っていました。

「遅れてゴメン」

「忙しいのにご苦労様ですね」

メンバーも慣れたものです。

「はい、まずコーヒー」

私は出されたコーヒーを一口、口に入れました。その途端、私の身体にものすごい異変が起きました。重くぼんやりとしてうつろな頭に、バチンと音がして１００万ボルトの電球が灯りました。確かにそんな目も眩むような明るさが頭のなかに起きたのです。衝撃さえ感じました。一瞬にして、頭の曇りがパーッと明るく晴れ、全身の気だるさがなくなり、羽が生えたように軽くなりました。私は、その時、（コーヒーに、砂糖が入っていたのだ。私は低血糖だったんだ）と瞬時に悟りました。本当に「なんとマー」でした。

「両刃の剣」と言う言葉が頭に浮かびました。確かに運動には「計り知れない効果」もありますが、「危険」もあるのです。そんなことは百も承知でしたが、それまでは気づきませんでした。

しかし、その時になり、私はその両方を悟りました。以来私はジョギングを中止し、また体重のリバウンドを味わいましたが、納得のリバウンドでした。代わりに、少し物足りなさを感じつつも1時間、長ければ2時間のウォーキングで、何とか体調を整えるようになりました。

「One More Step もう一歩、動く喜び、動ける幸せ」

という私のクリニックの核ともなるべき理念が浮かんだのは、最初に書いたように、このウォーキングの途中でした。

ここまで話すと、

「待てよ、これは運動ではないの？　リハビリの話と違うのでは？　そんなリハビリ、どこの病院でやっているの？」

という疑問が湧くでしょう。

「何か医療としてのリハビリと関係のない話をしている」

と私自身が思えてきました。実際、最初に「メスを超えるリハビリ」と私に気づかせてくれた彼女も、そして私自身も、運動は病院のリハビリ室でしたのではないのです。しかも、医師の指導でしたのではないのです。そうです。一般的に整形外科のリハビリといえば、電気機械を当てて温めたり、首や腰を引っ張る牽引療法がもっぱらです。私のクリニックで評判の良いのは、ウォーターベッドです。水圧で身体をマッサージするのです。ある日、ベテランの理学療法士が言いました。

「ウォーターベッドに負けるのが悔しい」

したがって確かにこれらもリハビリです。しかし、これらはリハビリの一分野に過ぎません。私たちはこれを「物理療法」と呼んでいます。難しく言えば、熱・低周波・音波・レーザー光線・牽引力などの物理的エネルギーを人体に与えることで治療する、リハビリの一分野に過ぎないのです。リハビリの分野は非常に広く、それを大きく分ければ、「医学的リハビリ」、「教育的リハビリ」、「社会的リハビリ」の三つに分けることができます。「教育的リハビリ」は、障害を持った人の職業訓練とか障害を持った子供の特殊教育などで、主に教育機関で行われます。「社会的リハビリ」とは、例えば、視覚障害者のための道路の点字ブロック、障害者の年金などですが、主に行政が受け持ちます。物理療法は、「医学的リハビリ」の中に含まれ、主に病院とかクリニックで行われます。しかし「医学的リハビリ」が物理療法のみかと言えば、そうではありません。その他に「徒手《としゅ》療法」「運動療法」などの分野があるのです。「徒手療法」は、療法士が直接患者さんの身体に触り、療法士の手技で治していく治療法です。療法士自身の手が治療手段になります。マッサージを想像すればそれに近いと思いますが、さすがに彼等には専門職としてのプライドがあり、彼等に「マッサージをして」と言えば嫌な顔をされます。彼らは、モビライゼーションとかファシリテーションなどとも言います。いずれにしても彼等の手の感覚は、経験を積み、私たち医師を超えて、名人芸の手になっています。医師が、レントゲンや血液などの検査をして病気の診断をする代わりに、彼等は手で身体の故障を探ります。

医師は病気を治すために薬や注射や、果ては手術まで持ち出しますが、療法士の武器は物理療法と、手の感覚による手技なのです。整体・整骨もこの分野に含まれていると私は思っています。

医師が使う薬や注射は、しいて言えば薬物という化学物質を使うので「化学療法」、さしずめ療法士の「物理療法」と同じ範疇になるでしょう。「メス」は、手技といえば言えなくもなく、療法士の「徒手療法」と同等の範疇と言っても、過言ではないと思っています。こう考えると灸は物理療法、鍼はメスに似た徒手療法と言っていいと思われます。徒手は手の感覚ですから、名人芸になると自分の世界に心酔してしまう療法士がいても可笑しくはないし、「メス」の力を最高の武器と信じている外科医がいても不思議ではありません。それは見方によれば、やはり名人芸なのです。

さて、「運動療法」はどうか。実はこれも、リハビリの立派な一分野なのです。それどころか、医師が手を出そうとしても現実には出せない、理学療法士にのみ許された、医師にも、マッサージ師にも、整骨整体師にも、鍼灸師にもない、いわば療法士の特権とも言える分野なのです。その証拠に、2度も手術したにもかかわらず、私が治せなかった看護師の卵の腰痛を治し、また、メスの出番はないが、その当時腰痛専門の私が試みたあらゆる治療に抵抗した私自身の腰痛を治したのです。

「運動療法」は、もちろん医療の分野ですから医師にもできますが、悲しいかな医師にはその時間が絶対的に足りません。医師は「運動療法」を指示することはできますが、患者さんと二人三脚となり、運動を指導することは時間的にできないのです。その意味では「リハビリは医師を超えた療法」とも言えます。どこにその根拠があるかと端的に言えば、物理療法でも徒手療法でもなく、運動療法にあると私は思っています。医師にも理学療法士の物理療法・徒手療法に類似するアプローチがありますが、悲しいかな運動療法は、理学療法士に任せるしかないのです。その代わり医師には、気取って言えばそのコンダクター、指揮官という立派な立場が与えられています。整形外科医と呼ばれなくても、整形内科と呼ばれても、私にはメスにも勝るリハビリの指揮官として、指揮棒を振ることができるという得難い誇りがあります。

これほど重要な「運動療法」、あまり病院やクリニックで行われているのを見ない「運動療法」とは、同じ医学的リハビリの「理学療法・徒手療法」に比べて、どこが違うのでしょうか。不思議に思われるかも知れません。

端的に言えば、他力本願と自力本願の違いです。「物理」・「徒手」・「運動」・「他力」・「自力」と言葉に出すだけでは、何がその本質的な違いか気づかないかも知れません。しかしここには、根本的であり本質的な違いがあるのです。医師は病気を治すために、薬・注射、果てはメスまで持ち出します。しかしこれらを、「他力」と「自力」の区別で言えば、患者さんにとっては「他力」になります。物理療法・徒手療法も、もちろん「他力」なのです。この特徴は簡単に言えば、「お任せ治療」で「その場では気持ちが良い。治った気になる」ということであり、何より、注射や手術は別としても、「患者さんにとって楽」な治療なのです。もちろんこれのみで治る患者さんも沢山います。多くの場合、急に起こった痛みであれば「お任せ治療」で十分治ります。時には手術という患者さんにとっては一大決心のお任せ治療で治った、医師から見れば「俺が治した」と思われる患者さんも多くいます。しかし、手術後に十分リハビリを受ける機会に恵まれず、手術で得られたであろう効果が半減している患者さんがいることも事実です。

また、こうしたお任せ治療の効果が、「長続きしない」「効果が一時的だ」「注射も2～3日すればもとに戻る」「薬を飲むと夕方まで持つが、帰る頃になるとまた痛くなる」などと訴える患者さんも多くいます。どちらかと言うと、痛みが長く続いている人、高齢者などにこの傾向が見られます。しかし、これらを続けているうちに効果が長続きするようになり、次第に治っていく人が多くいることも、また事実です。他力と言っても、物理療法・徒手療法に通う努力、薬を飲み続ける努力は、自分で続けなければならないので、多少は「自力」の部分もあります。多少「楽」でないこともありますが、このように気持ち良いことを根気よく続けることで、いつの間にか人間の身体に備わっている自己回復能力が身体を回復させてくれると、私は信じています。人間は機械ではありません。機械の故障は部品を交換して直しますが、人の怪我であれば、適切に処置をして、後は自然に治るのを待つのみです。これが、機械と違い、生物＝人間が持つ自己回復能力なのです。

しかし病気が長く続くと、薬や注射や、果ては手術、理学療法や徒手療法などで自己回復能力の回復を待っていても、これを超えた身体の故障が生じている場合もあるのです。こうして病気が長引くと悪循環の罠に捕らわれます。実際、こういった患者さんも多くいるのです。「いくらリハビリしても、注射や薬を飲んでも治らない」と言う患者さんです。また急に悪くなった所は治ったが、もともと悪い所は以前のままで、時々働き過ぎると再発するような痛みを、持病と思っている人も多くいます。

不思議なことですが、ここに運動訓練が上手く関与すると、奇跡が起こるのです。運動が自己回復能力を超えるものでは決してないと思いますが、それを活性化させ、ついには奇跡を起こすこともあるのです。これが運動の計り知れない効用です。物理療法・徒手療法、薬や注射、果てはメスまで持ち出して、少し気持ち良くしたところで、その効果を長続きさせ、倍化させ、ある時は根本的に治すのが自力本願の運動療法なのです。私は病気の初期には、医者や理学療法士にお任せの治療、他力本願治療を勧めます。しかし、少し回復してくれば主役は患者さん自身に代わり、自力本願治療を開始した方が良いと思っています。それにより、他力本願では得られなかった素晴らしい効果を得ることができるのです。運動療法は、「メスを超えるリハビリ」「メスとは別次元で、患者さんに接することのできる医療としてのリハビリ」「医師を超えたリハビリ」になるのです。

しかし、ここで「運動に潜む危険」を再確認しなければなりません。

部品を交換すれば再生する機械と違い、人間に備わる自己回復能力には限界があります。私の運動経験でも、山あり谷ありでした。知らず知らずのうちに進行していた関節軟骨の摩耗＝変形性膝関節症、極度の疲れ・だるさ＝低血糖などがその典型です。その課程で、体力向上・維持のためには、「適度」の運動の「継続」が本質的に重要だと身をもって知りました。しかし適度というところに、多少の難しさがあります。日頃積極的な人は少しやり過ぎて故障を誘発し、消極的な人は不足気味で効果不足になるようです。私はどうもやり過ぎの部類に入るようですが、いずれにせよ、危険を最小限に、効果を最大限にするには、適度なコントロールが必要になります。

しかし、適度という言葉は便利ですが、曖昧で無責任な気もします。そこで科学・医学が必要になります。私たち医学分野で働く者の出番があるのです。病気の人、障害のある人、高齢者、体力の弱い人を少しでも健康に導くための「運動」、より効果的な「運動」は、ジムでする運動ではなく、人体をよく知った病院やクリニックの医師の指示により、専門職である理学療法士と二人三脚で実施するべきものなのです。

繰り返しますが、運動は「両刃の剣」なのです。効用もあれば、危険もあるのです。故障があるとすればなおさらです。この「危険を少なくし、効用を多くする」ことが、運動療法のコツになります。この「コツ」が、運動が単なる運動ではなく、「療法」と呼ばれるリハビリという医学分野になるのです。運動を勧めると、「俺は、農夫だ。漁師だ。十分運動している」「毎日歩いている。水泳している」「ジムに行っている」という患者さんに出会います。確かに患者さんは、「運動」をしているのです。しかしそれは全く「運動療法」とは違うのです。身体を動かしている「単なる運動」なのです。療法である運動と単なる運動のどこが違うかと言えば、運動療法には、守るべき六大原則と二つの付則があるのです。それは、自覚性・個別性・過負荷・漸進性・全面性そして継続性の原則と、良好な食事と睡眠です。これが、「危険を少なくし、効用を多くする」運動療法が持つ原則なのです。

2回の手術でも治らなかった看護学生の腰痛、30分の通勤に耐えられず途中で車を停めて休んでいた私の腰痛を治した運動も、振り返れば偶然にもこの原則に従っていました。初めは少し物足りないと思う運動からスタートし、徐々に負荷を増やし、しかも毎日続けたことは、完全にこの原則に一致していました。そして、50歳になって、突然20年殺しのしっぺ返しを受けたことは、少し調子に乗り過ぎ、負荷の強い下り坂のジョギングを繰り返したことで、完全に原則を逸脱していたからでした。ジョギングの原則は、「ゆっくり、長く、遠くに」です。

これらの原則を無視し、坂道で調子に乗り、走り下りたことは、若気の至りでした。膝にかかる負担は、下り坂の方が強いことはこれで知りました。「下りの方が痛い」という患者さんの訴えを不思議に思った時期もありましたが、確かに下り坂の負荷は、上り坂よりも脚にはきついのです。もちろん、運動の原則など難しく考えなくても、毎日歩くことでも、健康維持のためには良いことです。医学論文にもあり、検証されています。毎日の生活を運動療法の原則に従ってする必要はありません。ある程度の効果が出れば、その後は維持と継続、つまり毎日の散歩で良いのです。しかし効果を期待する初期には、原則を意識することが大事なのです。特にどこか痛い人、故障のある人、高齢者といった患者さんには、薬や注射、理学療法や徒手療法などは、運動療法の前の準備療法と心得、その上で医師や専門の療法士と二人三脚で、これらの原則を踏まえた運動療法を始めることが重要だと思っています。人はそれぞれ様々な病気を抱え、また様々な環境にいて、望みも様々です。その差が判らないと、「適度」とお茶を濁すことになります。

繰り返しになるかとも思いますが、理学療法士は、我々診療者の中では一番患者さんと長く、手と肌で接する機会を与えられている専門家です。療法士は、様々なバックグラウンドをもつ患者さん個人個人への理解を深め、適度をより具体的に示すことのできる最高のチャンスがある職種です。ここに理学療法士の絶対的な出番があるのです。そうしないと効果が得られないばかりか、運動訓練により傷口をさらに大きくすることもあるのです。医者のメスに勝ろうとするなら、整体・整骨師、鍼・灸・マッサージ師に勝ろうとするなら、理学療法士はこの原則を踏まえて、患者さん個人個人に合った運動メニューを考え、運動療法に患者さんを誘導し、患者さんが運動するのをただ傍観するのではなく、二人三脚で運動を監督しなければならない責務さえあると私は思っています。

すこし自己弁護になりますが、看護学生の全快祝いで私とH先生はご両親に呼ばれ、食事をご馳走になりました。その時、「このたびは、ありがとうございました」と頭を下げた私に、

H先生は、『いいや、何をしてもいい』と先生が太鼓判を押してくださったお蔭ですよ」と言ってくださいました。あながち私のメスも不要だったわけではないのです。同様に理学療法・徒手療法も薬物・注射も不要というわけではありません。運動療法をスムーズに行うには、これらの治療も大切な運動療法の前処置になるのです。

さて、以上の話は実際に私が経験したことですが、日頃私が目にするリハビリとは少々違っています。それは現実と理想の差にも思えます。理学療法士も患者さんも人間です。その場で直ちに、気持ち良くなることを期待します。しかも「楽」にです。「軽くなったようだ」とその場で患者さんに感謝されれば、その言葉は、物理療法・徒手療法を施した理学療法士にとって麻薬になります。その段階で理学療法士は素直に喜び、自分の手技が効いたと満足するのです。しかしそうなると、さらに一段と高いレベルは見えなくなります。ここで療法が止まってしまうのです。これはもちろん医者の場合もそうです。たとえその注射が2日しか、長くて5日しか効かないことが判っていても、目の前の痛みを軽減するために注射をします。それを延々と続けます。さらに悪いことには、患者さんから「リハビリで悪化した」と非難されることも時にあるのです。医療者にとって、患者さんからの「軽くなった」という言葉は「麻薬」であり、「悪くなった」と言う言葉は「劇薬」でもあります。人間は弱いものなのです。麻薬に溺れやすく、劇薬はたとえそれが最終的には有効だと認めていても、敬遠したいものです。ともかく、しないよりした方が良いに決まっているリハビリですが、私の言う「メスを超えるリハビリ」とは、理学療法・徒手療法で終わらず、運動療法を正しく行うリハビリのことです。「危険を少なくし、効用を多くする」運動療法とは、医者がメスを握るのと同じ気持ちで、運動療法の原則を認識した理学療法士と患者さんが二人三脚の一組になって続ける運動のことであり、より高いレベルの健康の質の向上を目指すことなのです。

しかし、たとえこの原則を理解して実践する理学療法士がいたとしても、やはり現実は多少違ったものになるようです。問題は患者さんの側にもあるのです。多くの場合、楽に、しかも、医者・理学療法士にお願いしたら治して頂けると期待している患者さんからは、自分が主役になり、数カ月も継続して行わなければ効果の上がらない、しかもその過程は決して楽ではない運動訓練は歓迎されないようです。当面の痛みが軽減すればそれで満足のようです。それ以上のことを勧めると、「時間がない」と断られることもしばしばです。私たちは諦めるしかありません。

しかし、もう判ると思いますが、この理学療法士の物理療法・徒手療法、医者の薬・注射という他力本願の治療に頼っていては抜け出せない、頑固で慢性的で持病と諦めている状態が確かにあり、しかも自力本願というべき運動療法を正しく継続すれば、少し苦しくてもこの状態から抜け出すことができ、そればかりか、一段と高い高みに立った自分を自覚できるようにもなれるのです。考えてみてください。これは、オリンピックで金メダルを獲ることと同じことなのです。運動自体を楽しめるようになるまでには、少なからず苦しいこともあり、さらには、私が味わったように悪化の危険もありますが、その負の側面を差し引いても、運動療法にはありあまる益があることを、私の経験は物語っています。

私は、私自身のこのような経験に基づく考えから、リハビリと言っても運動療法のできるクリニックを考えていました。それは、新しい発想のクリニックになるはずです。「患者さんを治すクリニック」「患者さんを楽にするクリニック」から、「患者さん自身の治す努力をバックアップし、自己回復能力を活性化する手助けのできるクリニック＝運動療法のできるクリニック＝メスを超えるリハビリ＝メスと別次元で患者さんのピンピンコロリの生活を少しでも支えることのできるリハビリクリニック」への積極的な発想の転換でした。

ここまで書くと、物理療法・徒手療法の出番が小さいように感じるかも知れませんが、ところがどっこいです。例えば牽引療法で、「先生の言われるように牽引を続け、肩・首の痛みがやっと取れてきました。本当に牽引のお蔭です」こう言ってくれたのは、頸椎の彎曲が他の人より強く、運動療法をしていてもなかなか良くならなかった、初老の患者さんです。また、「アレ、ずいぶん良くなったじゃないか」と、私が感嘆の声を上げたのは、なかなか治らないと思った手の骨折に超音波ライプスを毎日20分ほど当てに通ってきた患者さんのレントゲン写真を見た時です。さらに、30歳代の女性です。股関節のあたりの痛みを訴えてこられました。レントゲンを撮ると大腿骨に癌がありました。よく聞くと過去に乳癌の手術をされていました。明らかに転移でした。本人もそれを覚悟されていましたが、恐れていました。すでに肺にも転移があることを、告知されていました。診察が終わった時彼女は、「これから山の中の家に帰るバスがない」と言いました。私は少し待たせて、私の車で送っていきました。車の中で私たちは無言でした。私は彼女の手を握るしかありませんでした。家には老婆と小学生の娘が待っていました。夫はすでに他界していました。人は何も差し出すものがない時でも、手を差し伸べることぐらいはできます。これは徒手療法と呼べないまでも、徒手療法の元だと私は思っています。未熟な者でも、人の手は温かいものです。その温かさは伝搬します。そして癒す力を秘めています。その手の力が次第に磨かれて得難い技術となり、名人芸まで発展したのがリハビリの徒手療法だと思っています。

やはり、その人のその時々の状況により、勧めるべき治療法があり、医師や療法士はそれを患者さんに勧めなければなりません。しかし、これにはある程度反省と考察という経験が必要かも知れません。甘いようですが、失敗と成功を繰り返し、失敗した時も治療者には落ち込まないで原因を考え、患者さんには寛容・信頼の気持ちを保ち続けていただく必要があります。

心あり手を差し出して知恵を出し共につかもう生きる意味

現在、私の周辺には、年々高齢者が増えてきています。なるべく他人の世話にならずにピンピンコロリと逝きたいと望む人が多くいる一方、歳を重ねるごとの身体の衰えを、老いのせいだと諦めている人も多くいます。

私が整形外科医になり習得できた医療の進歩の金字塔は、何と言っても人工関節手術です。私は卒後４年目１９７６（昭和51）年にその手術に初めて立ち会うことができました。研修病院で、日本でもまだ数少ない病院でしか実施されていない時期でした。その後大学に戻り、脊椎手術専門医を目指した私は、関節手術は門外漢だと思っていましたが、大学を辞して総合病院に赴任した１９８３（昭和58）年頃には、私自身も執刀医になるほど、その手術はポピュラーになっていました。

患者さんにとって、曲がった足が真っすぐになり、何と言っても痛みがなくなるのが最大のメリットで、ほとんどの患者さんは歩行がずいぶん楽になったと喜ばれます。「動く喜び　動ける幸せ」を見事に実現した手術、医療の進歩です。この人工関節の手術は、本当に多くの人を助けたと思っています。

その他、リウマチ薬の進歩もありました。リウマチ患者さんにとっては、人工関節手術と新薬の開発は、本当に福音だったと思います。それは、私たちの一世代前の医師がストレプトマイシンの発見により、結核で見た劇的な治療の変化にも匹敵すると思われます。また、私の専門分野の脊椎外科では、脊柱管狭窄症の概念と治療法が確立され、椎弓切除術、あるいは椎弓形成術、脊柱管拡大術に発展しました。

メスは、本当に多くの貢献をしました。しかし一方、手術を望んでも、色々な病気を持っていて手術できない人、例えば心臓、肺、腎臓などの合併症のある人も増え、麻酔が進歩したとはいえ手術できない人もいます。また、高齢を理由に手術を諦めている人もいます。また、やはり完璧にできた手術でも、完璧に治る保証はありません。例えば、脊柱管狭窄症の手術です。手術のタイミングが遅れると、完璧に手術できても、足のしびれはほとんど治りません。したがって時期が遅れると、不本意ながら回復は僅かで、術前にあった麻痺が残るという結果になります。しかし、こうした人たちにもリハビリは可能です。そうです。手術する・しないにかかわらず、病気である・ないにかかわらず、体の衰えを何とかして、せめて自分のことは自分でしたいと思っている人には運動療法が最適です。高齢者に欠かせないのがリハビリ運動です。もちろん、まだ働かなくてはいけないのに腰痛などで働けない、まさに一家の大黒柱の青年・中高年、運動で障害を起こした学生など、リハビリが役立つ患者さんは多くいるのです。

「One　More　Step　もう一歩、動く喜び、動ける幸せ」

メスと別次元で患者さんに接することのできる整形外科。それはリハビリです。

高齢者と言えば、今の私もその一人です。私が年齢を感じたのは40歳を過ぎた頃、それまでスイスイ書けていた論文の筆が滞るように感じ始めました。そして45歳の時、肩こりが激しくなると同時に新聞が読めなくなり、眼科医の診察を受けました。

「先生何歳ですか？」

「45歳です」

「丁度ですね。老眼ですよ」

年齢をはっきり肉体に感じたのは、この時が最初です。以来、今まで老眼鏡の世話になり、何とか過ごしています。しかし周りには目の手術をしたという人が増えてきました。車の運転免許証の更新の時に、「眼鏡を外しても良いですよ」と言われたのはいつだったか、正確には思い出せませんが、今ではいずれ私もと思うこの頃です。

「また歳を取った」

「一番いらないものと言えば、歳だね」

私も74歳になり、こんな会話がお年寄りの患者さんと交わす新年の挨拶の常套句になりました。私も今では、変形性膝関節症、変形性股関節症、前立腺肥大症、過活動性膀胱、高血圧症、不眠症——などなどの病気を抱えるようになりました。それに老眼、歯のこぼれ落ちというか身体の錆びつきと言えばよいのか、ともかく身体の故障が増えてきました。一番の問題は不眠症です。眠れない翌日の頭は霧がかかったようで、身体は鉛のように重く感じます。睡眠剤が離せなくなりました。

ところがここ1年位、クリニックのリハビリ室で運動を継続するようになり、今では時に睡眠剤なしにでも眠れる日があります。そしてこの1時間ほどの運動が病みつきになりました。でも、若い頃と比べ、ある変化にも気づきました。若い頃には徐々に負荷を上げることが楽しみになり、目標になっていました。そして実際に数カ月続けると、それ以前とは比べものにならない身体になっていました。しかし今は違うのです。この1年間、少しも負荷を上げることができないのです。それどころか、ベンチプレスの負荷は少し減らしました。これが加齢ということかと思っています。しかし、ゴルフの腕前は上がりました。

とにかくリハビリは、物理療法であれ、徒手療法であれ、運動療法であれ、歯磨きならぬ身体磨きなのです。日常的に習慣化することで、自立した生活を保障してくれます。できれば、運動も習慣化したいものです。私のクリニックがこの理念を達成できているかと問われれば、私は「残念ながら」と答えざるを得ません。「夢の途中で」という言葉も好きですが、今も夢の途中です。「少しなら」と付け足させてください。

話は変わります。

もう2つどうしても理念に入れなければならない言葉がありました。クリニックを開院するにあたり、数冊の本を読み勉強する中で、経営の神様とも呼ばれている松下幸之助と経営学者ピーター・ドラッカーの本に出会いました。その本の中で、「どんな無能と思われる人とでも一緒に仕事ができるが、真摯さの欠如した人とは、一緒になれない」というドラッカーの一文に目が留まりました。「真摯さの欠如した人とは、一緒になれない」――私はひどく重要な言葉に思いました。

（この「真摯」とは何を意味するのだろうか？）

その言葉は理念の中に入れなくてはなりませんが、ドラッカーの言う「真摯」の真の意味を、もっと知らなくてはなりません。「真摯」は辞書では、「真面目で熱心なこと」と書いてありました。しかし、何か物足りません。さらに、

（英語の原文では何という単語で書かれているか？）

それを知りたくなりました。和訳しているせいで、（伝わりにくい部分もあるのかな）と思ったのです。それほど重要な言葉に思えました。そこで、グーグルの力を借りて調べました。その結果、「integrity」という単語が「真摯」と訳されていることが分かりました。原文は以下の通りです。

They may forgive a person for a great deal:incompetence, ignorance, insecurity, or bad manners. But they will not forgive a lack of integrity in that person.《無知や無能、態度の悪さや頼りなさには、寛大たりうる。だが、integrity（真摯）さの欠如は許されない》

Integrityを「プログレッシブ英和中辞典」で調べると、「正直、誠実、高潔、廉直」という、

やはりそうかといった訳が出てきましたが、これでは何か物足りない気がしました。英和ではなく、英英辞書（Longman）で調べたところ、以下のような説明が出てきました。

The quality of being honest and strong about what you believe to be right.

結局、真摯とは、「自分が正しいと思っていることに対して、正直で、強く願う心根」だと、私なりに訳しました。突き詰めると「真面目で熱心なこと」に間違いないのですが、それでは何か欠けているのです。それは「strong」――「強さ」です。「熱心なこと」に間違いないのですが、私には行儀が良すぎると響きます。私は「strong」でなければならないと思っています。後に私は日経新聞の『吉田松陰 大和燦々』（秋山香乃）という連載小説でその最も良い場面に出会えました。

「維新は寅次郎（松陰）の愛弟子たちが、師の志を強く継承し、一人、また一人と次々と命を落としながらも、決して諦めず成しえた奇跡の事業といえる。生き残った弟子や友人たちは、自分たちを突き動かす糧となった寅次郎の、どこまでも真っ直ぐで純粋な無垢の魂を称え、寅次郎に関わる多くのことを書物にして世に広めた――」

私のクリニックの「真摯」とは、単に「真面目で熱心なこと」のみでは十分その意を解せず、寅次郎のように、「どこまでも真っ直ぐで純粋な無垢の魂」のことです。もちろん私に、「どこまでも真っ直ぐで純粋な無垢の魂」があるかと問われれば、即座に否定します。むしろ世の中には表裏があり、不純であることが真実であり、私自身の中にも不純や矛盾が満ちています。表の部分に目を向け、しかし裏の部分にも目を背けることなく、その中で多くの場合、迷いながら生きています。不可解なことばかりです。それが正しいかどうか判りません。本当に正解が判らないのです。しかし、迷いながらも己を信じ前を見て熱く生きています。ストロングにです。その魂に出会うと、好きになるのです。

さらにドラッカーの思想から、企業にはイノベーションが重要であると学びました。革新のない企業は衰退していくのです。それは歴史が物語っていますし、私にもよく理解できました。

私は、深考に深考を重ね、クリニックの理念を決めました。

「One More Step もう一歩、動く喜び、動ける幸せ」を合言葉に、自分の専門能力に誇りを持ち、その能力を十分発揮し、他の専門職と協力しながら、人々の健康生活に役立つ活動をする。このことが、人々の幸福のみならず、自分の幸福の追求であることも自覚する。そして「常に一歩上を目指し、革新の気持ちを忘れず、真摯に生きる」

私は、65歳のクリニック開業に不安もありました。当初は先輩のクリニックを継承するつもりで安易に計画を進行させていましたが、理念実現のためには、どう考えてもリハビリ室の充実が必要でした。私は私の理念を実現するため、自身で基礎的な平面図を描き、全く新しいクリニックを誕生させました。

「クリニックのロゴマークはどうされますか?」

クリニック設立前に、印刷会社の社長さんと交わした会話です。

「一歩踏み出す理念を盛り込み、さらに私のイニシャルのKとTを組み合わせて、こんな感じを考えています」

私は当初そのロゴが気に入っていました。しかし、クリニックに通いながら毎日目にする看板のこのロゴでは、何か物足りないと感じだしました。

「動きが欲しいんだよな。一歩前にという気持ちが欲しいんだよな。墨で書いて見てよ」

私は、理学療法士のY主任に話しました。数日後、彼は何枚もの下書きを持ってきました。Y主任は、ドラッカーの言葉通りIntegrityな人物です。

「どれがいいですか?　先生選んでください」

「これにしよう」

新しいロゴが決まりました。私はこのロゴを気に入っています。このロゴが書かれたクリニックの通所リハビリの車に時々街で出会います。私は胸を張ります。明るい心地になります。One More Stepです。人間は動きを止めてはいけません。

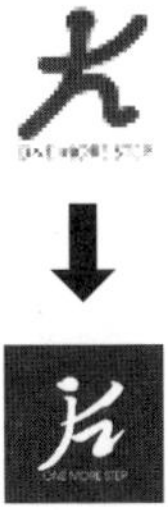

かなり長く、かなり独断的に私の理念への想い入れを話しました。分かり難い点もあったと思いますが、もう一つ、ある老婆の思い出話をして、最後を締めくくりたいと思います。

「今日を最後にするよ」

「…………」

「駅の階段を上れなくなったから仕方がないよ」

「…………」

長い間、ローカル線を利用して通って来ていた、ある老婆の最後の言葉でした。

「孫は元気にしているか？」

「うん、今は高知の方に行っていてなかなか帰ってこないけど、何とかやっているだろうよ」

私は、その老婆の孫が幼稚園の頃から診察を始め、高校を卒業するまで診ました。

またその老婆はある時、院内を飾る一枚の絵を指して、こうも言いました。

「内緒だけどね、あの絵はどうしても気になる。下ろしておいた方がいいヨ」

私は、霊感は嫌いでした。信じていませんでした。しかし、その老婆の口から出た言葉を、私は素直に受け入れました。そして、

「今日を最後にするよ」

が、その老婆の最後の言葉でした。

小さい身体が、出会った頃よりさらに数段と縮まり、腰も足も曲がりました。その小さくなった身体に、本当に小さい小さい子供のようなリュックを背負って、ヒョコヒョコと、時に休んで背中を伸ばしながら、通院されていました。肩、腰、膝と整形外科の病気を総て一人の身体に背負って、診察室に入って来られました。しかし、辛い顔を見たことがありません。淡々と来て、淡々と去る人でした。その顔も常に淡々としていました。その顔を見ると、（ああ、今日は水曜日だ）と思ったものでした。

そして、その日以来、その言葉通り、時に待合室の片隅で弁当を広げていた老婆の姿は、消えました。しかし、時にその姿を、影のように片隅に感じることもありました。そして外された絵のあった壁にも目が行くのです。そんな時、私は、淋しい気持ちの他に、不思議ですが、何か満たされた気持ちにもなりました。心理学者アブラハム・マズローの自己実現・自己超越、リハビリの究極の目的「受容」などの言葉も思い浮かびますが、そんな言葉も手に届かないほ

ど、自然で美しい姿を感じるのです。

今、その老婆の存在は、クリニックに向かう途中にある小さな祠の中のお地蔵さんと重なります。それは、田舎の真冬の土間に座り、アカギレた手にワセリンを塗りながら、一心に縄を編んでいた祖母の姿にも重なります。理念を想う時、必ず浮かぶ人の姿です。リハビリの先にある美しく生きた人間の姿です。私の想うリハビリは、このリハビリの先にある美しい人の姿を追求するものです。

クリニックにこの理念を掲げて９年目、私は今、つつましくもありますが、多くの患者さんに囲まれて診療しています。通所リハビリの利用者さんとは、ハイタッチを交わします。


ハイタッチ瞬時輝く目の光心は通う生きる喜び

幕間6　居場所

ここに在り今朝の輝き吾《われ》亦《も》紅《こう》

気持ちよく目が覚めました。台所の方で音がしました。時計を見るとまだ6時半です。いつもは、隣に寝ているはずの広子が、今朝はいないことに気づきました。

（今日は広子が仕事で、私は休みだ）

起きようか起きまいか迷いましたが、起きることにしました。起きてまず、寝室の南側の雨戸を開けました。早朝の混じり気のない清涼な空気に触れて深呼吸すると、何兆個ともいわれる身体中の細胞の1つ1つに酸素が行き届いた感じがして、節々に感じる寝起きの痛みに活が入りました。

私は、萩の町が一望できるこの高台に、ここを終の棲家と決めて、5年ほど前に家を建てました。そして南向きのこの寝室の外の庭を掘り起こし、3畳ほどの小畠を作りました。それは結構大変な作業でした。

「貴方、あのサツマイモの失敗を覚えている。できたのは親指くらいのイモ3個でしたね」

広子の嘲笑に耐え、あえて無視しながら作った小畠でした。この小畠を見るといつもその声が聞こえますが、今は二人で収穫を喜び、私は達成感に浸っています。

　　蝉や蝉負けぬぞ男玉の汗

　今年は野菜を作りだしてから3年目になりました。最初の年からトウモロコシとスイカが美味しく実り、孫たちの喜ぶ顔を見ました。以前母からスイカ作りは難しいと聞いていましたが、初年から3個も大きなスイカが収穫できました。これは幸運だろうと思いましたが、私は嬉しくなり、その後、毎年、孫の喜ぶ顔を想像しながら、スイカとトウモロコシをこの小畠で育てていました。隣の家と私の家の間の空き地も、小畠にしました。ここではキュウリやナスを主に育てることにしていますが、ここは東向きで、しかも隣の家の陰に入ります。日当たりが違います。すると、同じ野菜を植えても育ちが違いました。それを見比べ、私は農業というものを学習したつもりになりました。

(野菜作りは、水と日光が一番の栄養だ)

　本当に良い具合に空き地が残っていたと思うのです。小さな畠2つですが、それでも結構収穫があります。広子は最初の嘲笑を手の平を返すように忘れて、今では、「これ、俊文さんが作ったの」と言って、キュウリやナスやオクラを親しい人に分けてあげるほどです。

「貴方、台風が来る前に種を蒔いておいて。丁度雨が降っていいわよ」
今年は、そうせかされました。広子の言葉に従い、丁度台風14号が来る前に急いで土ごしらえをし、種を蒔き終わりました。大根、コカブ、ホウレンソウの種でした。すると、本当にもう3日もしないうちに芽が出ました。台風の雨のお蔭かなと思いました。昨年はもっと日にちがかかった記憶があります。野菜作りは、つくづく自然との会話だと思いました。本当に日々新鮮で、楽しいものです。

窓を開けると、今朝はもう、大根が5～6㎝を超える若菜を伸ばしていました。コカブは大根より小さい丸い葉を開き、ホウレンソウは尖った芽を2～3㎝垂直に伸ばしていました。可愛いものです。本当に、自分の子供のように愛くるしいのです。昨日の夕方、畑の土は乾いて白くなり、ひび割れもありましたが、今朝は昨晩の水遣りのせいか、夜露のせいか、土も上手い具合に黒く湿っていました。

じっと見ていると、良く伸びた若菜もあれば、少し芽だちの悪い子もあることに気が付きました。往々にして、庭を囲む小塀の陰にあたる部分の発育が遅いようです。日光がほんの少し違うだけなのですが、歴然とした差があるようです。しかし、その差さえ、また、大根、コカブ、ホウレンソウの若菜の姿や形の差さえ、若菜の緑と小畠の黒く湿った土の色の差さえも、総てが新鮮な朝の空気に包まれて調和していました。私の身体の隅々の細胞が感じると同じように、若菜たちも朝の新鮮な空気に、喜びを感じているようでした。一方では、（野菜にも、それぞれに個性がある）と、今更ながらのその気づきも少し可笑しくあり、そういう私にも改めて驚くのでした。

今朝は、感動の連鎖です。子供の頃には、このような日常の変化に感動する自分を自覚したことはありませんでした。恐らくこの感動は、私が歳を取った証でしょう。孫たちは、スイカやトウモロコシを採ること、そして食べることには特段の喜びを表しますが、その生育過程に見せる野菜たちの一つ一つの変化には全く興味を示しませんでした。恐らく気づいていないだろうと思います。私自身の記憶でもそうでした。しかし、今の私は、日々変わる生育過程の方が余程感動的なのです。どこにその差の原因があるのだろうか。それは年齢の差でしかありません。小畠の向こうに見える田は、昨日まで黄金色の稲穂が垂れていたのに、今朝はもう刈田となり、残った稲株が整然と列をなして見えます。この景色にも感動します。昨日の記憶と対比して、その変化をより深く味わうようになったのだと思うのです。年齢の差とは、記憶の差、経験の差なのです。

そうこうしているうちに、その向こうの山の端に、東の空から光線を射るように陽が昇って来ました。山は、朝陽に半分切り取られたように、光線の日向と影がはっきり分かれ、上は深い山の緑が明るく輝いて見えます。木々の1本1本も区別がつくほどにです。しかし下の部分はまだ闇の中に沈んでいるように、一様に黒く見えます。切り裂かれたように分かれるこの明暗も、刻々と闇の部分が低くなり、緑の部分が明らかになります。この景色の変化も好きな一瞬です。時に、薄墨のように霧がうっすらと浮かび、それが光とともに動き、かつ消えていく様は水墨画を見ているようで、時間を忘れます。今朝はその霧はなく、南の青空にはうろこ雲が浮いています。秋の彩りです。

この瞬間に私は、自然の中で（呼吸している）と強く思いました。小畠の若菜たちもまた、透明な光に当たり一層元気になったようです。（若菜も私も生きている）と強く感じました。私は、朝の新鮮な空気と、清らかに明るい力強い光の中に溶け込みました。私自身も、宇宙を構成する1つの要素になったと感じました。私自身も宇宙なのです。宇宙の中で私の存在は微小なものです。無視してよいものです。しかし、私にはそうとは思えませんでした。私のような微小な存在が集まり、その結果、宇宙があるのです。私が宇宙を感じているのです。私を無視して宇宙は存在しないのです。私と宇宙は一体なのです。私は、宇宙とともに私の存在を強く感じました。私の心も宇宙と同じくらいに広がりました。その広がる思いとともに、私は喜びを感じました。幸せを感じました。そして、生きていることを感じました。

広子がいつの間にか、後ろに来ていました。

「貴方　朝食の用意ができましたよ」

「そろそろ間引くかね」

「そろそろね」

吸い物に入れた間引き菜の味を想いました。

おはようさん大根小かぶ若菜さん今日もよい日だ元気で行こう

食事が終わり、私はトイレに座りました。ふと目を上げると、ひと花と言えばよいのか、実と言った方がよいのか、そんな小ぶりなひと枝の花に、私の目は釘付けにされました。か細い枝の先に、小指の頭位の花（実）を、ポンポンポンとつけた花でした。普段そこは、冬には深紅の花をつけた椿、春には緑と白と黄色の鮮やかな水仙、夏には赤いアザミ、秋には白い野菊や紫のリンドウなどの一輪が活けられている場所です。考えてみると、四季に変わるその場の存在感は、花の姿・形もさる事ながら、その花の色合いにあると思い当たりました。

しかし今朝の花はどうでしょう。葉は一枚もありません。透けて見える枝は、水すましの足のようにか細く、さらに、この枝の先端につく花といえば、目を楽しませてくれる姿でもなく、カラフルな色彩でもなく、しいて言葉を探せば、ただただ地味なだけなのです。しかしそれが、トイレの壁の人工の白色をバックに、これまで見たどの花よりも際立って美しい存在感を示しているのです。明るくなく暗く、密でなく疎で、太くなくか細く、艶やかでなく枯れて、野にあればそれは恐らく雑草です。決して美しく見えないはずです。一本一本の枝にも一定に伸びる方向性がなく、まるで調和というものがありません。あちこちに細い枝を伸ばし、むしろ不規則です。しかし、トイレの片隅に、ひと枝活けてあるこの花は、それは見事にそこで全体が調和して、美しく映えているのです。今までここにあったどの花よりも美しく見えました。私はその不思議な調和に見とれ、感激しました。決して花の持つカラフルな華やかさではなく、雑草の中にあれば雑草と見誤ってしまう位の花に、このような気品が隠されていようとは――私は今更ながらに驚きました。この美しさは何だろう。解かりません。しばらく考えて、木琴を叩くバチを思い出しました。

「リズムかな？　音楽のような調和かな？」

私は、音痴です。それが柄にもなく、そんな感想を持ったのです。可笑しくなりました。

「トイレの花、あれ、何の花？」

「吾亦紅《われもこう》よ。貴方、毎年雑草と一緒に刈っていたでしょう。今年やっと大きくなったわ」

「ソオ、あれが吾亦紅か。庭に咲いているより、トイレに活けてある方がよっぽどいいわ」

私は、庭の草を刈る時、この花も雑草と思い、刈っていたのです。広子に2年続けて2回も注意され、やっと今年はそこを刈らずに残しておいたのです。それがこの花なのです。本当に意外でした。

ここに在り今朝の輝き吾亦紅

私は、人間にも居場所があるような気がします。宇宙の中の地球、地球の中の日本、日本の中の山陰の小都市、その中の私のクリニック、家族、それらに囲まれている私――近頃、私はやっと私の居場所に落ち着いたような気分がしています。今までは夢中で過ごしてきました。前しか見ないで過ごしてきました。今も私は前を見ていますが、やはり来し方を思い起こす時間が多くなり、その分、立ち止まる時間が増えた気がしています。歳を取ったせいでしょうか。そうは思いたくないのですが、そうかも知れません。それは、私が身に着ける肌着にしても、服やズボンにしても、何かやっと自分のスタイルが決まり、その中で私は一番私らしくなるのです。

例えば、少しだけ改まった場所に出かける時には、私はベージュ色の靴を履くことにしています。10年も前に正月のバーゲンで見つけた靴で、一度踵を張り替えています。この靴に綿パン、ブルーのワイシャツ、黒のブレザーを着ると一番落ち着き、自分らしく思えるのです。もちろん家では、パジャマのまま過ごすこともありますし、夏などパンツ一枚で過ごします。そして何と言っても仕事――私は整形外科医ですが、今一番私らしい仕事ができていると思っています。私は73歳になり、やっと私自身のスタイルにも、仕事にも、落ち着くことができたと感じています。そうなるまでに73年も要したのです。そして、あと何年診療ができるか分かりませんが、できれば、あと10年は続けていたいと、私自身の心の中では決めています。ここが私の最後の居場所なのです。

今朝のような気持ちのよい朝を、最近たびたび迎えるようになりました。一言で言えない色々なことを経験し、周りを見る目が変わってきたのでしょう。見る角度が変われば、同じものを見ても感じ方が違うようです。それはごく最近の発見だと気づいて、また（生きていること）が嬉しいのです。歳を取ったのではなく、私の物事に対する観察眼が深化していると思いたいものです。一言で言えない色々なことが、一つのことから他のことへと、次々に想いを繋ぎます。そうして、一見何の脈絡もない思いが、その底で手を繋いでいることの不思議に、思い当たります。

「私、行くわね。今日の昼ご飯どうする？」

「神棚に、ぼたもちがあったから、あれでいいわ」

「味噌汁も一杯分は残っているからね。聞こえないの？」

「……味噌汁ね。ああ、わかった。行っといで」

今朝はこれで済みましたが、たいていは、

「貴方も一人になったら大変だから、少し自分でご飯を作る稽古をしないとね。皿洗い、洗濯、掃除、アイロンもよ、色々あるんだから」

「俺は、一人で生きていけないから、すまんけど若い後添えをもらうわ」

「貴方に来てくれる人がいるかしら？」

（また同じことを言い合っている）

畑の野菜たちに耳があれば、そう思っているような気がします。


若菜らに今朝も挨拶いつか来るその日までは心に秘めて

吾亦紅の花言葉は、「変化」「もの思い」「愛慕」だそうです。

その花の名の由来は諸説あるようですが、「吾もこうありたい」とも聞いています。

第7章　クリニックの開設そして母の死

母は逝く一人残した父上に思い残してただ一人逝く

クリニックは、２０１３年、平成25年6月1日に開院しました。私は65歳になっており、置き場に困るほど、お祝いの花を頂きました。この花につられてムカデが集まり、それが職員の靴の中に落ち、それに気づかずに履いて足を咬まれるといった騒ぎもありました。懐かしく思い出されますが、ともかく、事務２人、受付２人、看護師３人、理学療法士４人、リハビリ補助２人、私を入れて14人のスタッフでスタートしました。

「通常のクリニックにしては多少人数が多く、人件費で大変かなと少し心配した」

と、相談に乗って頂いたS銀行員さんが、後で漏らされました。私はそんな心配は知らず、リハビリクリニックの理念に前のめりになり、集めたスタッフでした。この中には、医療分野は全く未経験な人、また新卒の人もいましたが、総ての部署に、前の病院で一緒に働いていた心強いスタッフがいました。しかし、私自身のクリニックで患者さんを迎えるのは、この日が初めてでした。期待と不安が、混雑という渦に巻き込まれ、呑み込まれ、無我夢中の中で初日が終わりました。

「ついに一歩踏み出した」という高揚感で始まり、「これは行けそうだ」と確かな手ごたえに変わり、「やっと初日が終わった」という達成感で幕が下りた一日でした。

一日というより、正確には半日でした。この日はよく覚えていますが、幸運にも土曜日でした。午前中で診療が終わりました。そして、この午前中診療の土曜日に開院できたことは、意図したことではなく、偶然でした。この日は、50人近くの患者さんがいらっしゃいました。初日の混雑が一日中続けば大変なことになっていたと思うと、この偶然にも土曜日に開院できたことで、興奮冷めやらぬ中にも、反省の時間が持てて幸いでした。神様に感謝したい気持ちでした。

日曜日を挟み、3日目からは比較的順調に進み、毎日が楽しくなりました。少し行き過ぎもありました。新しい患者さんに握手することまでは許されるでしょうが、「今まで悩んでいたのに、スッキリしました」という言葉を聞くと、つい嬉しくなりハグまでしました。少しやり過ぎたと、一日の終わりに反省しました。まだ失敗があります。注射で足が立たなくなり、2時間も横になって頂かなければならないことがありました。原因は、ブロック麻酔の効き過ぎでした。覚めない麻酔はありません。「必ず治りますから」と口では言っても、患者さんは下半身が動かなくなり動揺しています。私も動揺して、表面的には動揺が表れないように努めましたが、以後の患者さんの診察がうわの空ということもありました。しかし、私もスタッフも、日一日と慣れてきて、落ち着きを取り戻しました。

嬉しいことに残業しなければならないほど忙しくなりました。しかし私は、それは新生クリニックの勢いだと思い、苦になることはありませんでした。むしろ楽しくて仕方がありませんでした。翌年には早々に医療法人にしました。さらに1年を経て、翌年の夏にはリハビリ室を増築し、234㎡と、およそ倍近くに拡充できるまでになりました。

開院7年目、令和2年8月に私は72歳になり、長男もクリニックで診療するようになり、翌年正月にはリハビリ室を380㎡まで拡充しました。その年の4月からは、従来から温めていた〈年中無休診療クリニック〉を実現することができました。正確に言えば、元旦のみ休診の364日診療です。それは、日曜・祝日も開院し、地域の救急診療にも貢献できる体制にまで進化したということです。そして、「私の医療は常々働く人の味方でありたい」、そう思っていたこととの実現でした。長い間勤めた義父の興した病院の静まりかえった廊下を歩くとき、「ここは人間再生工場だ」と思っていたことに通じます。さらに、「医療にはボランティア精神がなくてはいけない」「ボランティアは、共感し、自主的に、無償で行う行為である」といった私の信念にも通じます。

364日診療を始めて1年と少し経った今では、働く人たちにも、独居老人で付き添いなしには来られない患者さんにも、もちろん救急事故の患者さんにも、それが徐々に浸透し、受け入れられてきていると感じています。しかし、経営面で見れば、当初は冒険でした。職員にも不安視する声がありました。しかし、スーパーを代表に、いわゆるライフラインを担う職業においては、日曜祝日の営業は当たり前のことです。ライフラインを担うという意味では、我々医療界も同じなのです。私はクリニックにおける理念に、「常に革新の気持ちを忘れない」と記していますが、これはまさにライフラインを担う者としての診療体制の革新と、私の医療者としての信念の結果でした。

今、私は満足しています。従業員も勤務体制をシフトに変え、休日が増え、喜んでいます。もちろん恩恵は私にもありました。私も、医師として毎日気の抜けない日が50年近く続いた後、やっと週３日も診療を離れ、休日を得ることができるようになったのです。３日もです。ありがたいことです。一緒に診療することを引き受けてくれた長男に感謝しています。その空いた時間で、今こうして、私はこの思い出話を書きながら、私にとって一大テーマである「生きることの意義」を思索しているのです。

むろん私は、診療を一生続けたいと思っています。そのことに生きる意義を見出しています。診療には、楽しみも喜びもあります。開院以来通院してくださっても、何年も治らない患者さんを診ていると、心苦しくなることもありますが、診療の場が心を通わせる場にもなり、私を若返らせています。クリニックを誇りに思っています。

「田植えは終わりましたか？」

「今年は、水が少なくてね」

「雪が少なかったですかね」

「何歳になられます？」

「来年で80歳ですよ」

「それは大変ですね。私は74歳ですが、この頃は1年、1年が恐ろしいと感じていますよ。80歳はまた大変ですね。今の私には、80歳の自分を想像できません。ほどほどにね」

患者さんたちは、人生の先輩です。色々な生き方を教えてくださいます。この診療生活は、いわば私の生活の中心、生き甲斐です。問題も数々あり、戸惑うことも多々ありましたが、医師の一番の恩恵は、通常のサラリーマンのように上司の顔色に左右されないで、目の前の患者さんに1対1で向き合えることです。そして時には共感してボランティアもできることです。

患者さんは人間です。誠意は通じ合います。どんな困難な状況であれ、自分の最大を示すことができれば、ほとんどの患者さんは、信頼というご褒美を返してくれます。たとえ、「気の内」と言われても、こんな良い職業はありません。もちろん、医療が「気の内」で良いはずはないことは百も承知しています。しかし、「気の内」の部分も大いにあることも事実だろうと思っています。クリニックは病院に比べ、そのような医療における機微が、最もよく現れる場所だと感じています。

実際、知識も技術も無効な患者さん、つまり医学が無力な患者さんから、それでも信頼されることがあるのが医療なのです。それが「気の内」のみの行為だと自分の無力を恥じていても、心で通じ合うことがあるのです。そして幸せな気分になれるのです。

例えば30年以上も前の患者さんがそうです。この患者さんからは、今でも毎年8月の終わり頃になると、二十世紀梨が届きます。その方は、脊髄損傷の患者さんでした。もうすでにお亡くなりになりましたが、その奥様から、今も送って頂いています。

脊髄損傷に対しては、医学の力は全く無力でした。日進月歩の今の医学でも、ほとんどと言っていいほど無力です。私がその患者さんに出会ったのは、40歳前の頃でした。脊椎脊髄専門医としての誇りがあり、無力ながらも、無力であるからなおさら、二次障害を予防する努力をし、リハビリを励まし、気持ちのみでも支えになろうとしました。完全に「気の内」です。脊髄損傷という過酷な障害には勝てない医師でしたが、患者さんやご家族からは信頼して頂けたようです。その信頼の証が、今も続く毎年の二十世紀梨なのです。私はそう思っています。嬉しいことです。忘れられない患者さんたちです。

こう思いを巡らせていると、上手く治った患者さんのことは逆にあまり覚えていません。それが当たり前と思っているからでしょうか。とにかく医者は、患者さんから信頼されて、生きる力を頂くのです。そのために医者には、知識も技術も、そして「気の内」と言われようと、真心を伝える努力が必要になるのです。無償でも共感し、自主的に動くボランティア精神が必要になるのです。しかし多くの場合、無償ではありません。30年近くも続く二十世紀梨がそれを物語っています。医療とはそんなものだと思っています。

こんなこともありました。

大勢の患者さんの中でもこの患者さのカルテが出てくると、私は少し緊張します。それはいつも、「同じです。良くならないです」と言われているからです。この日も同じでした。私はできるだけ平静を装い、いつものように診察をして、いつものように「薬はこのままで行くよ。リハビリを続けようね」と心苦しくも、今日の診察は終了という態度を取りました。

すると、その日は違っていました。

「先生、疲れているだろうから」

彼はそう言ってはにかむように、チョコレートを3～4個私の診察机の上に置いて行ったのです。この患者さんは、首から手の痛みを訴え、もう5～6年も通って来ていますが……治らないのです。彼は「仕事を辞めた」と言いました。。それほどの痛みなのです。手術も考えましたが、踏み切れません。手術で良くなる明らかな所見がないのです。私はリハビリを根気よくすることを勧めました。彼は指示通り根気よく続けています。もう数カ月になります。私も休日はクリニックでリハビリトレーニングをしているので、彼と時々一緒になるので判ります。私は「もうそろそろトレーニングの結果が出て来ても良い頃だ」と思い、「どうかな？」と尋ねるのですが、

「同じです。良くならないです」

答えはいつも同じです。私はますます無力を感じていました。その患者さんからのチョコレートです。医師としては後ろめたい気持ちなのですが、人として気持ちが通じていることは、何を置いても嬉しいことです。私はチョコレートをいったん机の引き出しに仕舞いました。彼は今、タバコを止めるために必死なのかも知れないと思いました。その場で口に入れるには、もったいないほどのチョコレートでした。

しかし一方では、もう二度と患者さんの顔を見られなくなる、苦く寂しい経験もしています。それは私の一方的な思い違いから発した軽率な言動からでした。

「少しトレッドミル（ランニングマシーン）で走って、汗をかいた後、肩の運動をしたらどうだろうか？」

「運動はしているよ」

「いいや、ここで汗をかいた直後に、肩のストレッチをしてもらったらどうかと言っているの」

「………………」

「肩をホットパックで温めると、少しいいだろう？　でもそれは外からの熱で比較的表面しか温めないの。走って温まると身体の中から熱が出て、肩の奥まで温まるの。その後で理学療法士に肩の運動をしてもらう方が良いのではないかと言っているの」

「…………」

患者さんは理解できないようでした。熱が、痛みや筋肉の緊張を和らげ、また関節のコラーゲン線維の伸張性を増すことは科学的な事実です。運動の後のストレッチでは、開始時より身体がよく動くことも、体験的に経験しています。しかし、この事実の説明をいかにすれば、患者さんは理解できるのでしょうか。私は、上手く説明できないもどかしさを感じました。本当に患者さんに解るように説明することは難しいことです。さらに、私は、他に多くの患者さんを診なくてはなりませんでした。

「馬鹿か、とにかく言う通りにやってみたらいいの」

そこで話を打ち切り、このちょっとしたアドバイスを担当の理学療法士に伝え、そこを去りました。

「先生、あの後、彼は怒って帰りましたよ」

今度は私が「…………」でした。

「『馬鹿か』と言われて腹が立ったようです」

実際、「馬鹿か」と言ったかどうかはよく覚えていません。しかし私は、他の場面でも同じように「貴方、よく『馬鹿』と言うことがあるけど、あれは止めた方がいいよ」と、広子にも指摘されているので、そうだと思います。悪気は全くないので、言ったかどうか覚えていないことが大半ですが、どうもそのようです。

（2～3日すれば、また来るだろう）

当初私は、そう思っていました。ところが彼は来ません。私には理解し難いことでした。

「もしもし、○○さんのお宅ですか？　私、クリニックの川上ですが、少し気になって電話しました。いまご主人おられますか？」

「いますけど、もう行かないそうですよ」

「私が、『馬鹿か』と言ったことで気を悪くして帰られたそうですけど、リハビリはとても大事なことなので、その言葉で腹を立てられているなら謝りますから、もう一度リハビリをしようと伝えてくださいな」

「主人は糖尿病で、毎日走っているのに、『そこでも走れ、馬鹿』と言われて……伝えておきますけど、もう行かないと思いますよ」

「ご主人は短気ですか？」

「ものすごく短気です」

「そうですか。とにかく『失礼した』とお伝えください。ご無礼しました」

彼の病気を、私は「肩手症候群」と診断していました。肩が固まり、手は腫れてしびれ、握り拳ができなくなり、レントゲンではすでに手の骨に変化が出ていました。この病気の治療は難しいとされています。彼は、「手根管症候群」の手術を他の整形外科医から勧められたが、リハビリを優先した方が良いのではという判断で、当院に紹介された患者さんでした。糖尿病もあり、もとは「手根管症候群」であったのかも知れませんが、私の初診時には、肩にもかなりひどい拘縮《こうしゅく》がありました。「肩手症候群」に間違いありませんでした。私は慎重にリハビリ計画を立て、理学療法士に交互浴など細かく指示して、リハビリを開始しました。思ったより早く手の腫れが引き、握力も改善してきました。彼も熱心に通院していました。（思ったより熱心だし、経過もよい）と思い、私は医師と患者の信頼関係は確立できていると満足していました。

しかし、肩の動きは思ったように改善しないのです。何とかならないかと考えた末、私が勝手に「自己ホットパック」と呼んでいる方法を試そうと思ったのです。そんなことを言う医者に出会ったことはありませんが、運動選手なら誰でも日常的にしていることです。ウォーミングアップの後のストレッチです。それを、肩の拘縮に応用したアイデアだと思えばよいのです。しかし、私の思い付き治療法です。いわば「気の内治療法」かも知れませんが、（彼がよく理解できないのも仕方がないか。しかし従ってくれれば、今より必ず良くなってくれるだろう。身体で分かってもらうしかない）そう思いました。そして、手術する時期を通り越した「手根管症候群」を比較的短期間にリハビリで克服できたことで、彼と私には、医師と患者の信頼関係が構築できていると勝手に思い込み、悩んで悩んだ末に出た次のステップを提案したところ、なかなか反応しないことに苛立ち、「馬鹿が」と言ってしまったのです。

私には、（ここまで良くなったのに、そしてここまで心配しているのに、どうして素直に応じてくれないのか）という苛立ち、もどかしい気持ちがその時湧いてきたのは覚えています。しかも、「俺たちは信じ合えている」という気持ちがその底にありました。しかし結果は完全に一方的な「気の内」でした。私の治療方針が間違っているとも思っていませんし、この状態を良くできるのは、この医療圏域で私のクリニックしかないだろうという自負もありました。「肩手症候群」は、それくらい難しい病態で、患者も治療者もそのことを承知して病気に立ち向かわなければなりません。

この患者さんの場合、医師の知識も、療法士の技術も、患者さんの熱意もありました。しかし、信頼関係が完全には築けていなかったのです。そしてそれを決定的に打ち壊したのは、私の身勝手な思い込み「気の内」から出た不用意な一言でした。本当に残念な患者さんで、私は後々にまで禍根を残すことになりました。

「和顔愛語」

クリニックの開院祝いに頂いたこんな額を掛けています。
掛けているだけで終わらないように心しなくては!!

中には、気品を残して別れた老女もいます。
「足がしびれて困ります。腰も痛いし、どうにかなりませんか？」

言葉にも気品がありましたが、私はどうすることもできませんでした。

「しびれはなかなか治らないので、仲良くしていくしかないですね。休みの日はどうされています？」

「グラウンドゴルフしたり、コーラスに行ったり」

「コーラスに、ですか」

「お若い頃は何をしておられました？」

「学校の先生、小学校ですがね。ここで、教え子たちともよく会いますよ」

私は納得しました。何かそのことを感じさせる優しさと、上品さとを兼ね備えた、白髪の老女でした。

「しびれはあっても、グラウンドゴルフもコーラスも続けてくださいね」

初診から2～3年過ぎたと思います。

「近頃、もの忘れがひどくなりました。しびれは一向に治りません。この間は転びました」

「グラウンドゴルフには行っていますか？　コーラスには行っていますか？」

「もう行っていません。お呼びもかからなくなりました」

そのうち、通所リハビリに通われるようになり、ある日、訃報を聞きました。最期までその気品の面影を残しておられた老女との別れでした。別れの日が来るまで、「足がしびれる」と言っておられましたが、私はそれには無力でした。こうして思い出すと、数えきれないほど問題を残して、助けられないまま別れた沢山の患者さんの顔が思い浮かびます。それらは、無力な思い出であっても、大切な思い出です。


時には、こんな患者さんとの出会いもあります。

「肩が痛い。お父さんがいなくなって淋しい」

本当に、何か一人で暗い穴に迷い込んだようなうつろな顔でした。以前はご主人と一緒に通院されていた患者さんでした。見ると精神科の薬を何種類も飲んでいらっしゃいました。私は、こんなに薬を出す医者が信じられませんでした。

「本当に、優しいお父さんだったのにね」

「リハビリを頑張ってみようよ」

「身体を動かしていると元気も出るし、眠りも良くなるよ」

ご主人の優しい顔が浮かんできました。私は、「広子にあれほど優しくはない」と脱帽し、しかし私にまで優しさが乗り移るご主人の目を思い出しました。それは、それは、私にも分かる温かくて優しい目で、恐らく残された奥様と私が共有できる、優しいご主人の思い出でした。私は、できるだけ薬を遠ざけ、リハビリ運動に導きました。理学療法士は、元気で明るい子ばかりです。数カ月経ちましたが、そのうちうつろな目に力が戻り、笑顔が見られるようになりました。眠りも深くなったようで、食事も美味しくなったようでした。まだ元のように元気だとは言えませんが、リハビリに通っておられます。

クリニックの登録患者さんは今、1万7000人を超えました。この町の現在の人口は、4万5000人を割っています。隣の町では3万人強といいます。この医療圏を7万5000人とすると、5人に1人が、私のクリニックを受診してくださったことになります。嬉しいことです。しかし、本当にこの中には、喜びもあれば、悲しいお別れをしなければならなかった患者さんも、多数おられました。

それはクリニックだけではありませんでした。新築して6年目になる私の家にさえ、患者さんの思い出が、あちこちに目に付くようになりました。庭の伊予柑《いよかん》の木、百日紅《さるすべり》の木、床の間の掛軸、萩焼の置物、壁の絵等々――もちろん思い出だけ残して逝った患者さんも沢山おられますが、総て私の宝物です。「この人たちに生かされて生きている」と、感謝する毎日なのです。

実は私の父も母も、この数年の間にその仲間入りをしてしまいました。最初は母でした。開院2年目のことでした。

「お父ちゃんを残して、先に死ねないわ」

「お父ちゃんは何もできない人だから」

料金受取人払郵便

新宿局承認

7553

差出有効期間
2024年1月
31日まで
(切手不要)

郵便はがき

160-8791

141

東京都新宿区新宿1－10－1

(株)文芸社

愛読者カード係 行

ふりがな お名前		明治 大正 昭和 平成 年生 歳	
ふりがな ご住所	□□□-□□□□	性別 男・女	
お電話 番号	(書籍ご注文の際に必要です)	ご職業	
E-mail			
ご購読雑誌(複数可)		ご購読新聞 新聞	

最近読んでおもしろかった本や今後、とりあげてほしいテーマをお教えください。

ご自分の研究成果や経験、お考え等を出版してみたいというお気持ちはありますか。

ある　ない　内容・テーマ(　)

現在完成した作品をお持ちですか。

ある　ない　ジャンル・原稿量(　)

書　名			
お買上 書　店	都道　　　　　　　市区 府県　　　　　　　郡	書店名	書店
		ご購入日	年　　月　　日

本書をどこでお知りになりましたか?

1.書店店頭　2.知人にすすめられて　3.インターネット(サイト名　　　　　　)

4.DMハガキ　5.広告、記事を見て(新聞、雑誌名　　　　　　)

上の質問に関連して、ご購入の決め手となったのは?

1.タイトル　2.著者　3.内容　4.カバーデザイン　5.帯

その他ご自由にお書きください。

(　　　　　　　　　　　　　　　　　　　　　　　　　　　　　　)

本書についてのご意見、ご感想をお聞かせください。

①内容について

②カバー、タイトル、帯について

弊社Webサイトからもご意見、ご感想をお寄せいただけます。

ご協力ありがとうございました。

※お寄せいただいたご意見、ご感想は新聞広告等で匿名にて使わせていただくことがあります。

※お客様の個人情報は、小社からの連絡のみに使用します。社外に提供することは一切ありません。

そう言っていた母が、父を残して先に逝きました。

両親ともに80歳の頃は、生まれ育った田舎で元気にしていました。もちろん元気の定義、健康の定義を、「病気がない」生活と言えば、そうではありません。母は足が悪く、父は難聴でしたが、とにかく支え合って、老後を満足に生きていました。

「ワタシャア幸せもんだよ」

80過ぎになった頃から、母の口からたびたび出る言葉でした。

私が高校・大学生の頃、故郷では大根の生産が盛んで、母の仕事も例外ではありませんでした。私も夏休みには手伝いました。母は、真夜中の2時頃からカンテラを点けて畑に行き、大根を抜き、それをトレーラーにいっぱい積んで、朝日の昇る頃に帰ってきました。私は、この大根抜きには同行しませんでした。私の手伝いはせいぜい、大根を洗い、髭を取って、お昼前に集荷にくるトラックに運ぶことでした。大根洗いは冷たい川水に足をつけ、一家総出の仕事でした。夕方その日の卸値が有線放送で発表されましたが、それに一喜一憂していました。これでもずいぶん手伝ったと思っていましたが、今思えば、母の苦労はいかばかりだっただろうと偲びます。その作業のある夏にはげっそりと痩せ、作業のない冬に体重が戻る母を、毎年見ていました。私の学資の大半は母の汗で賄われたと、感謝しています。私も弟も大学を出て独立し、孫もできました。いつの頃からか母の腰は曲がり、いつの頃か思い出せませんが、大根作りは止め、農作業は自分で食べるもののみという生活に変わっていました。近所の人たちと花札、大正琴、たまには父に教わってコンピューターゲームもして過ごすようになっていました。

「この間は、遠征に行って、優勝したんよ」

「お父さんの運転はそりゃ安全運転だから。後ろから車が来ると必ず縁《へり》に避けて、先に行かせるし」

どうやら父がアッシーで、母はゲートボールチームの得点王のような口ぶりでした。方々に父の運転する車で遠征したようでしたが、そんな母の話を私は、母がいつも常勝チームの得点王であり、ヒーローのように聞きました。あるいは勝った時のことしか報告がなかったのかも知れませんが、本当に充実した老後のようでした。母は決して弱音を吐かない、ファイト・ウーマンでした。私の負けん気は、母譲りです。私はこの母の子です。

「ワタシャア幸せだわ」

母の口から時々漏れてくる言葉に、母の苦労が思い出されて、言葉する母より、（やっと母に平穏が訪れた）と、聞く私の方が余計に幸せな気分になっていました。

子供は3人、男の子ばかりで、私は次男。兄は父から相続を受け、3代目の家主になりましたが、その直後に二人の孫娘を残して早世しました。義姉は早々に里に帰り、今は全く疎遠になっています。したがって、順番から言うと、私がこの家の跡取りになるはずですが、兄が早世する前に私は養子に出ました。結局、弟がこの家の4代目の家主ということになりますが、私の養父母はすでに亡くなり、その後私は、実の両親のいる生家を、自分の家と思って我が物顔に振る舞っていました。

私は養子になってからも、少なくとも、年に3回はこの家に帰りました。正月、5月の連休、お盆には必ず帰りました。5月には、タラの芽とコシアブラの若芽を採りに山に入り、お盆にはエアコンの要らない涼しい部屋で本を開きました。そして朝目覚めると、「こんなに身体が軽くなった」と自分でも驚くのでした。飽きると、村の遥か外れで、子供の頃には別の世界と思っていた所まで、歩いて行きました。子供の頃には外国のように、全く別の世界と感じていた所にも、1時間も歩けば十分到達できました。こんな時、「あの頃は子供だったんだ。今は、大人になったのだ」と、今更ながらに新発見をした思いでした。

お盆の殺生にはためらいも感じましたが、子供を連れて、近くの川でハヤなどの魚釣りもしました。子供の頃に大川と呼んでいたのが不思議なくらい、小さな川です。しかし、部落一番の大きな川に間違いありません。今は護岸工事が行われ、子供の頃の釣り場は様相を変えていますが、その頃よりハヤが面白いように釣れました。子供の頃は泥バイと言って、ハヤより美しくなく、ひっぱりも弱く、小さな魚が主だったのですが、護岸工事の後、釣れる魚のほとんどが、見た目に美しく、引きも勢いがよいハヤに変わりました。

正月には、「俺の記録は17個」と言って、餅を食べました。

「俺の記録は17個ダゾ。ただ、その後は、もう胃が張り裂けそうで痛いのなんの、あれにはマイッタで」

それは、母の里に正月に行った時のことでした。中学生の頃です。皆におだてられ、次々と出されるまま、半分は調子に乗って食べました。しかし、後がいけませんでした。年上の従妹が面白がって、お腹を触ろうとしました。張り裂けそうで、吐き出しそうで、私は必死に拒みました。その動作が面白いと、また皆が囃し立てました。私はそのたびに、私も何だか可笑しいのですが、しかし笑えませんでした。笑えば、胃が張り裂けそうで恐怖しました。何とか笑いの渦を避けようと必死に耐えました。今でも餅の話が出ると、誰でも彼でも患者さんにまでも、私はこの17個の餅事件を自慢話のように話しますが、その時の苦しさは忘れられません。

しかし正月のご馳走は、昔も今も変わらず、田舎の昔ながらの大きい餅で、小豆の甘いアンコ餅で胃が一杯になると、今度はカツオブシに醤油のだし汁のみの、さっぱりした餅を食べます。今はもう、3つか、多くても4つで満腹になります。

それから、必ず部落の氏神様にお参りしました。真っ白な雪の世界に、細い一本の雪道ができ、それを歩くことは変わりありません。しかし、すれ違う人は、私と同じように歳を取っているのです。傍らに小さく雪を固め、すれ違う懐かしい人を待ちました。そして、

「帰ってきんさったんか」

「お元気そうで、おめでとうございます」

と、言葉を交わしました。このように、田舎に帰ると、幼い頃の思い出と、大人になった今

の私の間に生ずるギャップを感じつつ、いつも癒されるのでした。しかし、数々の子供の頃の思い出に浸りながらも、一番の癒しは、いつも食卓に並ぶ母のご馳走の味から始まりました。それは母の作るぼた餅と大山おこわでした。時には山芋の芋汁もありました。

「俺はその家独自の文化が必要だと思う。それは、子供が家に帰った時に、『ここが自分の家だ』と本心から感じるものでなくてはいけないと思う。差し当たって、お母ちゃんの『大山おこわ』か『ぼた餅』はどうだ？」

以来広子は、子供や孫が集まる時には、「これ、お母さんの味に似てきた」と言いつつ、「大山おこわ」に挑戦するようになりました。広子も母の大山おこわの美味しさには、魅了されていたのです。さらに広子は我が家の文化に、「手巻き寿司」を加えたようですが、どちらも孫にも嫁にも息子にも好評です。


こんな歳月が何年続いたのか、正確には思い出せません。私は、両親が80歳を過ぎた頃から、(父母が私の保護者であり、私は父母の被保護者であるという立場に、少しずつ逆転現象が生じてきた）と感じるようになりました。私たちが結婚してから子供が成長するまで、子供に尽くした長い年月がありました。クリニックを開業した翌年には、末の子供も大学を卒業しました。それ以前に、最初は私の養父母、次いで広子の父母を見送りました。そして、子供が次々に結婚して独立し、「これから二人の人生を楽しもう」と思った頃、実の父母と私の「保護者

―被保護者」の立場が少しずつ逆転して行くことに気づきました。

私たちが60歳に近づき、両親も80歳に近づいた頃から、帰るたびに母が、「足が痛い」と言って、辛そうに台所に立つ姿が目につくようになったのです。台所と食事をする居間の間に30cm位の段差がありますが、そこを越すのが辛そうになりました。当初私は、母は膝が悪いのだろうと診断して、人工膝関節の手術もしました。確か母が80歳前の頃でした。手術の後、「それまでなら保険金がもらえる生命保険に入っていた」と言って母が喜び、私たち夫婦は「快気祝いだ」と温泉に招かれ、松葉ガニをご馳走してもらいました。ホテルは、湖畔のほとりにあり、7階の部屋からは遠くに大山が見えました。最高級の部屋でした。父母に招かれ、豪華な温泉宿に泊まるのは初めてでした。子供の頃は、家族旅行など夢のまた夢でした。アルバムに、まだ幼い私と兄弟や従妹が、母と母の姉とに連れられて、湯原ダムの下で撮った写真が一枚残っています。母も母の姉も美人に写っているし、私自身も可愛く好きな写真ですが、記憶にはありません。

夢が叶ったのは、私が還暦を迎えた時、京都で子供たち全員と父母を加えて還暦祝いをし、その後、父と母と広子の4人で滋賀の方まで足を延ばした旅が最初で最後でした。母は85歳でした。この時母は、今度は股関節が痛いと言い、私は母の車椅子を押していました。その後は、帰るたびに母は入院していることが多くなりました。と言うより、入院したから帰らざるを得なくなることが頻発しました。父は、母の1歳年下でしたが、家事には全く疎い人でした。次第に、（母は私の帰りを待っている）と、感じ始めました。私たち夫婦が帰ると、いつも広子は母と台所に立っていました。

（女はどうして、アアも話が尽きないのか）

私は半ば呆れて、しかし広子に感謝しながら見ていました。私も父と同様、家事には疎いのです。邪魔だと思っています。私は相変わらず、一人で本を読んだり、部落のあちこちに足を延ばしました。この点では、私も広子のアッシーに過ぎないのでした。田舎帰りの主な目的は、いつしか父母の食事を作ることになりました。それは広子が主役でした。私は顔さえ見せればよいのです。父は寝ていることが多く、それでも食事の時には起きてきて、「まあ一杯」と、酒かビールを勧めてくれました。それ以外は、父と子の会話はありませんでした。父が難聴のせいもありました。しかし、

（男と女はこれほど違うのか）

女の特質をうらやましく思う一方、

（男はこれが、当たり前）

と、私は思っていました。しかし、弟は違っていました。女性陣に交じって、時には先頭に立ち、料理をするのが好きなように見えました。そんな時私は、弟を頼もしくも思いました。兄が生きていれば、たぶん弟と同じです。すると、父と私が特別なのかも知れません。こんな私ですから、母は「お前はデガナイ」と言ったのだと、思ったりもします。

「バイクに乗ればどこへでも行けるから」

80歳を超えても、母はバイクに乗り、畑仕事にも行っていました。採りたてのトマトもキュウリも絶品でした。田舎の野菜はたまに帰る私たちにとって、最高のご馳走でした。中でも、採りたてのキャベツとリンゴをマヨネーズであえただけの簡単なサラダは絶品でした。キャベツの肉厚のパリパリとした甘い食感、リンゴのサクッとした少し酸味のある食感は、この家でしか食べられない絶品の味でした。

そのバイクが転倒し、「歩けない」と電話が入ったのは、クリニックを開業する前でした。母は87歳でした。

(大腿骨を折った……)

私はそう直感して、後輩のドクターに電話をし、救急車を手配しました。人工膝関節の真上の骨折ということでした。手術は上手くいきましたが、以後、本当に股関節の痛みが増したらしく、歩くことが不自由になってきました。股関節のレントゲン写真は、末期の変形性股関節症で、もはや母の年齢・体力を考えると手術をすべきではないと思いました。それでも、私たち二人が帰ると、広子が用意した食材などで母も一緒に料理をしていました。股関節が痛いとは一言も言いませんでしたが、それは一目瞭然でした。母の苦痛は相当なものだと見てとれました。

「これが一番美味しいの」

ある朝、朝食のテーブルには、食パンと牛乳とキャベツ&リンゴのサラダのみが用意されていました。母は食パンをちぎり、牛乳に浸して、口の中に入れてそう言いました。

「うん、そうだね。僕も独身の頃はこれだったよ。それにこのサラダは絶品だよ」

そうは言っても淋しくなりました。台所に立つのが辛くなり、料理も辛くなった母の限界を見た思いでした。ついにこの日が来たと思いました。

それでも父は、たいていベッドに横になっていました
「お父ちゃんは気楽なもんよ。暇さえあれば寝て、都合の悪いことは聞こえないし」

「それでも悪友が来れば、遠征して飲みに出んさるし」

私は、母の足が不自由になるのに比例して、父に対する愚痴が多くなってくるように感じていました。父は難聴がますます進んで、耳元で、それも左側で、大きな声を出さないと聞こえませんでした。

「補聴器をつけたらどうだ？」

「もう、なんぼ試したか。そのたびに何万も払って、結局あれもダメ、これもダメ、どれも使いものにナリャーセン」

そう言えば、家のあちこちで補聴器を見ました。私も広子から、「補聴器を買ってあげる」

と再々言われていますが、そのたびに「まだまだ」と言って断っています。そんなことで、父が放り出したと思われる補聴器を見つけた時、一度つけてみました。電源はまだ生きていました。結構よいようにも思いましたが、それも最初だけで、それきりです。さほど役に立つとは思えませんでした。私も父の性格に似ているかと思いました。

「今のうちに施設に入った方が良いのでは？」

「いいや、どちらかが死んだら施設に入るけど、まだまだ入らない」

母の返事は決まって、こうでした。

父はすました顔で、広子の持って来た刺身を食べています。時々、

「これ、旨いのー」

と、母の方を向いて言い、

「一杯どうだ」

と、私に酒を勧めるだけでした。

・

そんな風になり、次第に父と母は、私たち夫婦が帰り、広子が作る食事を待つようになりました。広子は出る前に色々な献立を頭に描き、食材を仕入れて、私がアッシーで車に積みこみました。母が90歳の時、私は開業しました。クリニックには入院患者がいないので、休日は本当に自由な時間になりました。弟夫婦も、大阪からたびたび帰って来るようになりました。休

みごとに、田舎の家は賑わうようになりました。

「いつ帰るの？」

「明日のお昼過ぎには帰らないとね」

「今度はいつ来るの？」

「再来週にはこれるかも……」

私は、（さっき話したのに、養母との会話もたびたびこうだった）と思いながらも、初めて聞くように応えていました。私たちや弟夫婦だけでなく、私たちの子供たちも、ひ孫を連れて帰って来ることもありました。

「今日の晩飯は、カレーだ。俺が作るから、コーチして」

「カレーは簡単ですよ。これ切って、煮込んで、できたらルーを入れるだけ」

「でも、初めてだから、傍に居てね」

私は、傍に子供の嫁さんを従え、張り切って台所に立ちました。これからも、もっともっとレシピを増やさなければと思って立ちましたが、私が父と母のために作った食事は、これが最初で最後になりました。

その日は、「大事な会議があるから」と、弟に呼ばれて帰りました。会議と言っても、弟と私とケアーマネージャーの3人のみでした。そこで、ついにグループホームへの入所が決まりました。母が意外にあっさり承知したので、さすがにホッとしました。しかし、一方では淋しくもなりました。父と母がグループホームに入所すると、部落に同じ名字の家が6軒固まってありましたが、その総てが無人の空き家になりました。

「こんな良い所ないわ」

その言葉は突然でした。私が入居した父と母の様子を見に初めて帰った時、会うなり母の口から出た言葉でした。

「よかったね。三食昼寝付きだもんね」

(あんなに家がいいと言っていたのに、この変わりようはなんだ……!!)

私は、呆れながらも肩の荷が下りたようで、素直に喜びました。他の入居者と見比べても、母の顔が一番明るく見えました。施設は原則一人部屋でしたが、父と母は2つの部屋を借りたことにして、1つの部屋で生活してよいことになっていました。嬉しいことに時折、村の誰かが訪ねて来てくれていました。部屋には、誕生会などの写真も貼ってありました。しかし正直、私はこのいかにも子供っぽく飾られた歳取った父母の写真は、あまり好きになれませんでした。

(歳を重ねることが苦痛になる老人が、誕生会を素直に喜んでいるとは思えません。子供だましのように思えて、はっきり言えば寂しくなり、嫌いなのです)

しかしそんな気持ちは口に出せません。

「元気そうで、いい写真だね」

父は寝ていることが多いようでしたが、訪ねて行って散歩に誘うと、たいてい一緒に外に出ました。父は耳が聞こえないのに、人の集まる所に出かけることは好きなようでした。時には、喫茶店やレストランのような所でお茶をしました。母は、足が痛いからと言って一緒に出かけることはほとんどありませんでした。談話室には、父の川柳が貼ってありました。これは心底、傑作だと思いました。父にそんな才能があるとは、全く知りませんでした。

「台風よ壊したものは持っていけ」

「秋祭り悪友一升提げてくる」

これが本当に父の川柳かと、新発見を疑った位です。寝ているだけの父を少しだけ、見直しました。

私は、心から（良かった）と思いましたが、そんな施設の生活も2年とは続きませんでした。ついに母が、心不全で父を置いて先に逝ったのです。

それは、私たちが父と母の卒寿のお祝いを皆で計画していた時でした。母はその日のために、病院へ行って診察して頂いたそうです。少しきつかったようで、（念のため）と思って診察を受けたようでしたが、即、入院となったそうです。心不全がかなり進行していたようでした。

クリスマスイブが母の誕生日でした。母はこの日、91歳になりました。この日のため千葉や静岡から、兄の娘も孫を連れて来ていました。その日、私たちは病室で、父とは別に母のベッドを囲み、アルバムを広げ、母の誕生日を祝いました。口にこそ出しませんでしたが、私たちが母を誇りに思っていると、それとなく伝えることができたと思っています。山奥の田舎の世界しか見ることもなく育ち、そのままそこで朽ちるのかと悲しく思っていた母ですが、晩年は父に連れられて、海外旅行もしていたようです。アルバムにバリ島で撮った幸せそうな母が写っていました。そのアルバムを発見し、私たちも幸せな時間を過ごしました。

その一方で、弟と私は主治医に呼ばれ、「最期が近いが、延命処置をしますか?」との問いかけに、「必要ありません」と即座に答えました。そして母に、「もしものことがあっても何もしないよ」と、淡々と告げることができました。母はすでに覚悟ができていました。その年は淋しい年越しになりました。年が明けると、今までこれほど故郷に頻繁に帰ったことはないと思うほど、私たちは母に会いに帰るようになりました。私はクリニックを開業してまだ1年目でしたが、土曜日になると車を飛ばして帰りました。

正月が終わり、梅が咲きました。梅が散ると、桃に変わりました。次は大好きなコブシです。そして誰もが待つ桜です。この刻々と変わる移ろいを車窓から見るたび、自然は生きていると感じました。しかしそれと反対に、母は明らかに弱っていきました。母の病室は、母のお姉さんを見送ったのと同じ部屋でした。その部屋で、満開の桜を、母を起こして背を揉みながら見ました。山の上に近い高原の桜の開花は少し遅いのです。しかし、確実にここにも春が来ました。

「ほら、桜が今年も満開になったよ」

（元気を出して）

そう言いかけて、止めました。何の気休めにもならない言葉だと、お互い解っていました。肩を揉むだけでした。母も揉まれるままでいてくれました。母の肩の筋肉は痩せてきていました。しかし、母の温もりは手に伝わってきました。私は、「この人の子供だ」と感じながら、「どんな別れになるだろう」と想像していました。時間が止まってくれればいいと思いました。

さらに季節は巡り、藤が紫の花をつけた頃、母の最期の時がいよいよ近づきました。母は個室に移されました。気落ちしたはずの母ですが、一切そんなそぶりを見せませんでした。桜は散り、新鮮な青葉に変わっていました。しかし、母の目にはその変化はもう映らなかったと思います。

「エライ、エライ、どうかして」

それは私が初めて聞く母の言葉でした。初めて聞く母の弱音でした。（お母ちゃんが弱音を吐いている）と驚きました。私は内科の主治医に総てを任せていました。なす術もありません。医師ではないのです。一人の弱い子供でした。手を握っているだけで送るだけの人間でした。医師ではないのです。一人の弱い子供でした。手を握っているだけで

した。しかも、

「明日はクリニックがあるから、また来週来るから」

私は、これ以上無慈悲な言葉はないと思いながらも、母の手を握り返して、その言葉を口にしました。すると母は、祈るように、懇願するように、切羽詰まったように言いました。

「もう帰るんか。もう少しおってくれんか」

私は、その言葉をはっきり聞きました。母は私の立場を理解していてくれると、まだその時に至っても甘える私がいたのです。しかし母の一言は、「これで最期だ」と悟らせるに十分でした。私はどうしたらよいか判らなくなりました。母はそれ以上言葉を継ぎませんでした。（やっぱしデガナイ子だ）と思ったのかも知れません。私はただ、（親不孝を許してください）と、手を握り返すだけでした。温かみのある体温を感じました。（こんなにか細くなってしまって）と思いました。母の額には汗が出ていました。私はその汗を拭きました。それは冷たい冷たい冷たい汗でした。少しむくんだ足もさすりました。しばらく繰り返しているうちに、母は眠りに落ちました。さっきのように苦痛に歪んだ顔をしていません。それは救いでした。ここで帰ったらもう生きた母には会えないと思いました。しかし、帰らなくてはとも思っていました。眠った母を、弟と広子と私の３人が囲みました。誰にもその時がいつかは分かりませんでしたが、間近に迫っていることは確かでした。沈黙の時でした。父はこの時、いませんでした。父は、少し動くだけでゼイゼイと息を切らす状態で、何の役にも立ちませんでした。

沈黙は広子の言葉で破れました。

「私が残るわ」

「そう、そうしてくれる」

私はホッとしました。同時に、クリニックから離れられない自己中の私を、恐ろしくも感じました。

「そうしてくれるとありがたい。僕も2つ、3つ、月末の仕事を片付けたら、すぐに戻って来るから」

弟もホッとしたように言いました。

広子が、明日をも知れない母に付き添う役を買って出てくれたのです。母が逝ったのは、その週の終わりで、ゴールデンウィークの始まりの日でした。私には、(母は私にクリニックを一日も休ませまいと、それまで頑張ってくれた) としか思えない、母の最期でした。

母を家に連れて帰るため、無人になっていた家の庭を掃除しました。空き家の庭には、雑草がはびこっていました。

(このクジャク紅葉にぶら下がって遊んだものだ)

その枝は、今は切られ幹だけが残っていました。

(この庭石は、それまで土に埋もれて隠れていたものを、庭掃除の時、その1個を俺が偶然掘り当て、2個目も見つけ、それからは次から次に昔のように飛び石の全景を浮かび上がらせた。あれは、俺が大学で茶道部の部長をしていた夏休みだった。それを見た新宅の小父さんが、「そういえばこの飛び石で遊んだ記憶がある」と、祖母の葬式に来た時言った。この五月の木の根元では、土蜘蛛を獲った。そういえば蟻地獄でも遊んだ……）

思い出が庭のそこかしこにありました。仕事帰りに遊んでいた私の姿を見て、「オヤ？」という顔をした母の顔も思い出しました。その時私は、毎夜のオネショのため、穿くパンツが見つからず、母にチンチンを見られたのでした。雑草を抜くたびに、次から次へと思い出が蘇りました。涙が止まりませんでした。

石楠花《しゃくなげ》は、子供の頃にはそこにありませんでした。父が植えたのです。その綺麗な花を、母も自慢にしていました。しかし、今日、花は全体的に萎れ、茶色に変色して、もう盛りを過ぎたようでした。そんな花を一つ一つ涙を流しながら、摘み取りました。そうして段々と庭がさっぱりしてきた時、一カ所だけ際立って、ハッとするほど綺麗に咲いた花株を見つけました。綺麗に化粧した若い女性の口紅の、深い紅色にも似た色合いの花が、小枝も隠すくらいびっしりと、そこだけ満開に咲いていていました。周りの雑草を引き抜くと、その花の存在で、庭全体が生き生きとしてきました。私の思い出の中には、そこにサツキはありませんでした。父か母が植えたのです。私は、久しぶりに母を迎える日に、普段は空き家の我が家の庭に、たった一つだけ今が盛りと咲いた花株があることの不思議さを覚えました。それは不自然にまで綺麗で、生き生きとした深紅の花盛りでした。眺めているうちに、それが母の化身のように思われました。私はその花の周りを整えました。

母還る庭の五月の紅衣装

母の葬式は、かなり盛大に行われました。神式でした。父が神主を長く務めていたので、二人の神主で執り行われました。多くは父の関係者のようでしたが、会葬者が全員葬儀場に入れないほどでした。縁者と言っても、ほとんどは私のように子供の代になっていて、母と同世代の人の姿はあまり見えませんでした。母が自慢にしていたゲートボールの仲間もみんな先立っていました。その代わり、村内だけではなく、東京、千葉、静岡、名古屋、大阪、山口などから孫たちも集まりました。葬儀が終わり、五十日祭は自宅で行いました。部屋の隅に椅子を用意して座っていた父の姿が、今も目に焼き付いています。母の遺影は、施設生活で髪を短く切られ、あまり好きではありませんでした。しかし小さい目は優しく語っていました。

「お前は本当にデガナイ子だったな」

母は逝く一人残した父上に思い残してただ一人逝く

「トシや。マー、そんなに頑張らんでも、ちょっとお茶でも飲んでいきんさい」

母の声が聞こえました。

母という字を書いてごらんなさい
やさしいように見えて　むずかしい字です
恰好のとれない字です
やせすぎたり　太りすぎたり　ゆがんだり
泣きくずれたり……笑ってしまったり
お母さんにはないしょですが　ほんとうです

（サトウハチロー）


母の葬式の後、父の身辺は急速に寂しくなっていきました。

「どこの誰それが死んだ」という話を、次々に聞くようになりました。そのたびに、「残ったのは、あれと、あれだけになったか」と、さして寂しそうもなく話す父の言葉を聞いて私は、（エー、長生きの自慢か。何を楽しみに生きているのだろうか。のんきなもんだ）と思うのでした。そして、（そののんきさに救われている）のだとも、思いました。

「いつまで生きたいかね？」

「１００まで」

父の答えは決まっていました。決まっていましたが、私は繰り返し聞きました。何回聞いたか、今では数え切れません。

「今何歳かね？」

「91かいなー。忘れたなあー」

もう、この程度しか残された者同士の会話はありませんでした。会話は弾みません。しかし、なぜかそれでも十分私は、満足でした。

弟の様子が変になったのもこの頃からでした。

「逆まつ毛になったから、医者に連れて行って欲しい」

父から大阪の弟に、こんな電話がたびたび入るようになったと言います。父は、「原爆でこうなった」と言い張りますが、本当は副鼻腔癌と、その術後に出た三叉神経の帯状疱疹の後遺症で、右目が半分つぶれ、目やにも多くなっていたのです。実際、逆まつ毛もよく出るらしいのですが、父の訴えは度を越していました。施設でもお医者さんに連れて行くようでしたが、対応しきれなくなると、弟に電話が行くのでした。その都度弟は、大阪から施設のある田舎まで帰り、また大阪に引き返したそうです。引き返した途端、また「来てくれ」と電話があることも一度や二度ではなかったらしいのです。幸い弟は、私のようにクリニックに縛られるような仕事ではなかったので、できるだけすぐに対応していたようです。しかし、このようなことが重なると、誰でも身が持ちません。田舎には親戚もありますが、その人たちも急速に老いてきて、頼れる人もいなくなっていました。

（もう、ここに居ても、訪ねて来る友人もなくなったようだ）

（大阪のような狭苦しい所に住まわせるより、俺の近くがよかろう）

（俺の所では、リハビリもできる）

私は父をクリニックの近くの施設に引き取ることにしました。誰一人、反対する者はいませんでした。むろん弟にも異論はなく、引っ越しは、母がいなくなって1年も経たないうちに決まりました。

愚痴が次第に多くなった母、その愚痴も聞こえず寝ていることが多く、何事にも無関心なような父は、私から見れば、ますます世間から離れていき、取り残されていくようでした。父のいる世界は、消しゴムで消されるように狭められていくようでした。消されずにかろうじて残っているのは私と弟だけになり、弟の身体に変調がおきると、私のみしかいないのでした。

今ではクリニックでも普通のように聞く言葉、

「ワタシャー長生きし過ぎた。早くお迎えが来ないかねー」

父の口からそんな言葉が一切出ないのが幸いでしたが、一方、不思議でもありました。父の姉・私の養母も最後まで、

「いいのよ、いいのよ」でした。

（世間にも、生きることにも、頓着していない）父たち二人を振り返り、私は、（俺の最期もこうかな）と思いました。それとも母の最期のように、少しは心を残して逝くのだろうか。私は二人から生を受け、私にはその血が流れているのです。私は母の姿を見て成長しました。私の生きている精神世界には、母の影が色濃く映し出されているように感じています。しかし、（私の最期の姿は、父に似てくるのでは）と、何となく思っています。まるでジャメヴのようにです。

ともかく私は、65歳という、少し常識外れの年齢でクリニックを開業しました。そこでは、訪れる人とも、別れる人とも出会いました。これは、今までの医師生活の中で、最も人情の機微に触れることが多い、生活の始まりでした。

クリニック来る人去る人お蔭様父は残され母は去り逝く

ありがたいことに、私の６番目の子供と言うべきクリニックは順調に運営できています。

実に多くの患者さんとの出会いがあります。

しかし一方では、忘れられない思い出を残して、旅立つ人も大勢おられるのです。合掌

幕間7　そよ風の波紋

ダンゴ虫団子反射で身を守り生きながらえて数億年

「お祖父ちゃん、これ見て。こんなに獲れたよ」

暖かく気持ちの良い小春日和でした。孫がガラスの小瓶に、何やら黒い虫を集めて持って来ました。見るとダンゴ虫でした。私には10人の孫がいます。その子たちが、3〜4歳になると不思議なことに、一様にどの子も憑かれたようにダンゴ虫に興味を示しました。日頃、私の目には留まらないダンゴ虫ですが、この虫は例えば庭の芝生とコンクリートの境目あたり、道路の縁石あたりにさえ、どこにでも少し注意すれば見つけることができるようです。小さい子供の目先に留まりやすいのか、黒い点が目に留まりやすいのか、1人目の孫、2人目の孫、3人目の孫が、次々に同じようにダンゴ虫を追う姿を見てきました。それはほんの一時期で、次に遊びに来た時には、あの興奮は何だったのかと思う位、ダンゴ虫のことは忘れていました。

しかし、その興奮の一時期が、どの孫にも見られることに私は気づき、これも人間の成長の一過程に違いないと思うようになりました。なぜか考えました。結論として、恐らくこの虫の持つ特徴だと思うようになりました。この虫は、外的刺激があると必ず百発百中の確率で、何本もの足の動きを止めて瞬時に丸まり、黒い丸い団子になります。刺激に対して、全く一様の反応を示すのです。作用に対して、単純で明快な反作用で応えるのです。幼い子供には、7対もの足を動かして歩く姿も可愛く映る一方、その単純明快な反応が余程面白いのだろうと思うのです。この単純明快な反射のお蔭でダンゴ虫は身を守り、生きながらえてきているのではなかろうかと思うのです。それは、恐らく人類の歴史以上に長い、悠久の時間だろうと思うのです。「ダンゴ虫　団子反応　恐るべし」なのです。

このように、ある種の刺激に対して、ある種の反応を示すことは、他の生き物においても明らかに見られます。私は庭の植物にもそれを発見しました。夏の夕方庭に出ると、プランターのナスが萎れて全く勢いがありませんでした。今にも枯れそうでした。私は落胆しましたが、それでもと思い水を遣りました。すると翌朝、ナスは生気を取り戻して、なんと見事にシャキッとしていました。その反応は驚くほどで、70歳を超えた私にはうらやましくもありました。

庭のナス夕には萎れ朝はシャキ俺もそうだよちと昔かな
（もう私の朝立ちはなくなりました）

この反応は、もちろん動物にも見られます。

動物になるとこのパターンはかなり複雑になり、予測できなくなることもありますが、動物の種類により、ある一定のパターンがあります。例えば猫です。道で出会うと必ず一度立ち止まり、こちらの様子を窺います。時に目と目が火花を散らすこともあります。そして、私が一歩近づくと、一目散に後ろも見ないで逃げ去ります。また、動くものに反応して追いかけます。それが猫の習性、猫らしさで、ネズミ捕りとして利用され、またこれを人間は面白がり、遊びにもします。犬は散歩に出ないと機嫌が悪くなるとも言います。これは犬らしさです。

人にもあります。私は医師です。日常的に患者さんに注射をします。注射に対する患者さんの反応にも一定のパターンがあります。

「痛くないようにして」――たいていの患者さんの反応はこうです。

「絶対ダメ」――若い人に多い反応です。

「注射は好き」――少数派ですが、こんな人もいます。

これに対する私の反応はこうです。

「注射したいほど痛いの？」

私はほとんどの場合そう聞いて、痛さの度合いを判断し、注射することにしています。人の痛さへの反応は、ダンゴ虫より数段複雑になります。

4月も半ば。そろそろ鯉のぼりのニュースも流れる季節でした。

『昨日は、晴天の中、園児たちが口々に「大きくなれ」と言って、60万匹の鮎の稚魚を放流しました』
『高津川は清流日本一にも選ばれたことがある清い河です』
『鮎はつるつるして可愛い』
『大きくなって帰ってきたら、美味しいから食べたいです』

私も鮎が大好きで、落ち鮎より若鮎の方が好きです。毎年鮎料理を食べに行っていたこともありますが、ここ数年はその料理屋が廃業し、食べる機会がなくなりました。残念でなりません。その料理屋では、囲炉裏があり、炭火を熾し、串刺しにした鮎をそこに立てかけて、その場で焼いて食べさせてくれました。これが私の鮎熱をさらに刺激していました。

「鮎は脂が多いから、串刺しにして、こうして立てて、脂を下に落として食べるのが一番」

これが塩焼きの鮎の美味しい秘訣でした。しかしそれだけでなく私の食感は、山小屋の囲炉裏の炭火焼きという雰囲気にもそそられていることは明らかでした。私のクリニックがある町にも鮎専門店がありますが、そこの塩焼きはべっとりとしていて、何か食感が違うのです。高津川の傍の、鮎専門の老舗で食べたこともあります。東京にも支店があると言っておられました。なるほどと思われる上品な焼き具合で、何かぱりぱりとした食感がありました。しかし、あまりにも上品すぎて、（同じ鮎の塩焼きと言っても、料理の仕方でこうも違うのか）と感心しつつも、私は少し違和感を覚えました。私には長年、山間に建った質素な一軒家の炉端の傍で、串刺しの焼きたてを食べるという、一種、野趣めいた鮎の味が一番合っていました。

鮎にはそんな思いもありましたが、実は、このテレビニュースに接し、私は少し違和感も覚えました。何しろ可愛い小鮎が成長したあかつきには、人間に捕らえられ、食べられるのです。そのための放流なのです。無邪気な子供の「可愛い」と言う言葉と、「食べたい」と言う言葉が共存する世界に、違和感を覚えたのです。私の感性は少し変だと思っていますが、偽りのない気持ちでした。

この二面性・光と影も、突き詰めれば刺激＝作用に対する反応＝反作用の実像だと思います。このように思考していると、生命を守り、生き長らえるために必要な単純な行動と、多少違う反応を私たちは持っているのではと、思い当たります。それを私は感性と言いたいと思います。そして、私たちの感性には人により、国により多少差があるようです。二面性の端的な例が、勝負とか競争に現れます。勝者はほとんど全員喜びを満面に表わし、ガッツポーズをとります。私も勝者と一体になり喜びます。見ていて気持ちが高揚する瞬間です。しかしその一方では敗者がいて、涙していることも事実です。放心した顔が映し出されます。私も悔しくなります。プロ野球を見ていると、ホームランを打った選手のフォームの自然さ美しさにうっとりし、その後のランニングにもガッツポーズにも酔います。ことにこれが贔屓のチームなら最高です。

ビールが一段と美味しくなります。一方、ホームランを打たれた投手の、「しまった」とか、「あれが入るか」というような表情に、勝負の厳しさを感じます。野球にはこんな場面がよく似合います。

一方ではこんな場面もあります。

大相撲でモンゴル出身の強い横綱がいました。勝つと「俺は強いんだ」というジェスチャーを必ずしました。日本人の力士が負けたからかも知れませんが、私はこのジェスチャーには、異質な何かを感じました。相撲に合わないのです。

私には息子が4人いますが、3人に剣道をさせました。応援に行くと負けて泣く子もいました。勝ってハイタッチをする子もいました。私の子供の番です。野球の応援のように大きな声で声援しました。その時、審判の手が上がりました。

「応援は静かに行うように。できれば拍手だけでお願いします」

武士道精神といい、日本人には、日本人しか理解できないような「惻隠《そくいん》の情」という、敗者や弱者に対しての思いやりの精神文化があります。侍には、斬首刑という重い罪があります。

吉田松陰先生はその日を前に、辞世の句を残されました。

親思う心にまさる親心けふのおとづれなんと聞くらん

身はたとひ武蔵の野辺に朽ちぬとも留め置かまし大和魂

その言葉に接することができ、私はありがたく思います。

斬首刑という重い罰を与えても、辞世の句を残すことを許す心も、武士道精神だと思います。拳銃で勝負がつく西洋文化にはない、日本独特の精神文化だと思っています。

勝って奢らず、負けて腐らず

日本の風土の中で育ったことを誇りに思います。
しかし、私は凡人でしょうか。
応援する広島カープが勝ったとニュースで聞くと嬉しく元気になり、
負けると一日の終わりが淋しくなります。

ともかく、同一の事象の中に、同時に必ず光の部分と影があり、喜びもあれば悲しみも同居しているのです。私は、常日頃は往々にして、光は光として、影は影として、一方の側に立ち物事を感じ取る感性の人間ですが、一方では少し離れてみて、光と影が一体であることに気づきます。そんな感性に気づくと、私の喜怒哀楽のエネルギーの発散は抑えられ、少し寂しくなることもあります。（少しひねくれているのでは）とも思います。

「三方良し」「売ってよし、買って良し、世間良し」――これは近江商人の経営哲学の一つとされていますが、私は松下幸之助翁の著書から知りました。企業が良い商品を開発すると、この商品は企業に利潤をもたらし、買った人に買ってよかったと思わせ、それだけではなく、それによって得られた企業の利潤は、地域社会に雇用の増大などで分配されるのです。一つの商品が、このように順々に良い方向に波紋のように広がるのが、「三方良し」の商売だそうです。それが現実になれば、その企業は大いに発展すること間違いなしです。私は医療人ですが、私もこうありたいと願っています。

しかし医療は、営利を目的にして開設されることが許されていません。したがって余剰金（利潤）が出ても分配してはならないと規定され、非営利を原則にしています。しかし、利潤（余剰金）がないと、医学の進歩に即した医療環境は整えられず、患者さんに日進月歩の医療の恩恵は届かなくなります。病院が疲弊すると、地域も疲弊します。その逆もしかりです。人が住みたい地域とは、働く場所があり、交通が便利であることの他に、良い教育が受けられ、良い医療が受けられるという要素も欠かせないようです。

医療の余剰金はほとんど患者さんの「多寡」により決まります。「多」と言うことは、患者さんの信頼が大きいということです。「多」になれば経営も安定し、「三方良し」の医療が提供できます。反対に「寡」となれば、どうなるでしょう。自明のことです。「多」になるためには、単に医療技術・知識の絶えざる習得のみではいけないようです。私が若い頃考えもしなかった

「和顔愛語」というコミュニケーション技術も必要なようです。単純ではないのです。

「腰が痛い」と言って来られる患者さんがいます。

「どうしたの?」

「今朝転んで、尻もちをついたの。それから動けなくなったの」

腰の骨の骨折です。初期の原則的治療は安静です。ところが安静をしばらくすると、ただでさえ加齢により弱っていた足腰が、さらに弱くなります。骨折の痛みが少なくなり、動くことが許可されても、歩くには歩行器頼りということになります。このままでは、患者さんは家に閉じこもり勝ちになります。そのうち骨折は治りますが、足腰の筋肉どころか肺活量も落ち、心臓も弱くなります。全身的に弱くなっていきます。こうなると、本当に動くことができなくなり、次第に寝たきりの状態になっていきます。介護は家族にも負担になります。これが、お年寄りの転倒という一つの出来事に端を発して、家族の生活にまで負担が広がる「三方悪し」の悪循環です。

骨折の痛みが少なくなり、動くことが許可された段階で、少しの痛みは我慢して、リハビリをしっかりして、足腰の筋肉を鍛え治すように頑張ると、痛みも消え、肺も心臓も食事も睡眠も良くなります。家事も分担できます。これが「三方良し」の好循環です。この分かれ目は、骨折の初期の安静のあとのリハビリをしっかりするか、しないかで決まります。一つの「三方良し」の企業の陰に、困惑する企業もあるでしょう。「三方良し」の治療には、多少苦痛を伴う努力が必要です。世の中、楽に「三方良し」にはさせてくれません。

今、外では雨が降っています。この雨はやがて地表に吸い込まれ、地下水となり、または川を下り、海に注ぎ、そして蒸発し、姿を水蒸気に変えて空に上がり、雲になり、また雨になり、雪になり、ここに戻るのです。これが水の循環です。海水が総て一回変わるのに要する時間は、３２００年という計算もあると何かで読みました。今降っている雨は、草木を濡らし、新緑に艶を出し、それを一層引き立たせ、私はそれを美しいと感じています。ことに柿の若葉の緑には、心が和らぎます。しかし、良いことばかりではありません。少し肌寒いようでもあり、せっかくの休みであるのに、私を家の中に閉じ込めます。今日の雨は、美しかったり、寒かったり、私の姿を反映して様々ですが、深く考えると、途方もない時間をかけて今この場所を濡らしているのです。それは水の一瞬の姿なのです。次には姿を変え、次のステージに移り、循環し続けます。

「風が吹けば桶屋が儲かる」――時々、耳にする言葉です。江戸時代に囃し立てられたざれ言葉のようなもので、大風が吹くと埃が舞い、この埃が目に入り盲人になる人も出て来る。盲人は三味線を弾く。三味線には猫の皮がいるので、猫が少なくなる。猫が少なくなると鼠が増え、桶が食われる。桶が足りなくなるので、桶屋が儲かる。

ばかばかしいと聞いてもよいし、なるほどと聞いてもよい話ですが、一つの事象が色々な方向に広がり、影響を与える例えであると私は聞いています。池に投げ入れた一つの石が起こす波紋が、あらゆる方向に広がる様子を想像します。円形に広がる波紋も、そこに障害物があると、歪められ変化していきます。複雑になります。東日本大震災の際に起きた大津波は、港の地形により、想像を絶する高さに及んだ地区もあります。こう書いていると私の中でも、世の中の作用・反作用の反応が、波紋のように、時には歪められたりしながら広がっているのが解ります。

このように生物に限らず、動くものには、一つとして他に影響しないものはないのです。影響されたものは、またそれに応えます。これが作用・反作用の連鎖です。単純なものから複雑なものまで、無限に広がり、続くのが、我々が生きているこの世界の事象です。

日経新聞（令和4年4月17日）の文化欄に、鶴ヶ谷真一氏が「緑陰文庫」という一文を寄せていました。その後段に次のような記述を見ました。

『ドイツの批評家E・R・クルツィウスは執筆に必要なゲーテの日記の完全版を入手できずにいた。あるときソーセージを買うと、その包み紙の反故紙がまさしく求めていた日記の該当ページだったという。（中略）ここはごく自然に、きまぐれな偶然の女神の見せてくれた微笑みと思いたい。これら不思議な偶然はそれほど多くはないが、普通考えられるほど少なくもない。つまり、それとは知られずに見過ごされてしまう分だけ、少なく思われるのだろう。このほど第一次世界大戦で戦死した英国の詩人、エドワード・トマスの詩「あらゆることを仄《ほの》めかし、何も語らない微風《そよかぜ》」（吉川朗子訳）の一行に目を開かれる思いをし、そよぐ春風にも耳を澄ますようになった。（後略）』

これは、私も日常的によく経験することで、個人個人の感性の差で、その人の反応は、多少異なってくるのです。しかし、生きているということは、外界からたとえそれが物理的であれ、感覚的であれ、刺激を受けることであり、この刺激に対して受ける人の差にもよりますが、大なり小なり反応を起こすことです。作用には反作用が必ずあるのです。それが生命です。私はこれが仏教でいう「縁《えにし》」の本質ではなかろうかと、思い至りました。

さて、生きていることは、作用し反作用を返すという繰り返しが無限に広がることだと思いますが、「光」もあれば必ず「影」もあります。私たちは光の当たるところを美しく感じ、そして光の当たらない部分を影と言い、負のイメージを持ちます。これも真理です。しかし本当の「影」とはどんなものなのでしょうか。それは光が当たらないところ、光に無視された部分です。そこまで思って私は、ゾーッとしました。この世の中で、「無視」ほど冷たい言葉、行為はないと思ったのです。意識して作用を返さないこと。それは、「死」とも同意語のように思えたのです。

実際「無視」は「死」と同意語なのです。子供の世界では、「無視」は「仲間外し」で、「いじめ」にもなっているようです。大人社会でも同じことです。村八分という言葉を思い起こします。恋した女性がいました。上手く相思相愛の関係を保っていましたが、ある時突然、電話でも手紙でも返事が来なくなりました。結局無視という行為は、どんなに恋い焦がれた関係でも、やがては冷やすのでした。私も、何度か経験した苦い思い出がありますが、無視する側も、無視される側も、相当の葛藤というエネルギーを使わなければできない行為だと思います。恋するエネルギーの何倍ものエネルギーが必要でした。エネルギーを放出しつくして、反応を終わらせるのです。恋が終わるのです。社会において、無視ほど無理で冷たい行為はないと思います。

母は生存中、思いもかけない言葉で私を驚かせました。「兄や弟との差が明らかになるといけないから」と言って、私の奇跡ともいえるオール5の通知表を燃やしたこと。「命を預かることには差がないから、医者は諦めて獣医になったら」と、とんでもない提案をしたこと。中でも一番の思い出の言葉は、「お前はデガナイ」でした。

普通、お茶を飲む時、二番煎じのお茶は味が薄くなります。その時私は、「デガナイ」という言葉を使っていました。人間を対象に使う例を知りませんでした。したがって、母の口からこの言葉が出た時、私は少々驚き、理解もできませんでした。母の真意が解りませんでした。母には人一倍気を遣ったと自負していました。

その日は大晦日でした。経験したことのない大雪の中、運転して帰郷する私の中には、絶えず赤信号が点灯し、身の危険さえ感じました。何度諦めて引き返そうと思ったことか、助手席の広子も不安気で、時にヒステリックな言葉を吐きました。走行車線が真っ白な雪の視界で判らなくなり、中央分離帯に激突しました。激突したと思ったのですが、真実は中央分離帯の手前に少し溝があり、ここにタイヤがはまったのでした。その瞬間、その反動でまた走行車線に戻っていました。車は無傷でした。しかし、私は本当に恐怖を感じ、私の大事な玉も本当にチヂミ上がりました。玉がチヂムとはこの事かと、命の危険を感じました。しかし、何とか両親の顔だけでも見て正月にしようと思い、本当に必死の思いで家にたどり着いたのです。

しかし到着したその時には、（大雪に閉じ込められ、動きがとれなくなり、正月明けの診療に支障が出るのではないか）と、もう次の心配が出ていました。両親の顔を見ればそれでよいのでした。一刻も早くこの大雪から脱出しなければと思いました。

「すぐ帰るよ」

「来る早々、まあそう言んさんな。お茶でも飲んで少し落ち着いて」

「いやいや、すごい雪だから、高速道路はもう怖いから、９号線で帰ろうと思う。できれば大社の初詣の渋滞に巻き込まれたくないから、何とかして今日中に出雲を越えたい」

　私がそう答えると、母はこう言ったのでした。

「ホントにお前はデガナイ」

「私シャ幸せ者だよ」――その母が、何度も繰り返した言葉です。歳を取った両親のもとに帰ると、毎回、一度はこの言葉を聞きました。私はそのたびに密かに喜びました。

　母の言葉は色々と出てきて、矛盾に満ちていました。謎だらけで複雑でした。しかし矛盾の中に不思議に調和がありました。私には母の矛盾した言葉を聞いても、それに強く反発する気持ちは湧いてきませんでした。そうかも知れないと思いました。それは、反発を包み込むほど大きな母の優しさを感じていたからではなかろうかと思います。どんな気持ちから出た言葉なのか母に問いただしたい気持ちにもなりましたが、もうその真意を聞くことができません。

　その母の最期の言葉は、

「もう帰るんか。もう少し居てくれんか」――でした。

　単純明快でしたが、グサリと胸に突き刺さりました。その時にはもう、「デガナイ」とは言いませんでしたが、私は「デガナイ」の意味が解りました。「デガナイ」お茶には味がなく、「デガナイ」私は、母にどんなに寂しい思いをさせたことでしょうか。母の最期の言葉を無視して、私は帰らなければなりませんでした。無視は死と同一の姿です。新たな作用・反作用の波紋が広がらない関係です。この世で一番寂しい関係です。

私は、生物の本質は、個体の保存、種の保存に加え、この作用に対する反作用が生物の第三の本質であると思うようになりました。物事の二面性もこの作用・反作用の側面だと思います。そのことを明らかにしようとすれば矛盾という壁に突き当たりますが、世の中、上手くこの対立をオブラートで包み込む術も心得ているようです。それを調和とも愛とも言うようです。

だいたいこの文章を書いていて、自分でも脈絡のないことに驚きます。しかしそれが「生」の本質ではなかろうかと、思います。生きていれば、あらゆる方向に、思いもよらない所にも繋がり、広がるのです。しかし、それは確かに繋がりがあるのですが、複雑過ぎて上手く説明できないだけなのです。しかし人類はその複雑に交錯する繋がりに一定の法則を見つけ出そうと考察し、進歩してきたのです。脈絡が交錯したり、飛んだり、沈んだり、跳ね返ったりして、混乱して矛盾となるのです。しかしその矛盾の底流には、作用・反作用の一定の法則があり、延々と繰り返され、繋がっているのです。凡人の私にはそれが複雑過ぎて解らないだけです。それが矛盾です。矛盾が高じると、生きていけなくなるほど苦しくなります。そこで調和が必要になります。それが愛の側面だとも思います。それら総てが「生の本質」ではなかろうかと思うのです。一方、繋がりをなくした「無視」は「死」と同意語で、作用しても反応が返らないのです。新たな繋がりが断たれているのです。それが「死の本質」だと思うのです。

ダンゴ虫団子反射で身を守り生きながらえて数億年

生物の本質は、第一に個体の維持＝食事、第二に種の保存＝生殖、さらに第三に作用・反作用の3つだろうと私は思うようになりました。この第三の反作用は、ダンゴムシのように単純明快なものもあれば、時として「裏をかく」とか「裏の裏をかく」とか言われるように複雑なものもあります。生物界における突出した人類の進歩は、人類が他の生物に比し、各段に大きなこの反作用の感性を持つからだと思うようになりました。

「物事は両面から見る。それでは平凡な答えが出るにすぎず、智慧は湧いてこない。いまひとつ、とんでもない角度—つまり天の一角から見おろすか、虚空の一点を設定してそこから見おろすか、どちらかしてみれば問題はずいぶんと変わってくる。」
（司馬遼太郎「夏草の賦」）

そんな言葉も思い起こしました。

人の世の矛盾不純も根は一つ見えぬものあり渦の中では

第8章　父の傍らに居て

ありがとう三たびも返す父卒寿終の棲家のベッドの上で

クリニックを開設して5回目、新居に住み始めて2回目の正月が明けました。まだまだこの町に根を張ったという感じではありませんが、「住めば都」です。日常的に目の前に広がる忙しさに、開院前の心配は何だったんだろうと思う位、クリニックの運営は順調に推移して、この地に足が着いてきた感じがしていました。しかし、母の死という悲しみの晴れないうちに、さらに、もう一つの懸案が浮かんできました。残された父のことです。

父は91歳。母の亡くなった年齢になっていました。遠い故郷に一人父を置いておくわけにはいきません。うまい具合に、簡易有料老人ホームの施設長が、医師会活動を一緒にしていた人であることが分かり、父の話をすると、トントン拍子に話が進み、父をこの町に引き取ることになりました。新年が始まり、成人式の休日の朝、私は家を出て大阪の弟と一緒に、父が母としばらく暮らした施設の部屋を整理し、昼過ぎには父を私の近くの施設のベッドに落ち着かせることができました。４時間近くの移動で、父の身体に異変が起こりはしないかと心配しましたが、何事もなく助手席に座っていてくれました。歩くさまはまるで病人ですが、座ってじっとしていることは、私より強いかと思わせるほどでした。

荷物は、クリニックの通所リハビリの送迎用バン1台で間に合いました。兄の車だけで十分引っ越しできた私の独身時代を懐かしく思い出しました。今はそうはいかず、このたびの新築の家の引っ越しなど、広子が数カ月も前から準備をする一大イベントでした。しかし、父は、衣類と布団と整容小物さえあれば、あとは施設に備え付けのもので生活できるのです。そこにテレビと冷蔵庫を置き、母の写真を飾れば、まずまずです。父の荷物は総て、前の施設の部屋にあったものばかりですが、母と二人で生活していた部屋に比べて少し大きく、しかも母は居ないのです。広く感じられました。

本当に忘れ物がないかと心配になるほど、簡単な引っ越しでした。私は、それに絨毯を新調しましたが、「それに足が引っかかり、転ぶといけない」という広子の強烈な反対で、撤去しました。また広子に嘲笑されながらも、脊髄損傷の患者さんが、リハビリの職業訓練で焼いて私にくれた花瓶に、生花そっくりの造花を添えて置きました。実は、この花瓶は水が漏れるのですが、色合いが良いのです。部屋の雰囲気が温かくなったと思いました。ベッドの枕元には本棚を置きました。この本棚は、私が子供の頃から使っていたもので、故郷の家にもともとあったのです。私が高校に通う際に下宿に持って出て、それを大学でも使っていました。最近では活用しなくなり、しかし廃棄するには忍びなく、家に置いていたものです。当然、故郷では、父も幼少時代に使用していたものと思われますが、そんな思い出話は出ませんでした。しかし、それがベッドの枕元に立つと、丁度衝立代わりにもなり、一人には広過ぎると思われた平面的な部屋に仕切りができ、ベッドが落ち着きました。

それと一つだけ施設の人の助言を入れて、加湿器を購入しました。最後に、父にとって最も大切と思われる後期高齢者の保険証、被爆手帳などがショルダーバッグに入っていることを確認し、財布に数枚の千円札を入れて終わりにしました。思っていたより簡単に、しかもあっさりと引っ越しは済みました。父が生活するのに、これで十分かと思えば、呆気ないほど簡単に引っ越しは終わったのです。これが父の生活環境かと思えば、私たちの日頃の生活はいったい何でしょう。私は父の部屋の10倍以上もある家に住み、その総てが必要なものに思えています。例えば私は靴だって、通勤用、ウォーキング用、登山用、レジャー用、サンダル、フォーマル用、それに冬用、夏用と、数えれば10足以上持っています。しかし父は、軽い黒い靴一足と、杖で十分です。私が、知らず知らずのうちに、不必要なものをいっぱい溜め込んでいるのでしょうか。そうではなく、父の行動範囲の狭さに、その原因はあるのです。それは人生の終末に確実に向かっている証です。そう思うと、少し寂しさを感じましたが、1月の日差しが西に傾く頃には、ともかく一応の引っ越し作業は終わりました。

カーテンを閉めようと窓際に立つと、窓の外の近くには海が見えました。ヨットハーバーでした。山奥で育った私は、リゾートホテルの一室にいるように感じました。しかし父の部屋は一階で、ベランダには少し高めのコンクリートの壁がありました。私が立つと、壁越しに美しい海が見えましたが、恐らく父の背丈では見えないと思われました。それが、一つだけこの部屋の欠点だと思いました。慌ただしい一日の終わり、空にはうね雲が茜色に輝いていました。山間の故郷より、柔らかく温かくホッとする気配に包まれました。

「よかった」

しかし、思えば父は、故郷を遠く離れ、知り合いも私たちの他になく、気候・風土も全く違う町を、終の棲家と決めたのです。決めたというより、私たちに決められたのです。父が望んで決めたのではなく、ほぼ私たちの思惑でそうなったのです。私たちは、（故郷といっても知り合いもほとんどいなくなった今、父のためにもここが一番良い）と思って決めましたが、一方、少し申し訳ない気もしていました。父を施設に入所させることには、少し罪悪感もありました。弟は両親の世話をよくしてくれたと思います。（弟が当主なのだから。弟の仕事はある程度その場に居なくても電話のやり取りでできるようだが、私の仕事は私がそこに居ないとどうにもならないのだから）と言い訳も考えました。事実もそうです。しかし一方、（覚悟を決めれば、ここでの開業を諦めて故郷に帰り、両親の面倒を見ることもできただろう。これは自己中ではないのか。人は住み慣れた所で一生を終わるのが幸せではないのか）という私もいました。

実際クリニックで診療していると、まだ定年前の息子と思われる人が、母親と思われる老婆を連れて来る場面に、時々出くわしていました。そのたびに、（私に覚悟さえあれば……）と思いました。その人に、親孝行の最高の姿を見る気がしました。息子さんの覚悟に頭が下がりました。しかし何かしら、息子さんに活力が感じられませんでした。それは今更私にはできない選択だと、気持ちを立て直しました。また、新築の家に父のスペースをとも考えましたが、広子も薬剤師としてクリニックに出ています。一日中父を一人にはできません。そうなると、この老人ホームしか選択の余地がなかったのです。しかしやはりどこかに、同居して面倒を見ないのは親不孝だと思う私がいました。もちろんクリニックで診察していれば、「今朝、動けないからという電話で駆けつけてきたのですよ。この状態では、母を一人にしておけないので、どこでもいいから入院をお願いします」と言って来られる、私と同年輩の姿も多く見ます。それも納得です。その老婆の姿に、「この家が一番いい」と言っていたのに、施設に入った途端、「ここはいいわ」と言った、母の姿が重なります。そんな心の中のモヤモヤを整理できないまま、この選択しかないと、これが父にも私たちにも最善の策だと一方的に決めて、父を近くの施設に落ち着かせたのでした。父にすれば、これが最善の策だったかどうか——私は何かすっきりしない気持ちのままでした。しかし、引っ越しは終わりました。

私は、「これでよいのだ」と自分に言い聞かせ、引っ越しという難題を思った以上にスムーズにやり遂げた達成感で、ドアを閉めながら父にお休みを言いました。

「それじゃ帰るよ」

その時です。突然でした。

「ありがとう、ありがとう、ありがとう」

父はベッドから起き上がり、「ありがとう、ありがとう、ありがとう」と「ありがとう」を3回も繰り返したのです。

「…………」

一瞬耳を疑う父の言葉でした。私は、父から、「ありがとう」と言われたのです。しかもその言葉は、3回も繰り返されたのです。


ありがとう三たびも返す父卒寿終の棲家のベッドの上で

「これが一番良い選択だ」と思っても、「父にとって本当にこれが一番か」と、何か心の奥底にわだかまりを抱えていた私に対し、父が「ありがとう」と言ってくれたのです。しかも3回も繰り返して言ってくれたのです。

衝撃的でした。父の「ありがとう」の言葉は、にわかには私の頭の中に入ってきませんでした。閉めかけたドアの周りで彷徨し、しかし最後には、私の胸の中に落ち着きました。父は理解していてくれたのです。許してくれていたのです。そしてしかも、私は父に感謝されているのです。私の胸は熱くなり、しばらくは閉じかけたドアから離れられませんでした。ドアを閉めても父の言葉は、私を支配し続けました。

「ありがとう」

私はこれまで父に「ありがとう」と言われた記憶がないことに、その時初めて気づいたのかも知れません。思い出をたどってみると、これまで父に感謝されたことなどないのです。愕然としました。言い訳がましいかも知れませんが、その分、母に対しては気を遣ったと思っています。しかし実際、父と私の仲は、疎遠としか言いようがなかったと思います。むしろ私は、それが当然であり、それが男同士、父と子の関係だと思っていました。あるいは私は、父をライバルとして見ていたのかも知れません。きっとそうです。幼い頃から、父は私たち子供の傍にいる父ではなく、外で仕事をし、めったに食事も一緒にしない「農協の専務さん」でした。そんな父に対して、「父を超えたい」と知らず知らずのうちに、一種ライバルのような心根が育っていたのかも知れません。しかし私は、一方では、定年になったら「村に帰り、村長になり、農業をしたい」と思っていました。父の姿を追っていたのかも知れません。ドアを閉めても父の言葉は、私を離しませんでした。

「ありがとう」

この時、確かに父は「ありがとう」と言ったのです。しかも3回も繰り返したのです。父の3回の「ありがとう」は、私の耳を驚かせ、私を激しく揺すりました。そして私はこれを反芻しながら、これ以上ないというほど幸せな気分になりました。父から発せられた言葉は、疎遠ともライバルだとも思っていた父と私の心の底にあるわだかまりの距離を、一気に縮めました。私はこれを、父と私の秘密にしておきたい気持ちもありましたが、そんなことはできませんでした。帰るなり、広子に話しました。

「今日な、部屋を出る時親父がな『ありがとう、ありがとう、ありがとう』と俺にありがとうを3回も言うんだよ。びっくりしたな」

中学卒業までは、確かに私は父と同じ屋根の下に住んでいました。しかし、父は仕事が忙しく、家で顔を合わせた記憶は、ほとんどありません。あると言えば一年に一度、家族皆で揃って行う元旦の行事のみでした。その頃父は、「専務さん」でした。大晦日の夜は毎年、父が農協の宿直を引き受けていたようでした。そうです。毎年です。しかしそうしたことに気づいたのは、恐らくテレビなどで大晦日の一家団欒の番組などを観ることで、世間の大晦日の過ごし方を知ってからだと思います。ずいぶん後のことで、恐らく中学生の頃だったと思います。それまでは、大晦日に父が居ないのを不思議に思いませんでした。恐らくそれが、私が生まれて以来の父の行いであり、我が家の慣行だったのです。

とにかく、宿直を終えた父は、元日の早朝に帰ってきました。私たちはそれまでに、冷たい川の流水で顔を洗いました。雪が積もっていてもそうしました。そうすることで、なぜか清くなると思っていたのです。そして、各所にある神棚に蝋燭を灯しました。父は、専務の他にもう一つ、神社の神主を兼務していました。帰ってくると家族一同神前に揃い、神官の衣装に着替えた父の祝詞とお祓いを受けました。そうして新年を祝うことが、毎年の元日の行事でした。その時のみ、私の見る我が家の主役は、父になりました。私は、頭を下げてサラサラと冷たい空気を揺らす榊の音を聞くのが大好きでした。そのサラサラという清い空気の振動を感じた時、私は心も身体も軽くなり、確かに何かに守られている感じがしました。その時の神官姿の父が好きでした。その後炬燵に入り、正月の餅を食べ、神様にお供えした三方を下ろし、私たち子供は、口々に「マメで、クリ栗《くり》、ヨロ昆布《こぶ》ように、烏賊《いか》バルように」と言いながら、三方に載った煎り豆、焼き栗、昆布、干するめ、干し柿などを食べ合いました。また書き初めもしたし、氏神様にお参りもしました。書き初めでは、何を書いたか忘れましたが、新鮮な気持ちで墨を磨り、その墨の匂いも、正座して筆を動かすことも、文字が浮き出ることも好きでした。

「どれどれ、トシは何と書いたかいな」

母は私の書き初めを褒めてくれました。しかし、そう言えば、もうその場には父の姿はありませんでした。きっと父は、村の神社のお務めに出かけていたのだろうと、今では思います。とにかく、父が皆の前で戸主としての務めを果たすのは、元日の朝、僅か2時間にも満たない時間でした。お年玉などもらった記憶は、一度もありません。正月元日でさえ、さっと帰り、さっと済ませ、さっと出ていきました。その時分には、それが当然で、不思議とも思っていませんでした。私はそれが当たり前と思って育ちました。

「その親父が俺に、『ありがとう、ありがとう、ありがとう』と3回も言ったのだぞ」

こうして広子に話し出すと、疎遠と思っていた父の記憶が、まだまだ強烈に蘇ってきました。

「中学生の時、親父から怒られそうになって、俺が悪いにもかかわらず、『ボカーシトリャーセン』と言って、奥の間に引っ込んだことは話したよな」

「貴方の反抗期は相当ひどかったのね」

「お前も子供の時には、『広子を泣かせたらイケン。泣き出したら涙も出ないのに、いつまでも泣き止まないのだから』とお母さんたちに言われ、『私も顔を隠した手の間から、お母さんたちを見ていたのよ』と言っていたぞ」

「高校生の時、期末で急に成績が落ちた俺を叱りもせず、『手を見せろ』とだけ言って帰ったことも話したよな」

「お父さんの方がよっぽど上ね。それとも貴方の反抗によっぽど手を焼いていたのかしら」

「それはそうだろうよ。何しろ写真の裏に『死ね』と書いていたほどだから」

「高校3年生の冬休みに、最後の追い込みだと思って、家に帰らず伯母の家で勉強していたけど、正月にはどうしても家に帰りたくて、深く積もった新雪を漕いで家に帰った俺に向かって、

『よく帰った』と言わずに、突然訳の分からない『雪道は死ぬこともあるんだぞ』と激怒したことは話したかな。あれは今でも謎だよ」

この事件はこうでした。私は高校3年の冬休み、不退転の覚悟で伯母の家で勉強することにして、正月も帰らないことにしました。しかし、大晦日の日、どうしても帰りたい衝動に駆られて、お昼過ぎに伯母の家を出て、故郷に向かいました。汽車とバスを乗り継ぎ帰りましたが、積雪のため思っていた最終バス停までは行けませんでした。

バスを降りるともう薄暗く、一本の細い道があるのみでした。これから峠の麓まで恐らく3km以上、四十曲峠が2km、そして故郷の部落に着いて、平地を2km、雪のない時には何度も歩いたことのある行程で、それは2時間ほどでした。しかしこの日は、バスを降りて1kmも行くと、細く踏みしめられた道は消えていました。もう暗くなっていました。どうするか？　幸運なことに、この部落に母方の親戚があることを思い出し、躊躇なく一晩の宿を乞いました。老夫婦は年越しそばで迎えてくれました。

翌、元日の朝は快晴で青空が広がっていました。お餅を頂き、私は人の足跡も全くない、輝く新雪の中に踏み出しました。もうどうやって歩いたか忘れましたが、膝上まで雪に埋まり、峠を登り詰めたことは確かです。故郷の最初の部落には、それでも細い人の道ができていました。私は、やっと「帰った」と思い、その道に片足を乗せました。その途端です。ものすごい衝撃を受けました。上手い例えが思いつかない位の衝撃でした。強いて例えるならば、「防弾チョッキを着ていて銃弾に当たった人が、吹き飛ばされる映画のシーンの衝撃」に思い当たります。足の裏から脳天までガツンときました。そのまま私は新雪の中に仰向けに倒れました。青い広い空が広がっていました。その空の下、そして広がる白銀の中で、私は万歳と叫びたくなるような心持ちで、しばらく雪の冷たさを感じていました。一つだけ、雪靴を履かないで普通の軽い靴にして帰ったことの作戦勝ちだと思いました。これからは口笛を吹く気持ちで、帰りました。

皆の顔が揃っているであろう居間の扉を弾む気持ちを抑えながら、「帰ったよ」と言って開けました。私は、当然「よう帰った」と言って迎えられるだろうと思っていました。炬燵を囲んでいる兄が、一瞬何が起こったか判らないような不思議そうな顔をしました。が、次の瞬間でした。父がものすごい剣幕で炬燵から出てくるなり、

「この馬鹿もんが。雪道は死ぬるのだぞ」

と、怒鳴ったのでした。こんな父の叱責は初めてでした。私は歓迎されるとばかり思っていましたが、真逆の展開に戸惑いました。この事件は父の死後その遺稿を読むまで謎のまま、私の記憶に留まり続けました。

「医学部入学が決まった時、京都に記念植樹に連れていかれたことは話していないな。お母ちゃんには、『○○さんが、わざわざ車から降りてきて、この度はおめでとうございますと言ンさった』と話したのに、俺にはそんなことは言わず、『京都に付いて来い』だと。確か京大の

近くの山だったナ。あの時桜を数本植えたヨ。石ころの多い痩せた土地だと思ったけど、何という山だったかナ。もう忘れた。親父は、一時期京都で過ごしたことがあるので、大きな祭りなどある時は、平安神宮や鴨神社に応援に行っていたからナ。恐らく、そこで祈願をしてくれていたのだろうと思うヨ。その時には、お祖母ちゃんにも『念法さんに約束したから、一緒に行こう』と連れていかれたよ。護摩の煙と線香のいい香りを思い出すよ。親父には申し訳ないけど、こっちの方が嬉しかったナー」

「貴方の医学部合格は、神様のお蔭じゃない」

「俺もそう思っているよ」

「だけどね、その時、お母ちゃんは、『そんなに勉強して、身体でも壊したらどうするン。命を扱う仕事なら獣医も同じだぞ、獣医もいいぞ』と言ったンダヨ。どう思う？　女は判らないものだな」

「貴方は単純よ」

せっかく、映画のシーンのように思い出していたのに、少し変な方向に向きそうになりました。話題を変えなくてはいけません。

「備前焼の茶碗、あの縁の欠けた茶碗、親父が、俺が茶道部にいた時、『土産だ』とも言わず俺の前に『ソラ』と置いた奴。そんな話もしただろう。あれはどうした？　引っ越しの後、見えないけど、どこかに仕舞った？　縁が欠けてたから、捨てたの？」

「私知らないわよ。そんなに大事な物なら、貴方が整理して持ってくるべきだったわね」

話題がますます変な方向に向かいかけました。話題を変えなくてはいけません。

「しかし、親父も判らんかったぞ」

祖母が亡くなったのは、私が大学に入学して2年目の二十歳の頃でした。その時、大事故が起きました。参列していた人たちが数台の車に分乗してお寺に参ったそうですが、その途中、一台の車がカーブを曲がりきれず、数人が入院するという大事故が起きたのでした。夏の暑い頃だったと思います。「扇風機も届けなくてわね」などと心配する母が、父とひそひそ話をしているのを聞きました。

後年には、さらに不幸なことも起きました。兄が結婚し、実家に戻り、孫娘も2人でき、ようやく父も母も、(安心や余裕)といった人並みの幸せを味わい始めたことだろうと思って、私は喜んでしまいました。しかし突然、兄が事故により、36歳の若さで早世したのです。父は55歳、私は34歳で、博士号の論文を書き上げた頃でした。村に初雪の降る11月の末でした。突然兄がいなくなり、軽トラックも消えていました。村中総出で、村から出ている道を一つ一つ捜索したようです。そして、「もうこれでだめなら、明日で捜索は中止しよう」と決めた最後の日、村の主要道路とは言えない枝道の山の道路わきの木に引っかかっている、ガソリンスタンドの領収書が見つかり、付近の谷に転落している車が見つかり、兄はその近くで発見されたそうです。私はその報せを、参加していた学会の会場で受けました。その後しばらく、私は車に乗っても、アクセルが踏み込めませんでした。実際に、線路の前で一時停止した車を早く発進させなければという気持ちに反し、どうしても足が震えて動かなかったこともありました。焦りました。肉親の死がこんなにもショックなのかと、改めてそのことを思いました。私がこうでしたから、父と母の落胆はいかばかりだったか、想像もできません。しかしこの時も、私は父が弱音を吐く姿を一度も見ていません。私には、父が兄の捜索にしても、葬儀にしても、極めてそつなく淡々と進めているように見えました。

「あの時は、お父ちゃんは、正直すごいと思ったよ。怖いほどだったよ。感情を押し殺して、表に出さないということなど、僕にはできないだろうな」

「貴方は単純だからね」

　後で知りましたが、家督は兄に譲り、山林や田畑の名義も変更し、保険なども相当額、兄名義で掛けていたようでした。このことも、後に兄嫁が家を出ることになった時、心労の種になったようでした。名義上の相続人は兄嫁になりますが、兄嫁には私の田舎の家を兄に代わって継ごうという気持ちは毛頭ありませんでした。私は、すでに養子に出ていました。後に弟が家督を継ぐことになりましたが、とにかく父は、これらの不幸に遭っても、毅然として立ち向かっていったようでした。私は、父や母の気苦労に気が付きませんでした。このことは母が後に話してくれたので知ったことで、父はこのことに関しても、私には一言も漏らしませんでした。弟も父からは聞いていなかったと思います。父と私は疎遠だったと言うより、男と男の関係だったのです。しかしやはり、疎遠だったのです。

臨床講義の始まる医学部4年生になる前には、約10万円の教科書代がどうしても必要でした。21歳の春でした。田舎では田おこしも始まっておらず、田畑はまだ雪で押しつぶされたままの侘しい風景が広がっていました。家にいると、ようやく強くなり始めた陽の光により、屋根から落ちる雪解けの水滴の音が一日中聞こえている頃でした。当時私は、月８０００円の奨学金と、家からは月８０００円の仕送りで生活していました。この10万円の教科書代は、さすがに大金だと思いました。「一度に10万円が要る」と言い出すことは、少し気が重く、内心ドキドキしていました。これはどうしても、母ではなく父に直接言わなくてはならないことだと思っていました。どう切り出せばいいのか、雪解けの水滴の音を聞きながら悶々としていました。しかし、「今度臨床講義が始まると、教科書代にどうしても10万円要るんよ。医学部の本は高いんだよ」と、結構あっさりと口から言葉が出た時には、その言葉を自分の耳で聞きながら、自分でも驚きました。大仕事が終わった後のような安堵感を覚えたのを、今でも覚えています。父は、約束の日、農協に私を連れ出し、農協の大金庫から10万円を出し、一枚一枚数えて、カウンターの外で待っている私に渡しました。私は、父の一挙一動を見ていましたが、心なしか父の手が震えているように見えました。しかし、それは事実とは違い、震えていたのは、私の気持ちだったのかも知れないと思い出します。

　ほぼ１年後、私は、父の姉の女医夫婦の養子になりました。正確に言うと、医学部５年生の11月25日です。後日、この11月25日には何か縁があるような気がしました。兄の命日は前日の24日、私の次男の誕生日は翌日の26日です。偶然の中に不思議を感じます。私が父の姉の養子になることは、誰もがそれが最善の道であり、既定路線であると思っていたので、私にも何の抵抗もありませんでした。しかし、その安易な受け入れを、私は今、後悔しています。家を継ぐという重大さに、今の歳まで気が付きませんでした。養父母と三番目の孫まで一緒に住んでいた養家は、今空き家になっています。「空き家にしておくと家が早くダメになるから」と、本家の叔父さんの勧めで住んで頂いている人がいますが、空き家同然になっています。新築の今の家には、本当に簡単な仏壇を据えています。そこに、養家の５人の位牌と、水子の位牌を置いています。近頃私は、毎朝この仏壇に向かいますが、私はこの家の初代のお祖父さんのことはほとんど知りませんし、聞きもしませんでした。誰からともなく、「村長をし、村にある大きな堤を完成させた」という功績を聞いた位です。幼い時の記憶として、いつも居間の隣の仏間で寝ていた老人が居たと、幽かに思い出し、それがこのお祖父さんであったのだろうと思う程度です。私の養子縁組が整った日、養父は「トシちゃんが養子になってくれた」と大いに喜び、本家の叔父さんを相手に、前後不覚になるまで酒を飲んだそうです。養父は人の好い性格でした。

「幼稚園のバスが帰る頃には、お祖父さんが前の道を行ったり来たりしていたな。俺はどうしてその時間が判るのか不思議に思っていたけど、子供の優しさは、このお祖父さんの徳だな」

「そうだね。貴方にあるわけないわね」

どういうわけでそんな光景を見ることができたか、詳しくは覚えていません。幼稚園バスの帰る頃は、まだ私の勤務時間なのです。でも、私の記憶には、道路脇を行きつ戻りつする養父の姿が焼き付いています。その姿を不審に思いましたが、それが長男の幼稚園バスを待っていると判った時には、感激しました。

「それに、お祖父さんがあれほど好きだったタバコを止めたのも、『お祖父ちゃんの口は臭い』と子供が言ったからだろう？」

私は養父を「お祖父さん」と呼んでいました。一度だけ「お父さん」と呼んだことがありました。しかしその言葉はぎこちなかったと思います。聞きとりにくかったと思います。養母は気が付き、「今トシちゃんが、『お父さん』と呼んだのよ」と養父に言いましたが、養父は気づかないようでした。いつしか私に子供が生まれ、そのまま私は「お祖父さん」と養父を呼んでいました。養母は、今までも書きましたように、父の長姉で、父とは12歳も歳が離れています。明治44年の生まれで、恐らくその時代、電灯もない山奥に育った少女が、東京の医学専門学校をどういう志で目指し、そしてどういう風に勉強したのか、私は知りたくて知りたくてたまりませんでした。何しろ私にとって医学部合格は、とてつもない難行苦行でした。しかし、実際に口に出して聞いたのは晩年であり、その時にはもう養母は、「いいのよ、いいのよ」と答えるのみでした。これが74歳で、婚家に掲げた「内科・小児科・肛門科」の看板を下ろした晩年の養母の口癖であり、何に対しても「いいのよ、いいのよ」でした。今でも遺影を見ると、「いいのよ、いいのよ」と、遺影はいつも言ってくれます。

私は、「もっと養家の物語を知っておくべきだった」と、安易な気持ちで養子縁組をしたことを後悔しています。もっと早く話し合う機会を持てばよかったと後悔して、毎朝仏間の遺影に頭を下げています。私の記憶は、「だったよね」と言うくらい曖昧なものです。養母の時代に電灯が山奥の村にあったかなかったか、そんな疑問に答えるべく、私は父の書棚にあった村史を読んだこともありますが、答えを探し出すことはできませんでした。自分のルーツを知りたいと思う気持ちはその頃から芽生えていましたが、まだまだ希薄であり、しかも遅過ぎました。

私は、養家の物語を知らないことと同じくらい、父の物語も分かっていませんでした。私は目の前にあることのみに全力を出し切り、後先のことまで思い至らない性格です。人生の戦略も戦術もなく、ただ目前の戦闘に熱くなる性格でした。

「もっと早く親父と話しておけばよかったな」

「そうよ。貴方は自己中よ」

「そうだな。親父に限らず、お袋や、お祖父さん、お祖母さんのことも、本当に知らなさ過ぎるよな」

今思うと、父や母の物語をほんの少ししか知らないことに驚き、さらにお祖父さん、お祖母さんの物語に至っては断片的にしか知らないことは、致命的とも思える損失です。残念でなりません。

「貴方は本当に自己中なのだから」

「それってお前の誤解だよ。俺ほど周りに気を遣っている人間はいないと思うけど」

「貴方の気の遣い方は、変なの。自分で分からないの？」

「マ、その分、お前が気を遣ってくれているから、助かっていることは認めるけど。ホント、貴女のお蔭です」

だいたいこんな話をしていると、広子の口から漏れる言葉は「自己中」という言葉で、これにより、話は広子に分があるように終わります。私の劣勢を跳ね返すためには、話題を変えるか、少し私が折れるか、諦めるのが肝心です。今では、少し広子を褒めることが一番有効だと悟りつつあります。本当に私が中学まで過ごした故郷では、躾や、他人との交流の仕方を教えられる機会は少なかったと思っています。と言うより、周囲と交わり、思いやる余裕が私にはなかったのです。私は壁を作り、自分の世界に閉じ籠っていました。世間知らずなのです。このことでは、本当に広子に助けられています。良い人と結婚できたと感謝しています。

「イノシシの血が半分以上流れているから、仕方ないわね」

私の干支は「子《ねずみ》」ですが、２月の早生まれで、母のお胎にいた８カ月は「亥《いのしし》」なのです。

目の前しか見えず猪突猛進型の私を、こんな言葉でなぐさめる術も、広子は知っています。

こんな風にあちこちと飛びながら、思い出話をしていると、まんざら父と私の関係が疎遠であったとは思えなくなりました。しかし、実際のところ、（父の生き方を手本に生きてきたか）と自問すると、（いや、俺は母を見て大きくなってきた）と思うのです。父はどちらかと言うと、（やはりライバル）でした。もっと考えると、（父は反面教師のような存在だった）とさえ思うのです。周囲の人も、「トッさんはお母さん似だ」と言います。しかしそれは、私が育った時代を考えれば、ごく当たり前のことです。「男は外で働き、女は家を守る」そんな伝統の中で生きていて、何も不思議な気持ちになりませんでした。「お爺さんは野良で仕事を、お婆さんは家で洗濯を」という風な生活は、人類誕生以来、つい最近の第二次世界大戦まで、連綿と続いた男女の役割分担だったと思います。それは恐らく男女それぞれがもって生まれた質の差による、ごく自然で無理のない社会形態だったのだろうと思います。

「子供は私の子供。私が育てたんだから。貴方はナーンもしていないでしょう」

「そうでしたね。貴女のお蔭です。でも、３人も整形外科医になったのだから、少しは俺も役に立ったのだろう。男はそういうものよ。それに引き換え子供ときたら、嫁殿の言いなりなんだから」

「今の時代はそういうものなの。そんなことを言うようでは、時代遅れよ」

「お前もこの間は、『子供がふがいない』と言っていたぞ」

「…………」
広子は、時に平気で矛盾したことを言います。これも私は、広子だけではなく、女性の特質だと思い、今では気にならなくなりました。しかし若い頃には、それが不信感に繋がり、喧嘩に繋がったこともありました。そうです。今の風潮で言えば、私は、「男女差別主義者」になり、時代の異端者です。しかしそれは、あたかも今の風潮が「男女同権」を「男女同質」と混同しているからではなかろうかと、自説を正当化したりもします。広子も時に、「看護師さんはやっぱり女性がいいわよね。女には女の、男には男に適した職業があるよね」と言うこともあります。したがって、決して、父との疎遠な関係を否定的に捉えているつもりは毛頭ないのです。むしろそれが当然だったたと捉えているのです。それにしても、今頃になり、父の「ありがとう」の一言で、父と疎遠だったたことに気づき、家族の物語をあまりに知らないことに気づくとは、つくづく愚かでした。

「これからは、俺が一緒に風呂に入るわ」
「それがいいわ。貴方も親孝行しておきなさいよ」

実は、私は、施設見学で、施設の大浴場が気に入っていました。そして、(この大浴場に一緒に入って背中をする場面)を想像していました。それが、父の「ありがとう」の言葉で、決心に変わりました。私の日曜日の日課は決まりました。日曜日に、私に別の用事があり訪問できない時には、極力、土曜日に訪問するようにしました。父は極度の難聴でしたし、お互いに話すことは、あまりありません。聞いてもあまり会話は続きません。

「あれはダメ。わたしゃーあきらめた。何万円もする補聴器を買っても、ちっとも使いんさらん。でも、寝ることだけは天才よ」

母が釘を刺すように言い残した言葉です。私は、（難聴ほど厄介なものはない）とも思っています。私は身体障害者の認定にもかかわっていますす。その制度では、目が見えない全盲は1級ですが、耳の聞こえない全ろうには、2級しか与えられません。自立生活面で考えると、全盲のハンディは全ろうに勝ると思いますが、コミュニケーションという社会生活場面においては、全ろうのハンディは全盲に勝ると思うことがあります。人間は社会的動物であり、コミュニケーションに対するハンディキャップは、全ろうでは想像がつかないほど大きいのです。「了解」の言葉も、しぐさも、実は「真の了解」ではなく「ごまかしの了解」のことがよくあり、誤解を生じた経験がたびたびあります。

そんな難聴の父に接するのに、入浴介助ほど適当な方法はないと思いました。施設の入浴時間は、男女別々に曜日ごとに決められているので、その時間を優先し、私は一日の私のスケジュールを決めることにしました。（風呂でのスキンシップ）私は（最善の親孝行だ）と思いました。

しかし、事ここに至って、ともかく家族の中で一番疎遠であると思っていた父を、私が、一番近くに迎えることになりました。父の「ありがとう」の言葉で、そのことが単に物理的な距離の問題でなく、心の距離の問題であることにも気づいたのです。そのことが私にとって、これまで出会ったことのない発見であり、いかに幸せなことかにも気づきました。男と男の関係ではなく、父と息子の関係に気づいたのです。そのことは何か押し付けられたような父と子の双方の義務ではなく、家族として一番自然な摂理でした。自然な摂理ゆえに、私は身体全体が温かくなったような、幸せ感を味わうことができたのです。私は今までの疎遠を一気に埋めるチャンスが来たと思いました。人生とは、その時になり分かることが本当に多いものです。予見できる方向に進むことは、少ないようです。波乱万丈とも言いますが、戦略を持って生きている人は、数少ないとも思います。振り返れば、私も、誰かの何者かの戦略で動かされてきているのです。

「ともかくもう故郷に居ても、誰も知った人が居なくなった」

「俺のところに来れば、僕も居るし、孫も5人も県内に居て面倒見てくれることもあるだろうし、ひ孫の顔も見られて、親父にも良いと思うよ」

「今となっては、故郷は遠いし、大阪にはお前一人しか居ないのだから」

そう言って、弟と相談してここに連れてきたのです。父が来て実際に分かったことですが、よく考えると、孫は父と一緒に暮らしたことはなく、恐らく「お祖父さん」と言っても、言葉以上の感情はないと思いました。ここに来ても、父の肉親は実際には私一人だけと思いました。父は、私の父だと思いました。これからやっと親孝行ができると思いました。

父の部屋造花で飾り書棚置き一気に縮む親子の縁《えにし》

しかし、親孝行の出発点は、「別れの儀式」の始まりと言い直した方がよいかも知れません。そうだったと思います。私は、それまで疎遠だと思っていた父と、ようやく濃密な時間を過ごすことができるようになりました。そのことを父に感謝しています。幸せだったと振り返っています。しかしこの時すでに、父には最期の場面が間近に迫っていました。

私は、世間では開業には遅過ぎると思われる65の歳で開業しました。母は、「お前大丈夫か?」と心配そうな様子でしたが、いよいよ開業という段になると、「お祝いはなんぼ位かね」と、父に相談しているのを聞きました。「そんなもの要らないよ」と口を挟んだことを覚えていますが、その頃はまだ、父も母も元気でした。

お祝いは、私の常識では、破格の１００万円でした。母は、右の股関節の痛みで難儀そうに台所と居間の間を行き来し、太鼓腹の父は、食事以外はベッドに横になっていることがほとんどでした。そんな父に対して、母は広子に愚痴をこぼすのが常になっていましたが、「ワタシャ幸せだよ」などと、時々口に出して言いました。その頃はまだ、父と母の最後の安息期だったと思い出されます。その僅か3年後、崖から突き落とされるようにあれよあれよという間に、母は91歳で他界しました。クリニックを開業して2年目、心不全の母の最期は苦しそうでした。私は母の最期に付き添うこともできず、それを止むを得ないことと諦めていても、一方では悔いを残していました。その数カ月後、1年も経たないうちに、正確には母がゴールデンウィークの始まりに亡くなって、その翌年の1月に私は父を引き取ったのです。父は、母が亡くなったのと同じ、91歳になっていました。

施設に父を落ち着かせると、私はすぐに内科の主治医を決める一方、父を私のクリニックに案内しました。父は、杖をついて5mも歩かないうちに「ゼイゼイ」と息を切らして、立ち止まりながら移動していました。いくら整形外科医で内科の知識が欠如していると思う私から見ても、確実に心臓が悪そうでした。しかし、内科の主治医からは、「心臓は大丈夫。太っていて横隔膜が持ち上げられて肺が狭くなっているから、痩せさせなさい」と言われ、心臓には太鼓判を押されました。クリニックで血液検査をしましたが、肝臓も腎臓の値も、血糖値もコレステロール値も皆正常でした。それどころか、関節の軟骨の摩耗もないのです。

私は少々ショックを受けました。たいていの人は、この年になると関節には多少なりとも老化の兆候が現れるものです。それが父のレントゲン写真には全くないのです。

(91歳にもなって、こんな綺麗なレントゲンは見たことがない)

少なくとも父の関節や骨には、人生の苦労の痕跡が見当たらないのです。母とは大違いです。母は腰や上腕骨や大腿骨の骨折、そして膝や股関節や外反母趾など関節変形を来し、そのために何回も手術をしていました。

「貴方のその足、見ていたら私、結婚しなかったのに」

広子がいう「その足」とは、私の外反母趾です。母の外反母趾はもっとひどいものでした。しかし、一般的にはこのために痛みを感じることはありません。外来でもよく相談を受ける変形で、時に痛みがあれば手術もしましたが、たいていはそのままにしておきます。私の場合、4Eの靴を探すことが苦労と言えば苦労なのですが、広子は本当にこれが重大な病気だと思うようで、矯正装具などを買ってきます。私は2～3回義理着けして、その後はどこへ行ったのかわかりません。

「お母ちゃんの子だから仕方がないの」

「手術して、保険もらうかね」

そんなやり取りもしますが、そのつもりは全くありません。私には、母の遺伝子が父より色濃く出現しているようです。実は私にもすでに、膝と股関節に問題が出て来ているのです。父に似ているのは、前立腺の病気と難聴です。そう言えば、二人から高血圧という病気も引き継いでいます。

「どうかね、ここでリハビリを頑張ってもらうよ」

「ホホホー、これはいいわ」

父は私のクリニックの、座って自転車を漕ぐようにペダルを踏みながら、同時に手を前後に動かす運動もできるバイオステップという機械が気に入ったようでした。（やる気）を見たと思い、私は安心しました。まさに肥満が、父の疾患の諸悪の根源で、それを克服するには運動が必要であり、運動継続には、（やる気）という意志が必須なのです。母のような別れ方をしたくありませんでした。

「誰に受け持たせようかな。若い女の子がいいわな」

父は返事をしませんでした。父は極度の老人性難聴で、左が少し聞こえるようでしたが、その時私は運転しながら助手席の父に話しかけたので、聞こえなかったのかも知れません。返事はありませんでしたが、私は（了解した）と受け取りました。いくら親子の関係でも息子に、（若い女の子がいい）などと言えないと思いました。私は若くて元気で明るいS理学療法士に受け持ってもらおうと決めました。私の仲間では、（それがあるから生きられる）という言葉がしばしば聞かれます。ここで言う「それ」とは、しいて言えば「異性に対する興味」のことです。もちろん、私もそれを信じているわけですが、医師の立場から、私はそれをさらに補強して言います。

「生命の条件として、個体の保存と種の保存が絶対条件なわけだが、食べることは個体の保存に、それの方は種の保存に欠かせないわけだ」

そして週2回のリハビリが始まりました。私は診察の合間にリハビリ室に出向き患者さんの顔を見ることにしていますが、父が半分寝ているようにバイオステップを漕いでいる場面に出くわすことが、少なからずありました。

「もっとしっかり漕いで」

「こんなんか」

その時は少し発奮するようですが、そう言っている間にもう居眠りに近くなります。

「お父ちゃんは仕方がない。寝るのが仕事だから」

母の声が聞こえるような気がしました。

父がS女史と歩行訓練しているのを見ると、

「もっとハードにしてもよいからな。何か問題はないかね？」

私はS女史に直接（老人のセクハラはないか）と聞くつもりでしたが、遠回しな質問になりました。

「お父さんは面白いです。『どこか悪いところはないですか？』と聞いたら、『ハートが痛い』ですって。お父さんは面白い人ですね」

私は安堵するとともに、父のシャレのセンスに舌を巻きました。それとともに、女性にやはり元気をもらっているようで、私はS女史に任せて正解だったと思いました。リハビリ室で父は、「嫌らしいお爺さん」ではなく、「可愛いらしいお爺さん」として見られているようでした。

私の最期もこのように見られればよいのにと思うのですが、今のままでは「嫌らしいお爺さん」になりはしないかと心配したりもしています。とにかく父がスタッフに温かく迎えられていることは、私にとっても嬉しいことでした。それ以上に別室で別の患者さんを診察していても、今私のクリニックのリハビリ室に父が来ていると思うと、不思議なもので、私はそれだけでも十分幸せな気分になり、元気にもなりました。

私は、母に人工膝関節手術をした時のことを思い出しました。その時には、母が自分の病院の中に居ると思っただけでも、何か口笛が不意に出てきそうなくらい、一日の仕事が楽しくできていたのです。その時母も、「私も同じよ」と、リハビリが楽しいと言っていました。その時私は、不思議な体験をしました。母の身体にメスを入れた瞬間、メスを入れられた母ではなく、私自身が「痛い」と感じたのです。しかも、メスが入った右の膝に感じたのです。本当です。嘘ではありません。その瞬間、母のＤＮＡと私のＤＮＡが共振していると思いました。私は母にもらったＤＮＡで生まれたのです。私は母の分身だったのです。肉親とはこんなものだと感じました。

「風呂に入ろうかね」
「そうだな」
父もまんざら風呂が嫌いなわけではありませんでした。日曜だけでなく、木曜も土曜も誘いました。誘うと、ベッドに寝ていた身体をゆっくり起こしました。それを見ながら、私は、着替えなどの入浴準備をし、私たちは大浴場に向かいました。50ｍほど廊下を歩きますが、その間にもたびたび父は立ち止まり、息を整えました。私も立ち止まり父を待ちますが、手は出しませんでした。しかし、風呂のタイルの上では、かばうように歩きました。そして、備え付けの一番高い椅子に座らせ、全身をこすり、それが終わると、浴槽に連れ添いました。

父は、ほとんど全身を湯船につけることはありませんでした。つけても、1分もしないうちに、「もういいや」と言って上半身を湯船から出し、浴槽の段に座り直しました。私は、前から足を揉み、後ろから肩を揉みました。汗が出ました。実は私もゆっくりこの大浴場を味わおうと思っていたのですが、そんな余裕はありませんでした。父を再び脱衣所の椅子に座らせ、下着を用意して、父がそれを着けるまでの間に、私は大急ぎで桶一杯の湯で汗を流し、着替えをし、父を監督しなくてはならなかったのです。しかし、2～3ヵ月経った頃でしょうか。ある日、大浴場に向かう父のゼイゼイが少なくなり、休憩も少なくなっていることに気づきました。(確実にリハビリの効果が出てきた）と思いました。その日から、先に私が風呂に入って洗いを済ませ、父を迎える余裕ができました。

入浴介助の他にもすることがありました。髭剃りと爪切りです。私は、父を見て、人体においてこれほど確かに生きていることを表す組織はないと思うようになりました。たとえ寝ていても、何もしないでいても、身体がどんなに弱っていても、「爪と髭」の2つは、確実に伸びるのです。

ある時、1週間も顔を合せなかったことがありました。部屋に入り、別人かと思える位に髭が伸びていることに驚きました。一瞬（哲学的人相になった。この風貌もよいかな）と思い、剃らないでおこうかと思いましたが、結局他にすることがないので剃りました。やはり、（剃った顔の方が男前）と後で思ったものです。しかし父は、この髭剃りと爪切りはあまり好きではありませんでした。「イタい、イタい、痛いガヤ」と、手や足を引っ込めるのは毎回でしたし、「髭剃りの新しいのを買ってきてくれ。これは痛い」などとも言いました。仕舞には、「何するんじゃ。痛いがな」と言って、布団に潜ってしまうこともありました。

時には、私も深爪をしてしまって、血が出ることもありました。どうも歳を取ると、多少爪の構造に変化が出るらしいのです。私ならこの位のことで血が出ることはないのですが、父は違うのです。それが分かって気を付けるようにしても、父は爪切りを喜んで受けることは決してありませんでした。「自分でするケー」そう言って手を引っ込め、足を引っ込められると、私も最後には諦めました。

髭は少し伸びると電気カミソリではいけません。引っかかり、痛がるのです。私は、電気店でうまい具合にバリカンを見つけ、これで少し短くしてから電気カミソリを使うことにしました。それでも、「イタい、イタい、痛いガヤ」と言って中断するのです。もちろん、入所施設には身体介護のサービスもあり、施設の人も気を付けていてくれました。お気に入りの女性の介護士さんもいたようで、その人には許すこともあったようですが、それでもたいていは「イタい、イタい」のようでした。「イタい、イタい」と騒がれると、他人ではそれ以上踏み込めません。言ってしまえば、介護士さんは血の繋がらない他人であり、極論すると、「暴行虐待事件」に発展するかも知れないのです。私は肉親です。（子供に返ったようだ。少しオーバーだ）と決めつけて、たいていは力ずくでもすることにしていました。それが（親子の仲だ。特権だ）と思いました。しかし、実際に父は、子供のように爪切りと髭剃りは嫌がりました。

「痛いことはいいこと。生きている証拠だ」

私には決して意地悪な気持ちはありません。しかし父には、少々そう思えたかも知れません。

「風呂に入ろうかね」

「今日はいい」

父は、時にベッドから起き上がらないこともありました。

（マーいいか）と、時には、私もそれ以上勧めませんでした。私もゆっくり過ごしたいこともあったのです。（今日くらいは許してもらおう）と思ったのです。

「風呂が嫌なら、喫茶店でも行こうか」

時にはこう言って、外に誘い出しました。この誘いにはたいてい乗ってきました。

「どれにする？」

一応メニューを見せますが、父は見ることはありませんでした。

「コーヒー」

夏はアイス、冬はホットの違いだけでした。恐らく、父の若い頃の喫茶店といえばコーヒーが定番で、それ以外のものはなかったのではないのでしょうか。私もこの部類ですが、私は一応メニューに目を通して、「夏ミカンジュース」にしました。父は窓の外を見て、「よく手入れしている」と言いながら、コーヒーを空にしました。父の視力は、白内障の手術をしてから、眼鏡をかけないで新聞が読めるほどに回復していました。誘い出すのは、たいてい天気の良い日曜日でした。私は、父の思考回路が停止しているのか、動いているのか、定かには判りませんでしたが、この一言で、何かしらは動いていることに安心するのでした。

しかし、しかしもありました。

「これはどうかね?」

私は、私のジュースと、父の空になったコーヒーを入れ替えました。父は私の夏ミカンジュースを事もなげに受け取って飲み干しました。

「これは旨い。これは何かな?」

「萩の特産、夏ミカンジュース」

恐らく他の食べ物を出しても、食べ残すことはないと思いました。しかし私は、父をこれ以上太らせたくないので、それで止めました。これが、私たちの喫茶店での定番になりました。

4～5回は行ったでしょうか。2年目の春でした。私はドアを開けながら、父の足取りが一層危うくなり、お店の人の温かく、それでいて心配そうに見守る視線を感じ、もう無理だとそれを最後にしました。ドアを開閉するたびになる鈴の響きが、いつもより余韻を残していると思いました。外の空気は4月だというのに、肌寒く感じました。桜が満開でした。

喫茶店に連れ出す以外にも、新築の我が家に連れて帰ったり、松陰神社にお参りに行ったり、すし屋などにも行きました。孫たちの七五三などのお祝いにも参加してもらいました。

私は、寿司を最高のご馳走だと思っていました。9月12日が父の誕生日です。


「今日は何の日かね」

「さー、何の日だったかね」

「今日はあんたの誕生日だよ」

「オオそうかいな」

「何歳になったかいな」

「90……」

「92歳だよ。寿司でも食べにいこうか」


私と父は、カウンター席に腰を下ろしました。そのお寿司屋さんは、小ぶり握りを12貫出してくれます。それが一人前です。まず熱燗が来ました。盃も小ぶりですが、それを差し出す父の手を見て、（小さくなった）と私は思いました。家に帰ると必ずビールを出して、「マー、一杯」と注いでくれる父でした。若い頃はあまり飲むところを見たことがなかったので、あまり飲めない口かと思っていましたが、（案外好きだったのだ）と思いました。たいていはビールでしたが、晩年になるとよく日本酒も飲んでいました。私が持ち帰った大吟醸のお酒が美味しいと、自分で注文して取り寄せてもいました。私は勧められれば、ビールも最初の一口は飲みましたが、たいていは日本酒の方が好きでした。帰るといつの間にか二人ともコップ酒になっていました。そんなことを思い出しながら、

「どうかな。もう一杯」

「旨いなー。もう顔が火照ってきた。弱おうなった」

たった一杯の熱燗で酔いが回ったようでした。私は独酌にしました。カウンターの席でしたが、大きな声でないと父には聞こえません。それでも話すこともないから、

「何歳まで生きるかね？」

「100歳まで」

返事はけろりと、「100歳まで」と決まっていました。私は判っていながらも、父がけろりと言ってのけるこの口調が好きになっていて、他のお客に気兼ねしながらも、尋ねるのでした。

ここは、美味しいと評判の寿司屋さんです。「この寿司は旨いなー」とか「寿司を食べるの

は久しぶり」とか、私は、父がそう言ってくれるのを待っていましたが、期待は裏切られました。食べているばかりでした。とうとう私は聞きました。

「寿司はどうかな？」

「旨いで」

それで終わりでした。結局一人前食べて、吸い物も飲みました。

「茶碗蒸しはどうですか？」

同席していた広子が父に聞きました。私は、食べ過ぎを心配しましたが、結局茶碗蒸しも平らげました。日本酒も、「旨いなー、もう回ってきた」と言いながら、４～５杯は飲んだと思います。

「お父さん、よく食べられましたね」

「うん、驚いた。でもこれだから長生きできるんだよな」

食べ物については、だいたいこうでした。鮎を食べに連れ出した時にも、全く私と同じ量を食べ、デザートのスイカは私の分まで食べました。孫たちのお祝いに招待すると、食事は全部平らげました。そんな時私は、（父親の脳裏に去来しているものは何だろう？）と考えました。料理は全部平らげますが、それに対して一切、「旨い」とも、「まずい」とも言わず、「まだ食べたい」とも「もう十分」とも言いませんでした。孫たちのお祝いの席では、「そこに居たのか」と、時にその存在に気づかないほどでした。ただ表情は穏やかで、時折箸を休めては、キョロキョロと周囲を見ていました。私は、(俺もやがてこうなるのか)と思いつつも、それでも父がそこに居るだけで、心は和んでいました。

新築の我が家も見せたくて、何度か連れて帰りました。最初は家に上がってお茶を飲んで、安楽椅子で横になり、施設の夕食時間に間に合うように起こしていましたが、次第に玄関の15～16㎝の敷居を上がるのも億劫になり、止めました。

一度、松陰神社に連れ出した時でした。駐車場から本殿まで、300mほどを歩きました。父の柏手は、さすが元神主と思わせるに十分な柔らかさと余韻を残していると感じました。お祈りを終えて、本殿の前の石段を下りようとした時でした。父の足が止まり、前に出そうとしているようですがなかなか出ません。身体を抱えるように、私の肩を父の脇に入れて支えましたが、父の体重を感じ、危ないと思いました。父も不安なのでしょうか。2度、3度足を出そうとしましたが、躊躇して止まりました。丁度その時、お参りに来ていた見知らぬ男性が、反対の脇を支えてくださり、無事に下りることができました。足の衰えと肥満が実感され、以後段差のある所には出かけなくなりました。私の自宅もむろん諦めたのです。以来外出には、一層気を配るようになりました。問題は足です。この町に来た当初、少し歩くとゼイゼイ息を切らして5mもいかないうちに一休みしていた状態よりは数段良くなっていましたが、足の衰えと肥満は、依然致命的な状態のままでした。しかし、強いての食事制限は酷だと思いました。

私も、足がだるくて、遣る瀬無くなることがあります。そんな時、足裏マッサージをしました。（これだ）と私は思いました。広子に話すと、知人に足裏マッサージ師がいるそうです。私はその人をクリニックに招いて、職員と一緒に実技指導を受けました。そして、早速父に試しました。これはずいぶん気に入ってくれました。

「髭と爪を綺麗にしてから、足裏マッサージをしよう」

「風呂から上がって、足裏マッサージしよう」

まるで子供に対するようだと思いながらも、そのうち足裏マッサージが、髭剃り・爪切り・お風呂の誘い言葉になりました。親に対して不謹慎だと思いながら、足裏マッサージを「餌」にしました。もちろん「餌」を与えるのみのこともありましたが、半分以上の確率で成功しました。

「うんイイナー。軽くなったわ」

父はそう言い、時にはそのまま寝てしまいました。

ある日、施設の看護師さんが、父に付き添って来られました。聞くと、

「多分褥瘡《じょくそう》（床ずれ）だろうと思いますが、足のくるぶしのところに傷ができていまして、いま内科に行ったついでに診てもらったのですが、『これから毎日消毒に来なさい』と言われたところです。報告がてら、付いて来ました」

「申し訳ないですね。寝過ぎですね。でも、これは私が診ましょう」

この部位の褥瘡は、経験的に（治りにくいものだ）という認識が私にはありました。病院では、毎日消毒し、ガーゼを交換するだけです。時に、患部に治癒促進用の軟膏なども使いましたが、たいていの処置は看護師さん任せになっていました。なかなか治らないが、重症化もしないので、長年の経験で（ここは治りにくいところだ）と思っていました。そんな毎日に耐えきれなくなると、植皮手術までしたことがありますが、これにも苦労してきました。

今回私は、整形外科医と息子のメンツをかけて「私に任せて」と言いましたが、本心では（これは嫌なところにできたな）と思いました。そこで私は、これまでの整形外科医としてのアプローチを変えることにしました。父親だから許されると思いました。その日私は、大きなタライを買って施設に行きました。消毒液は一切使わないで、微温湯に足をつけ、ハンドソープをつけて足裏マッサージを毎日することに決めたのです。ハンドソープは父の部屋にあったものを使いました。足の裏から開始し、趾《あしゆび》、足底《そくてい》、足側部、足の甲、くるぶし、下腿《かたい》（ひざから足首までの部分）、そしてまた足底と、一定の順序で、片方の足を約10分でマッサージするのです。

私は、このマッサージは足の腫れを改善し、血行を良くする効果があると理解していました。その証拠に父は、「軽くなった」と言いました。褥瘡の治療の根本も循環促進です。父の褥瘡は最初、周辺が少し赤みを帯び、腫れていて、感染と循環障害があると診ましたが、一切抗生剤も消毒液も使いませんでした。結果は予想より良く、赤みも腫れも数日で消退し、創《きず》に赤い肉芽が現れ、上皮化していきました。3週間だったか4週間だったか忘れましたが、（予想より早く、しかも完全に治った）と、私はその効用に少々意外な気持ちでした。（父の生命力もまんざらではない）と思いました。

その間父は、この処置に対して、何の口出しもしませんでした。時に患部を強くこすることもありましたが、髭や爪のように「イタい」と言って足を引っ込めることもありませんでした。父は、これが褥瘡の処置だとは認識していなかったのかも知れません。ただ、タライに微温湯を用意する私を見ると起き上がり、ベッドの端に足を出し、ズボンを膝上までまくり上げるのでした。自分でズボンの裾をまくり上げて、待ちの態勢になったのです。足全体をマッサージされることを、気に入っていたのです。父と私の関係において、父に積極的姿勢が見られるのは、この足裏マッサージの時だけでした。

その後私は、同様の創に対して、同様の処置をもう一人のクリニックに通院してくる患者さんに試しました。結果は少し長期にはなりましたが、治りました。私は父を実験台にして、一つの治療法が会得できたと思っています。とにかく私は、足裏マッサージと髭剃りと爪切りの3点セットを、父が亡くなるまで続けました。残念ながら、入浴介助は寝たきりになり、入浴そのものができなくなり続けられませんでしたが、この3点セットは、他の誰にもできないこと、私だけの3点セットの儀式だとも思い続けました。

入浴に爪切り髭剃りもう一つ父にしたこと足裏モミモミ

こうしていると、私は父の物語についてあまりにも無知であることに気が付きました。しかし、聞き出すこともありませんでした。何かしたいと積極的に父の方から言い出すことも、決してありませんでした。

「貴方に遠慮しているのよ」

「そうかもな」

携帯電話を覗いたことがありました。姪や甥の通話記録が残っていましたが、私の記録はありませんでした。少し寂しくなりましたが、私は近くにいるのだからと思い直しました。私には、私が何か言っても、「ホホホー」という返事を返すくらいでした。例えば、ここに引っ越した時には、まだ一人、同世代の親戚のＩ小父さんが故郷の施設で生きておられました。１年もしないうちに訃報が届きました。

「Ｉ小父さんが亡くなったそうな」

「ホホホー、それじゃ儂が儂の家筋では一番の長老か」

「あんた何歳まで生きるつもりかな」

「１００歳まで」。

親戚の人の訃報を知らせてもそうでしたが、親しくしていた故郷の友人の訃報を知らせても、

「ホホホー、それじゃ儂が村一番の長老か」

「あんた何歳まで生きるつもりかな」

「100歳まで」

こんな時、私は父の思考回路が本当に判らなくなりました。少なくとも悼《いた》み悲しむ様子は見られませんでした。介護保険の病名欄に書いてあるように、認知症になったのでしょうか。それとも、余程の楽天家の苦労知らずなら、こんな反応も説明できるかも知れないと思いました。そして、（俺もいずれこうなるのか）と思いました。日頃、私はどちらかと言うと、母の血を引き心配性の方だと思っています。しかし、こんな父を見て、それが認知症だとしても、私もいずれこうなると思っていても、それが嫌な感情でなかったことは、今思えば、私も父の血を引く、楽天家かも知れないとも思わないでもありません。喜怒哀楽のない父を見て、確かに少し物足りなさは感じていました。父の物語を知ろうとしても、もう一歩かゆい所に手が届かないような、もどかしさもありました。そんな父に会うたびに、このまま別れになるのかと寂しくなりました。しかし不思議なことに、心には和らぎを覚えていました。


そう言えば、父は男2人、女2人の4人兄弟でしたが、長兄と次姉は早世し、私の養母に当たる長姉もすでに他界していました。父は終戦間近に衛生兵として広島に出征し、「原爆投下

の時、広島にいた」と話しました。祖父母は半ば諦めていたそうです。その日小川で洗い物をしていた祖母の前に、「帰りました」と言って、突然父が現れたそうです。幽霊かと思ったそうですが、汚れた足がありました。祖母はその足を洗いながら、顔を見ることができなかったそうです。出征間近に結婚していますが、祖父母は生きて帰った、たった一人の跡取りの父を、恐らく大事に育てたのだと思います。若い頃は、原爆の影響もあったのかも知れませんが、リウマチを患っていて、よく入退院を繰り返していたそうです。それが、虫垂炎から腹膜炎を併発し、死ぬか生きるかの瀬戸際に、自分の血液を全部入れ替えるくらいの大量輸血をされ、その後不思議にリウマチも治まり、元気になったと聞きました。私はこの時の様子を覚えています。

「もうだめかも知れない」

「やることをやるのだ」

私は、母と母の父親が本当に切羽詰まった様子で、土間で立ったまま話しているのを聞いたのを思い出します。そんな父だから、甘やかされて育ったのではなかろうかと想像したほどです。そんな今の父を、（もう生死を超えた存在になっている）と、眺めることもありました。生死を超えたとは、（生きていても死んでいる、死んでいても生きている）そんな状態です。爪も髭も毎日伸びて、生きています。それを綺麗にしようとすれば、「イタい」と反応もします。しかし、何か積極的にしたいという意欲は感じられません。

「意欲を失ってしまった以上、人間としては死んでいる」

私は日頃からそう思っています。

「意識の戻らない状態では、もう生きたくない」

「延命治療は嫌だ。少なくとも私は望まない」

とも思っています。もちろんそれは私の極めて個人的な考えですが、多くの人も、賛同していると思っています。

さらに私は、生きたいと思うには、生きる価値を私自身に求めたいと思っています。人生の価値は人によって様々です。生きる価値が見い出せないために、自殺までする人がいます。私にも、自分自身の生きる価値に疑問を持ち、自殺の誘惑に駆られた学生時代がありました。自殺しない私を、「弱虫」「卑怯者」と思った若い日もあります。しかし父と接するうちに、そう思わなくなりました。「意識の戻らない人間になったら生きたくない」というのは、自分勝手な気持ちです。周囲の人の気持ちを考えてみてください。「たとえ意識の戻らない人間になっても、生きていて欲しい」と思う人もいることは確かです。私もそうです。母や父を見舞い、その温かい手に触れると、いい知れないほど癒されました。人の温かさは、心だけではなく、やはりこの「人肌の温もり」が決定的に大事だと思うに至りました。この温もりは体温で、単に物理的エネルギーだとも言えますが、それ以上の温かさを持っています。

私は職業柄、幾人もの死を見てきました。病室でご臨終を告げた時には、まだ体温は残っています。しかし、いよいよ棺に移すお迎えが来た頃には、石のように冷たくなっています。私はその時初めて、冷厳な死別を感じました。

「体温のあるうちはその温もりで、周りの人は本人の意思とは別に癒されている」

そう思い始めたのです。その人の思いにかかわらず、周囲の人にとって、体温にはそれだけの価値があるのです。あまりに喜怒哀楽の感情がなくなり、生きる意欲を感じなくなった父を看《み》ながらも、父はどう感じているか分かりませんが、父に癒される私を感じ、一日の仕事を楽しむ自分に気づいていました。たとえ父が生死を超えた存在であっても、それでも父は、私に影響し、和みを与え続けているのです。これも、人が生きる重要な意味の一つだと私には思えてきました。さらに、父の温もりは単に、人肌の温もりを超えていると思えてきたのです。しいて言えば、親と子のＤＮＡの共振が醸し出す温もりのような気がしてきました。

冬萌えや朝の体温児にかよう　（加藤知世子）

お母さんこそ、児の体温に癒されたのではないでしょうか。やはり親子なのです。

朝寒や女房の布団にもぐりこむ
そばにいて春夏秋冬変わらぬは父の温もり受ける幸せ

生きることに意思が必要かどうか。往々にして私は必要だと思っています。

しかし父を看ていて、それだけではない感情が湧いてきました。
それは温もりの伝播だろうと思います。
私はそれを受けることにより、一方的であるにせよ、限りなく癒されました。
それは、血の繋がりの伝播だと、私の身体が感じているようでした。

人には、色々な場面で、色々な方法で、感謝の気持ちを伝えるチャンスがあるようです。それは「よく生きてきた」と自分を褒めていては、掴むことができないようです。「よく生かされてきた」と思うに至って、初めて掴むことができるようです。それによって得られる気持ちは、至上の和みの気分です。私はそれを、父と濃密に過ごした時間を持つことにより悟りました。感謝は強いてするものではなく、濃密な人間関係においてのみ与えられる自然な喜びです。感謝できることは、本当に幸せだということです。孤独と正反対の言葉です。

蛇足と思いながらも書き添えたく思いました。近頃のハロウィンの騒ぎは何だろうかと、呆れてしまうのです。バレンタインデーが近づくと、私は正直気が滅入ってきます。義理チョコは、後のお返しを考えると、却って面倒くさく思います。それに体重を気にしている私には「毒」だとも思っています。これは菓子メーカーの陰謀だとさえ思ったりします。ハロウィンも半分以上マスコミが煽っているように思います。また、近頃になって、七五三のお祝いが派手になってきたと思っています。これは神社と写真館の策略だとも思います。定型化し、商業化した行事に、感謝の気持ちがどれだけ込められているか疑問に思ったりしています。蛇足です。ひねくれ者の世迷い言です。それにしても、私に感謝の気持ちを起こすのに、父は、「ホホホー」で、母は「デガナイ」、養母は、「いいのよ、いいのよ」の一言で十分だったと、思い返すのでした。

感謝とは孤独の真逆父といて初めて気づく自己中息子

幕間8　ゴルフ3等賞

この勝利先祖のお蔭よ本当だ嘘か真実か誠にお蔭

私は、65歳でクリニックを開業しました。そして開院式で来客に挨拶しました。

「私には、子供が６人います」

これが厳粛であるはずの開院式の冒頭の挨拶です。私をよく知る人は、〈えっ、４人じゃないの?!〉と、きっとドキッとしたはずです。

「実の子供は、皆さまご承知の通り４人ですが、もう２人いるのです。その１人は、クリニックの受付の横の飾り棚にいますので、気づかれた方もいらっしゃるかと思いますが、『図解腰痛学級』という本で、成人式をとっくに終えています。しかしその子の生まれた時、私は愛おしくて抱いて寝たことを思い出します。そしてもう１人の子供は、このクリニックです。末っ子ですが、可愛くて、可愛くてたまりません。便器にでも接吻したいほどです」

そしてお祓いをしました。お祓いが終わった後、何やら神主さんが、広子の耳に口を近づけて話をされました。その神主さんは、広子の母の代からの付き合いで、私のことは全く知らないはずです。私の実家は岡山県の山奥であり、私が開業したここは、広子の生家に近い本州の西の端です。私は40歳からこの地に移り住んでいますが、この地の人は、米子も松江も区別がつかないどころか、鳥取県と島根県を混同して話すことも日常茶飯時でした。その地で生まれ育った神主さんが言われたのです。

「拝んでいると、何やら大勢のご先祖が出てこられて、それぞれにお祝いを述べていらっしゃる光景が見えた」

実は私の先祖は、江戸時代の末期に岡山県の山奥に医院を開業しました。その2代目は隆盛を極めたそうです。この家系から、他にも何人かお医者さんが出られたそうですが、皆早世し、その唯一の名残が私の養母でした。しかし、養母もすでに他界しています。私は、養母の姿に憧れ、医師になりました。そして縁あって広子と結婚し、故郷を遠く離れ、広子の父の起こした病院を手伝うことになりました。私が開業を決心したのは、この義父の死後であり、故郷に帰ることなく、故郷から４００㎞も離れたこの地でクリニックを開業したのです。そんな私のルーツをこの神主さんが知るはずがないのです。しかし確かに、「拝んでいると何やら大勢のご先祖が出てこられて、それぞれにお祝いを述べていらっしゃる光景が見えた」と言われたのです。私はこの時、「自分が医師になったのも、この歳で開業したのも、総て先祖の意思である」と確信しました。私は、医師になり、開業するように導かれていたと、私の理性では考えられない心持ちに支配され、しかもそれを不自然だと全く感じない私になりました。

開業してしばらく後でした。クリニックの運営は思っていた以上に順調でした。誘われればゴルフに出かける余裕もできました。そして、そこで私に、にわかには信じられないことが起こったのです。

「ネー、信じられる。今日、僕、３等だったよ」

「そう、それはよかったですね。貴方が毎朝、仏様や神様のお世話をしているから、ご先祖のお蔭ヨ」

幾分興奮した私の声にもかかわらず、広子の応えはいつものように落ち着いていました。何の飾りもなく、他意のない言葉でした。私は別に神仏を信じているわけではありません。しかしその時、瞬間的に、（そうだ、お蔭だ、お蔭以外の何物でもない）と、この時も理性では考えられない「ご先祖のお蔭」という言葉を、すごくあっさり私の中に受け入れました。

私は、クリニックに関係する銀行が主催するゴルフ大会に出て、その日が2回目の参加でした。したがって、参加者の50人近くの、そのほとんどは知らない人たちでした。地区の事業所のオーナーか、オーナーに次ぐ地位の人たちの集まりでした。しかも、私はまだここでは新参のよそ者でした。まだ町の人たちに馴染む機会がありませんでした。さらに、医者は世間知らずです。私からすれば場違いな集まりでした。しかし私は、ゴルフが好きなのです。そんな私ですが、医師会の集まりのみしかその機会はなく、このたびの会は、せっかく誘ってくださった関係者の厚意以上に、私自身の息抜き、気晴らしのチャンスでもありました。

私は、以前は80台前半でラウンドする腕前でしたが、ここ10年位、医師会会長などを引き受け、クラブを握る時間もなく、ようやく最近落ち着いて、年3〜4回ほど医師会のコンペに参加し、ゴルフを楽しむ機会を得ていた程度でした。しかもゴルフのスコアは100を切ることはなく、ただ下手の横好き程度で、息抜きと健康のため、どちらかというと、ラウンド後の懇親会での、新しい医者仲間との交流の方に重きを置いていました。その程度の私でしたが、今日の私の組のメンバーは、何とゴルフ場のオーナーと、私のクリニックを建てたこの地区第一の建設会社の社長と、この会を主催した銀行の頭取でした。私は、(足手まといにならないように、恥をかかなければよいが)と、祈る気持ちでした。

「先生は、初めてのコースのようですから、コースの案内をよろしく」

建築会社の社長が、ゴルフ場のオーナーにそう言われました。

「先生、あそこに高い山が見えるでしょう。高山と言いますが、芝目はどこでもあの方向に向かっています」

「そうですか。芝目などより、無事に回れるかどうか心配です。せいぜい、足を引っ張らないように頑張りますので、よろしくお願いします」

スコアは覚えていません。可もなく不可もなく終わったと思います。ホッとした気持ちで、クラブを納めました。私は、第1組の特権で、成績発表の前にシャワーを浴びることが許されていました。知らない人たちとの会話は苦手です。ゆっくりシャワーを浴び、汗を洗い流しました。ゴルフは無事に終わってくれたのです。ミーティングルームに行くと、すでにほとんどの席は埋まり、私のパートナーたちも皆、もう席についておられました。それでも少し雑談の時間はありましたが、いよいよ世話人が成績発表をする時間になりました。

「後ろから発表しますね」

「蛍賞、〇〇君」

「ブービー賞、〇〇君」

蛍賞もブービー賞も、今日の世話係の若い行員でした。成績は次々に発表され、５位ごとに商品が渡されました。そのたびに拍手が起こりました。順位のみの発表で終わる人もありましたが、運よく飛び賞に当たる人もいたのです。もちろんその人は照れたような、それでいてラッキーな幸運に喜びの表情を隠しませんでした。ざわつきながらも発表は進みました。しかし、20位まで発表されても、まだ私のパートナーたちの名前は、誰も呼ばれませんでした。15位前後から、そろそろ名前が呼ばれ出しました。しかし私一人、７位を過ぎても、５位を過ぎても呼ばれません。私の組で残るのは、私一人になりました。聞き逃したのかと思いながらも、私は動揺して、落ち着こうとパートナーの顔を見回しましたが、却って、（先生優勝かも知れませんね）、そう冷やかされるような、何とも言えないそわそわした気持ちになりました。（そんなことはあり得ない）と思いつつも、（もしかすると）という気持ちも芽生え、そんな浮いたような私の緊張をパートナーたちに気づかれまいと、私は覚悟を決めて、世話人の口元に注目するしかありませんでした。

「さて、これからは、いよいよベスト3の発表です」

発表者は、もったいをつけて宣言しました。

「3位！　川上先生!!」

いきなり私の名前が読み上げられました。続いて、「グロス00、ハンディ00、ネット00、おめでとうございます！」と言われたはずですが、名前が出た瞬間、私には（あわや優勝？）かもと不遜な心も芽生えていたので、（奇跡は起こらなかった）と少しがっかりしました。しかし、次にはホッとして肩の力が抜け、3位という好成績が信じられない気持ちになりました。（そんなことはないはずだが、隠しホール選びで、私に有利になるように調節したのではないか？）とさえ思いました。もちろん実力ではないし、ただの幸運としか思えなかったのですが、それ以上の幸運を感じたのです。

帰りの車で、私は電話をしました。この幸運を一刻も早く広子に知らせたかったのです。広子の言葉で、幸運以上の奇跡にも近いこの幸運は、ご先祖の後押しだと了解したのです。ご先祖様は、私を密かに後押しして、そして見守っていてくださるのだ。私は、（アア、何ということだろう。なんと嬉しいことだろう）と一瞬のうちにそれを感じました。そして3等以上に、明るい気持ちになりました。はやる気持ちを抑えて、安全運転、安全運転と念じて帰りました。

そういえば、こんな奇跡のような出来事も、過去に時々経験していました。

例えば、ビンゴゲームです。私はたいてい、中より後ろで当たっていました。それが、私がロータリーの会長になった新年会で立て続けに穴が開き、なんと私が早々と1等になったのです。これは、その後にもその先にもないビンゴゲームでの1等賞でした。これは私にとって奇跡的な出来事であり、（会長への神様からのご褒美）と思いました。

さらに思えば、医者になれたのも奇跡としか思えないのです。

私は文字通り全霊を注ぎ込んで医学部に合格できました。それは、試験の終わった瞬間、生きるためのエネルギーとなる気力というものまで総て放出してしまって、廃人のように放心してしまうほどの努力を必要としました。その努力の結果、医学部に合格できたと思う反面、それでも足りず運という何かにより合格できたと思っていました。それは次第に気づくことになりましたが、今では先祖の導きによるところであったという気がしてなりません。大学の医学部の定員は、私の受験したその前々年は40人、前年に60人になり、私の時には80人で、実際は88人の合格と、急速に間口を広げていました。それでも足りず、私は最後の1点の何十人もの争いの中にいて、最後の何かの一振りに味方され、88番で合格できたと思っています。私は決して優秀ではないのです。しかしそれは、まさに私にとって、天と地を分けるほどの結果に繫がっているのです。

ちなみに、医師の合格通知は、自分で宛名を書いて提出した一枚のはがきでした。私たち以前の医師国家試験の合格率は、最低でも98％くらいで、試験を受ければ合格は決まっていたようなものでした。しかし私たちの時、合格率は80数％で、そのはがきが来なかった同級生の悲嘆を思うと……そのたった一枚の無味乾燥のようなはがきに、人の人生の浮沈が秘められていたのです。まさに現代の赤紙のごとく思われました。これは、当の本人には一大事でも、大局的に見れば何事でもないことなのかも知れません。目の前に癌の患者さんが現れたと仮定します。私はもちろん同情します。患者さんは、「どうして⁉ 私が、何の悪いことをしたというの⁉」と言います。人生の一大事です。しかし大局から見ると、癌の死者は現在人口の30％弱で、この患者さんは、その30％弱の一人に過ぎないのです。すでに織り込み済みなのです。大局は動じません。しかし人には、自分が癌であるかないかは、余程重要です。私が医師になれたかなれなかったかは、私にとっては重大問題なのです。でもそれは、最後の何かの一振りで決まったと思えば、何かに感謝せずにはいられないのです。何かとは、ご先祖様と今では思っています。

今までの私は、「奇跡」とか「ご先祖様のお蔭」などと言う言葉を聞くと、半ば反発を覚えていました。

「貴方が毎朝、仏様や神様のお世話をしているから、そのお蔭ヨ」

しかし、このたびの広子の応えは、すごくあっさりと、私の胸に落ち込んだのです。以来私は、神仏をまだ認めてはいないのですが、「自力」より「他力」を信じるようになり、毎朝、仏様と神様のお水は私が代えることにし、時間があれば、お経も読むようになりました。ゴルフコンペの信じられない３等以来、私の幸運は総て「ご先祖のお蔭」と、すっかり思うようになりました。

さてさて、以来私は勝負に出かける時、ご先祖様に手を合わせることが多くなりました。医師会のコンペに久しぶりに参加する時には、特に念入りに拝みます。

「どうか優勝させてください」

「病院の資金になれば……」

と、宝くじを買う前にも、心の中で手を合わせました。

しかし、お蔭は一向に現れませんでした。邪心は見抜かれていたのです。邪心を見抜かれるのも、お蔭かも知れないと思い直しました。「邪心」は「欲」から生まれます。現在の私にはまだまだ「欲」があります。「欲」を忘れ、無心になった時、「ご先祖様の徳」が「欲」という衣を脱いだ私に、ふと自然にその姿を現すのかも知れないと思うようになりました。しかしこういうことは稀で、生きるためには「欲」は必要なことだと思っています。「欲」がなくなれば、もはや死んだと同じだとさえ思っています。それは、一方では「罪」を犯すことになるのですが、それは「いけないこと」なのでしょうか。

私は「罪」を犯すことを、神仏さえ認めていることに最近気が付きました。

私は、仏様の前に座り「観音経」を、神様の前では「神拝詞」を開くことがあります。なんと「観音経」では、「三個の信條」、「日々の心得」、「礼讃文」に続いて、4番目に「懺悔文」を、「神拝詞」では、冒頭の祓詞の中に、「諸々の禍事　罪　穢《けがれ》有らむをば祓へ給ひ　清め給へと白《もう》す事を……」と、唱えるのです。私は驚きました。日本人の精神を代表するこの二つの宗教がともに、まず人間の罪を認め、これを冒頭に置いているのです。

私たちは、「頂きます」と言って、食事をします。

「何を頂くのか」

「食べ物です」

「食べ物とは何か」

「………」

「ご飯にしろ、お肉にしろ、それはもともと命なのですよ。だから私たちは、『命を頂きます』と言って食事をしているのですよ』

私は、この説教を聞き、（なるほど）と思いました。生きるためには、食べなくてはならない。それは、他の命の犠牲を伴っています。罪なことです。人間にはというより、動物にはもともと食欲と性欲があります。食欲は個体保存のため、性欲は種の保存のためなくてはならないものです。この欲のない動物は生き残れません。しかし、一方では知らず知らずに、他者を犠牲にする罪を重ねていることにもなるのです。しかし、これは私たちが生きていこうとする限り、許されることです。ただ、行き過ぎないようにしたいものです。そして、時に「欲」を忘れて人生を一生懸命生きる瞬間に、「ご先祖のお蔭」が、無垢の私の元にありがたくも降りて来てくださるのです。本当か嘘か分かりませんが、私はそう思うようになりました。

この勝利先祖のお蔭よ本当だ嘘か真実か誠にお蔭

私は神・仏・先祖などのお蔭・祟りなど肯定することも否定することもしていませんでした。いわば都合により、肯定もし、否定もしていたのです。しかし、この時を境に、何かそういうものがあってもよいと、胸の中に落ち着くのを感じました。私は「先祖のお蔭」を信じ、「先祖の徳」を信じるようになってきました。

第9章　父の最期

これでもう送る人なき枯れ野かな

午前中の診察を始めたばかりでした。

「施設から電話です」

何か嫌な予感がしました。

「今朝、部屋を訪ねたらベッドの傍に倒れておられ、大量のタール便がありました。幸い今は、意識は普通で、血圧も普段通りですが、どうしたらよいものかと思って……」

（やはりそうか。どうしよう）

「アアー、そうですか」

とっさのことに、私も一瞬言葉を失いましたが、意識も血圧も大丈夫だということです。

「そしたら、これから病院を手配して、事務員を迎えに伺わせますので、それまでよろしく」

実はこの事務員は、弟の長男で、私のクリニック開院以来のスタッフです。父の孫に当たります。

「親父が今朝、タール便を大量にしてベッドの傍に倒れていたらしい。すまんがこれから迎えに行って、病院に連れて行ってくれ。用意するものは、広子に連絡して聞いて」

病院には、私の長男が整形外科医として勤めていて、外科医は彼の従妹です。私もクリニックを開業するまで、そこで副院長・院長・理事長をしていました。いわば身内の病院です。私には、私が医学部に合格した時、父の京都の友人から手紙が届いて、それを読ませてもらった記憶が鮮明に蘇っていました。それには、「身内に薬師がいるほど心強いことはない。おめでとう」と書いてありました。医師のことを薬師というのが京都人らしくて、鮮明に覚えていたのです。その内容に関してその時は、（そんなものかな。お世辞だろうな）と思って読んだのですが、何十年も前に読んだこの手紙の一節が、急に息を吹き返して思い出されるほど、それは真実でした。

父の入院手続きは即座に決まりました。これまでも夏バテ、発熱などで、2～3度は入退院を繰り返しましたが、タール便ということだったので、少し重症に思いました。しかし結果は、「腸の憩室からの出血で、2週間絶食にして治療する」ということでした。私の気持ちは幾分軽くなり、安堵しました。しかし、高齢の父に絶対安静2週間は、想像以上に負担になることは容易に予測できました。この2週間が勝負になると覚悟しました。訪ねるたびに細くなるお腹を見ながら、いつもより足裏マッサージを念入りにし、足の運動もしました。

覚悟の2週間が過ぎ、食事を徐々に再開という時、新たな問題が起きました。「発熱し、首を動かすことができない。食事もできない」とのことでした。これは整形の問題です。時にこのような高齢者にも出会っています。私はステロイドを指示しました。私の読みは的中し、発熱も痛みもすぐに治まり、これからは攻めのリハビリを開始するぞと意気込みました。父は、絶食から解放され、徐々にお粥から食事が始まりました。しかし2週間という絶対安静の影響は、高齢の父にとって私の想像以上でした。この時点で父はすでに、自分で起き上がり、ベッドの上に座ることもできなければ、ベッドの端に足を投げ出して座ることもできなくなるほど、足腰が弱っていました。私は唖然としましたが、その状況は理解できました。

「スタンディングテーブルをやろう」

私はそう長男に伝えました。

(そうすれば、1カ月もすれば立てるようになるだろう。絶食で少しお腹も小さくなったようだし、かえって良かったのかも知れない)

私はそう思いました。そう思うと同時に、私にもさらに気合が入りました。今までは外科医に父の身を委ねていましたが、これからはリハビリ、私の分野です。私は、父の元気になっていく姿を思い描きました。しかし、さらにさらに父の廃用症候群は進行していました。足腰だけの問題ではなく、気力も萎えてしまっていたのです。

「お婆ちゃんの三年祭をするぞ」

施設に入って初めて、父が自分の意思を伝える言葉を発したのはこの正月でした。私は、(まだ父に気力がある。母の思い出が生きている。認知症ではない)と喜びました。それから、僅か2カ月も経っていないのに、そのことが、遠い、遠い昔に思えました。父は、スタンディングテーブルのあるリハビリ室まで移動することもできませんでした。結局、そのリハビリプランは挫折しました。ベッドから離れられず、リクライニングでようやく起こされるようになりました。点滴が24時間、ポタポタと落ちるだけになりました。（父は死んでいく）と思いました。

いつか教授に言われた言葉を思い出しました。

「人には天命があるのだよ。それに逆らってまで手術する必要があるのだろうか」

それは私がまだ血気盛んで、自分のメスの力を信じ、生命の可能性を信じて、あえて「藁にもすがる」という領域にまでメスで踏み込もうとした時、私を諌めた教授の言葉でした。大学を辞した理由の一つにもなりました。今になり、その言葉が蘇りました。父の死は、もう天命です。受け入れるしかありません。しかし、父の身体は、限りなく温かく柔らかく、私は触れるだけで安堵を覚えました。その後、私はこれを、父と私のＤＮＡの共振だと何度も何度も思うのでした。

小春日を超える温もり父の足

その頃は、まだ父も食事が摂れていました。

（食事ができれば元気になる）

私の長い医師の経験で得た一つの真理です。

「桜餅を持って行ったら1つどころか、2つとも平らげてしまいましたよ。あれなら元気になれるわ」

「そうだね。俺もびっくりしたわ。俺が持って行った饅頭も3つとも平らげたよ」

私は、あることは言えませんでした。私は、お茶を勧めるつもりで父の口元を見ていたのですが、舌の動きに妙に生きている感じを受けました。それは動物が獲物を味わう動きに似ていて、父の人格を置き忘れ、そこのみに意思があるように見えました。そこだけ妙に生々しく、何か異質な感じが湧いてくるのを感じながら、父が食べ終わるまで見つめていました。食べ終わると顔を拭きました。髭には朝のお汁が乾燥して付いていました。髭と爪には、依然として変わらない生命力が保たれていました。嫌がる父をなだめながら無理矢理髭を剃り、爪を切りました。顔見知りの看護師が体温を測りに来ました。

「すみませんね。私たちがしなくてはならないのですが……」

(これも看護業務の一つか。しかし、親父は、他人にはさせないだろう。間違えば、隣室の患者さんに虐待かとも思われる)

「いいや、これは僕の仕事にさせて」

「そう言えば、お父さんは面白いですね。この間『本屋に連れて行ってくれ』と言われますので、『どんな本がいいですか?』と聞くと『エロ本』ですって」

「申し訳ないね。俺より女性の看護師さんがいいらしいよ」

「そうらしいですね。清拭《せいしき》も若い女性がいいようですよ。私はもう失格」

「すまんね。俺もボケたらそうなるかも知れないけど。あんたで我慢するからよろしく」

「そうですか。先生もそうなられますか。マ、私もまんざらではないでしょう。でも、先生の足裏マッサージは気持ちよさそうですよ。先生が帰られた後は、ぐっすり眠っておられます。私もして欲しいわ」

私の入浴介助はなくなりましたが、その代わり、若い元気のいい女性の介護士が来て清拭してくれます。時にそんな父を見ていると、私の入浴介助より素直だなと思いました。私はその様子を眺め、それが終わると入れ歯をはめさせ、何か食べさせて髭を剃り、爪を切った後で、足裏マッサージをして帰ることにしていました。父に対する一定の儀式のように繰り返しました。もうすでに、父に対する治療という医療の時期は訪れないだろうと、悟っていました。父は、時にはマッサージ中に眠りました。父に挨拶もせず、布団を掛け直して病室を出ることも多くなりました。


人間の「生」とはいかなるものでしょう。私はこの問いを何十年も自問してきました。そして、やっと最晩年の父の身近にいることで、自分なりに結論を下しました。生命の本質は、「個の保存＝食べること」と「種の保存＝生殖」です。しかしこれは生物としての根本原理であり、その上で人間には、人間であるために「何か」が必要なのです。まさに「観音経」礼讃文の「人身受け難し、今すでに受く。この身今生に向かって度せずんば、更に何れの生に於いてかこの身を度せん」の「人身」を受けたのが人間です。その「何か」が失われると、もはや人間としては生きる資格がないと思っていました。その「何か」を、私は父を見守りながら考えました。

私は若い頃、この「何か」がはっきりしないまま生きる自分自身を、心密かに卑下していました。最初、それは「夢」だとも考えましたが、そんな綺麗ごとではなく、もっとドロドロした「欲」だとも考えました。しかし、「夢」や「欲」だけではないようにも感じてきました。そして、「夢の途中で」という言葉の中に逃げ込んでいました。「途中で」とワンフレーズ付け足したのみで、私は「今は解らないが、きっといつかは解き明かすぞ」と生きてこられたのです。「途中だ」と少しだけ見方を変えるのみで、私は幾分気持ちが軽くなりました。今の父は、生物の根本原理はかろうじて保っています。その上で、今の父に人間として生きる価値、「人間としての何か」があるのでしょうか。「夢」や「欲」をなくした父の生きる意味とは?

少しユーモアも保っているようです。ひとまずはそれで十分だと私は思うことにして、「何か」についてはこの後、少しずつ掘り下げて、私の考えを披露していきたいと思います。

しかし、このような生活も長くは続きませんでした。

「今日ね、『何が食べたい?』と聞くと、『ぼた餅』と言うんで、前のコンビニでぼた餅を買って食べさせたら、半分も食べないんだ」

「そうよ、私も昼食に出された牛乳がそのまま残してあるので飲ませようとしたら、ストローで吸い込む力もなくなってきたみたい」

「そうだね。入れ歯の具合が悪いかと思ってよく洗って入れたけど、あれは奇妙なほど合っているのだけどな」

それでも柔らかいもの、のど越しのいいものをと思って、ゼリーなど色々持って行ってみるのですが、せいぜい1口か2口で、もう十分という素振りを見せるようになりました。それで満腹しているようでもなく、好みに合わないからでもなく、ただ口を動かすだけでも辛そうに見えるのです。奇妙に生々しく見えたあの舌の動きが止まったのです。1年前には、寿司を一人前ぺろりと食べてしまう父だったのです。1年前は、座ると猪口《ちょこ》が乗るくらい、丸く突き出たお腹をした父だったのです。しかしそのお腹も、見る見るうちに小さくなっていきました。冷蔵庫に食べ残しが目立つようになり、私たちはせめて病院食だけでもと思い、食べさせるようにしました。スプーンでお汁を口まで持っていきました。それでも最初の3～4口で、「もういいわ。横にならせてくれ」となりました。

「そろそろ、皆に連絡しておこうか」

「そうね。今のうちだね」

空気が澄んで、すじ雲が浮かぶ澄み切った青い空になりました。桜の葉が枯れて、段々と散り、淋しく透明になってきました。この病室に入った頃には、窓際に立ち満開の桜を見ました。カーテンを閉じたままにして、しのいだ暑い夏もありました。そして、もう秋になりました。

久しぶりに病室が賑わいました。弟が、名古屋の甥夫婦と孫3人を連れて車で来ました。

「これ、誰だかわかる?」

「誰だったかなー」

でも私は、父の表情に嬉しさが浮かんでいると見ました。はっきりと甥や孫の顔が認識されているのが判りました。名前が出てこないのだろうと思いました。私も、孫の名前をいちいち覚えてはいません。

「こっちがリク君、こっちがレイ君、こっちは誰だったっけ?」

そんな具合です。

「大きい方がリク君、ボクはシュン君だったかな?」

広子はその点、偉いものです。ちゃんと名前を覚えているのです。とにかく私も、久しぶりに見違えるほどに大きくなった孫たちに会い、嬉しくなりました。

姪たちは、「一晩は一緒に過ごしたい」と言って来てくれました。

私は、自分たちの子供が男の子しかいないことを少し悔しく思いました。父と母は、孫たちに愛情を注ぎ、孫たちもそれを真に受け止めていたのです。私は密かに(父の血が引き継がれていく様）を垣間見るようにも感じました。父や、すでにこの世に居ない母の片鱗を、その子たちの中に見ました。久しぶりにＤＮＡが喜んでいるのを感じました。私は思い切って孫たちにそれぞれ1万円の小遣いを渡しました。それを見ていた顔馴染みの看護師が、「あら、先生、私も欲しいわ」と言いました。病室には、生きている者の愛が満ちていました。

落ちるか落ちないか、ゆっくりと点滴のみが時を刻みました。私たち送る側には、もう思い残すことはありません。静かにその時を待つばかりになりました。羊羹とかゼリーとか、1口しか食べないことが分かっていても、「その1口」までもが細ることに寂しさを覚えました。しかし、癌の手術で少し歪んだ父の口元や顎の下の髭が寝たままでは案外剃りにくいことも、少し硬くなった爪が行くたびに伸びていることにも、命の強さを感じていました。

足裏マッサージをしようと椅子をベッドの傍に運び、布団をめくると、少し浮腫《むく》んだ足をベッドの脇に動かしました。それは、この状況でも、私に最大の幸せを感じさせる時間になりました。この人が私の父親だと、懐かしいような、安らぐような、なんと言えばよいのか、まさに他人ではない二人を感じました。確かな血の繋がりを感じて落ち着きました。やはりＤＮＡが共振していると思いました。しかし、父の物語を少ししか知らないことに気づき、淋しくなることもありました。会話はできないのです。弱っただけではなく、やはり難聴が壁を作っていました。残念に思う気持ちもありましたが、私は満たされてもいました。母にできなかったことを父にはできている。このチャンスをありがたく思いました。この状況は、やはり人間として生まれた「何か」に違いないと思われるのでした。

俺は子供の頃、親父に抱いてもらった記憶など一度もないナ。食事も一緒に食べたこともない。いやいやそう言えば、クジラ肉を買ってきてくれたことがあったぞ。でも実際にあまり家にいたことはなかったナ。でも元日の親父の榊のサラサラは気持ちがよかったな。でもあれだけだったな。イヤイヤもっとあるぞ。

中学生の時の、「親父叱責逆切れ事件」――俺も子供だったな。

高校の時の「成績急降下ペンダコ一件落着事件」――あの時の親父は、格好良かったな。俺も真似したかったけど、俺の子供ではそれほど勉強する奴はいないし、孫はもう鉛筆の時代ではないナ。

「正月雪中帰宅親父激怒事件」――あの怒りは何だったのか。今さら蒸し返しても、親父は忘れているだろうナ。それにしても判らないナー。

そうか、思い出したぞ。大学合格の京都での記念植樹をした山は、確か吉田山と言っていたぞ。京都大学の近くだったな。

親父の土産の備前焼茶碗、やっぱり、広子は否定するけど、引っ越しの時に捨てたのだろう。(父のプレゼントはあれだけだったのに、仕方がないカ)

次々に思い出が浮かんで来ました。そして、もう一つだけ思い出しました。高校入試の前でした。受験勉強している私の前に、Ａ４の厚さ３㎝はあろうかという本を差し出したのです。

「これで勉強したら？」

高校の入学試験の問題集でした。その頃の田舎では、そんな問題集があるとは思ってみない私でした。

(都会の連中はこんなので勉強しているのか)

と、思いました。嬉しくてすぐに挑戦し、ほとんど解けたと思います。大いに自信が付きました。(確か赤い表紙の本だったナ)

思いだせば疎遠と思っていた父が、次々に思い出のページをめくり返す父になっていました。それを私は、父の足をマッサージしながら、子守歌のように思い出していました。夢はおろか、欲という欲も全てを放棄してしまった父でしたが、私はこの時間、父とこのように過ごすことが、幸せでした。父の温もりを、手だけでなく全身で感じていました。温もりのある父がそこにいるだけで、私は幸せを感じていました。

私は妙なことを考えました。これが元気な父だったらどうだろう……。

「足が重い」

「足裏マッサージでもしてみるか」

「うん、軽くなったで」

多分これで終わり、父は足が軽くなって喜び、私も満足しますが、今ほどの温かさ、そして幸福感は感じないでしょう。状況としては比べ物にならない位、その方が良いにもかかわらず、幸せ感はそれに及ばないのではないでしょうか。人間とは複雑なものです。

父の思い出は、私自身の思い出にも広がりました。

(俺は、俺の子供たちに、これほどのものを与えたか?)

すぐに思い浮かぶことは、与えたことではなく、奪ったことでした。

子供たちが中学生の頃だったと思います。ゲーム熱が盛んで、何度注意しても、約束しても、ゲームの誘惑に負けるのでした。たまらず私はそれを取り上げ、庭に叩きつけて踏みつけ、叩きつけて踏みつけて、何度も何度もそうしました。完膚なきまで壊しました。意識して、大袈裟に踏みつけました。親の覚悟を子供に見せる心算で、意図して芝居のように大袈裟にしたのです。

ところがその時、広子はこう言ったのです。本来なら、「もっと、もっと」とか、「ヨッ、お父さん、ついに出ましたね。待ってましたよ」ぐらいの拍手が来るところだと思っていました。ところが、止めもしないで見ていた広子のセリフはこうでした。

「4万5千円もしたのよ。せっかくお年玉を貯めて買ったのに」

私は冷や水を浴びせられた気持ちでした。

（おや、何ということを言うんだ。お前もゲームに熱中する子供たちを何とか止めたいと言っていたではないか……これが女と言うものか――）

広子の現実的な姿勢に唖然とした覚えがあります。広子を見直し、女性観を改めました。

近頃になると、嫁が広子に告げ口をします。

「今、ゲームをしに出て行ったのですよ。暇さえあれば、ゲームをしているのですよ」

子供はもう結婚もし、子供までいるのです。

「あの時、貴方が取り上げて壊してしまったので、卒業していないのかしら……」

私の方を見て、広子は澄ました顔で言います。私が悪いのでしょうか。子供を庇っているのでしょうか。私は唖然とする一方、広子の頓智の効いた返答に感心しました。こんなセリフを聞くと、私が悪者になっても仕方がないと思うのです。生きた世界では、広子の方が強いのです。私にとっても母の影響が強かったように、男は損な立場だと思いました。それにしても私より父の方が優しかったのでは……。

明らかに父は死を前にしていました。自分で自分の生きる価値など判るはずがありません。そんな父のベッドの傍にいるだけで、私の思い出は次々に、飛んだり跳ねたり、留まったり沈んだり、段落もなく、過ぎていった時系列には関係なく、あちこちから噴き出すように出てきました。もっともっと父の物語を知りたいと思いました。父の子供の頃、大社の学校のこと、父が見たお祖父さんのこと、お祖母さんのこと、母との出会いのこと、兄が死んだ時の心境、一番苦しかったこと、嬉しかったこと、それに私のこと……。父の90年の物語は、ほとんど私の一方的な見方、感じ方に終わろうとしているのです。父自らの口で話す父の物語は、聞かずじまいに終わってしまおうとしているのです。残念ですが、気づくのが遅過ぎました。

「私、今夜は病室に泊まるワ。心残りがあってもいけないから」

広子が、夕食を摂りながら言いました。いつものことですが、私たちの夕食は夜の7時を過ぎて始まります。その日もすでに初冬の陽は落ちて、夜も遅い時間になっていました。これから支度をしていけば9時にはなるでしょう。

「すまんな」

父は、広子にとって義父であり、今までも十分尽くしてくれたと思っています。その広子が、この夜もこう言ってくれました。私には、明日も診察が待っています。開業医というものはそういうものです。それを十分理解して、こんな気遣いのできる広子に感謝しました。そう言えば母の時もそうでした。私には出来過ぎの妻だと、本当に頭の下がる思いでした。

翌日の朝、暗いうちから私はクリニックに出ていました。前日のカルテなどの整理で、朝の6時過ぎには出勤する習慣になっていました。診察室で一通り電子カルテに目を通して自分の部屋に戻ると、携帯の音がしていました。いつもよりせわしく鳴っていました。

（父の最期がきた）

直感的にそう思いました。

「早く来て！」

（そうか、やはり最期か……）

私は時計を見て、

（少し遅れるかも知れないが、診察開始までには間に合うだろう）

と、車に飛び乗り飛ばしましたが、無理な追い越しはしない私がいました。

（どうして追い越ししないのか。やれば、できるだろう）

そんなささやきも聞こえましたが、私は、私が思う以上に冷静でした。


「気が付いたら、もう息が止まりそうで」

「とうとう死に目に会えなかったわね。何度も電話したけど、繋がらなかったの」

私も父親の遺伝子を譲り受け、難聴気味であり、携帯電話の呼び出し音に気が付かなかったのでした。

「いい顔しているじゃあないか」

私は、父の顔に、今までにない安らぎを見ました。（近頃にない、良い顔に出会った）と思いました。生きている人間は色々な表情をします。苦しい表情、嬉しい表情、占いではその刻まれた皺の表情で過去さえ言い当てます。その表情は顔の筋肉の動きで決まります。その表情筋が全く弛緩してしまった時、その素の表情が、その時ベッドに横たわる父の顔でした。性善説を信じたくなるような安らかな顔でした。私は、手を握りました。瞬間「冷たい」と思いました。もう石の冷たさに近づいていました。今までの父の手とは全く違っていました。それで私は、本当に何もかも終わったのだと納得しました。この冷たさは、生体ではありません。医師の「ご臨終です」という言葉よりも、もっともっと、神聖で厳粛な死の宣告です。この冷たさで、私は父の死を疑いもなく確認しました。生命の本質は、個の保存と、種の保存、この2つですが、それにはエネルギーが必要です。エネルギーは体温を生じます。父は私に体温を伝えることで、言葉を交わさなくなっても、私の心を満たしていました。その最後の繋がりが消えてしまったのです。

家族葬にすることはすでに決めていました。そして、家族・親族への連絡、葬儀社のことなど、あらかじめ打ち合わせをしていた手順をその場で広子と確認しました。(呆気ない別れだ)と思いながら、そして、それ以上の感情が湧いてこない私を、(少し不思議だ)とも思ながらもう一度父の顔を見ると、一昨日剃った髭が少し伸びているのに気づきました。それにしても穏やかな顔をしていました。それで私の区切りは、いともあっさり、不思議と思える位あっさりとつきました。10分も病室に留まりませんでした。想えば、すでに父は死んでいたのです。この日の到来は、１００％予期できていたし、そのための準備もしていました。それにしても呆気ない幕切れのような気がして、そして私は案外平気で、私が哀しい気持ちにならないその一点だけは、肉親の死を前にした人間としての感傷が欠けていると、腑に落ちない気がして、私は、少し父に対して、申し訳なさを感じたほどでした。

すこし後ろ髪を引かれる気持ちでしたが、私は病室を出ました。「これでよいのだ。これ以上することはないのだ」と自分に言い聞かせました。クリニックに向け車を走らせました。もう自動車道を走っていました。

（このまま東に向かうと故郷がある。何度この道を東に向かったことか。春にはタラの芽やコシアブラなどの山菜を採りに、夏には避暑も兼ね美味しいキュウリを丸かじりし、秋には大山の紅葉を楽しみに、冬には炬燵にあたりながら雪見障子を開け、雪の乱舞に心を奪われることに心弾ませ、「故郷に帰る」という安らぎを求め、幾たび車を走らせたことか。いつもそこには母と父がいた。しかし今、二人ともこの向こうから消えてしまった……）

車の中ではそんな喪失感に見舞われていましたが、案外冷静でした。

（あと15分くらいでクリニックに着くだろう。大して遅れないで診察を始められるだろう）

その時でした。車が丁度、真東に向かう所にさしかかった時でした。12月の遅い朝日が、山の端を越えて顔を出したのです。空には雲一つありませんでした。冬の朝の空気は凛として冷たく、そして澄んでいました。その空間を切り裂くように、正面から車の真上を朝の新鮮な光が一直線に走りました。その光の輝きは、美しいとしか言いようのないほど、明るくて、鮮やかで、清らかで、それでいて力に満ちて、そして、私の頭上をアッという間に超えて、真西の方向に向かい空を切り裂きました。

（父は、この光に乗って、西の空に旅立った）

直観的にそう感じました。今までの冷淡と思うほどの感情が和らぎ、急に目頭が熱くなりました。

父逝くや昇る朝日に送られて西のかなたへ光と共に

その瞬間私はそう思いました。

病室では何か物足りない別れの気持ちでしたが、これで区切りが付きました。

父逝くや寒暁朝日神のもと

私は、この朝日の輝きを、今でも時々思い出します。

戦慄するほどに神聖な体験でした。そして、もう一度別れのあの神聖さを感じたく、あの時間のあの場所を車で走りたくなります。

しかし後で神主さんに、神道の死後の世界感を聞くと、少し矛盾がありました。

父は、自身が宮司であり、したがって家には仏壇はなく、神棚がありました。正確には私が子供の頃には、私が寝ている傍で、祖母が仏壇に向かい、お祈りをしている声で目を覚ましました。仏壇があったのです。そして、（どうして毎日仏壇に向かってお唱えするのか）不思議に思っていましたが、一方では祖母の行いを（祖母らしさ）だと思い、（祖母の優しさ）の象徴のように感じていました。祖母を思い出せば、仏壇を思い出します。しかしある時から、仏壇は閉められ、代わって神棚になりました。そして晩年の母が祖母の姿同様に、ここに座る姿を見るようになりました。このことは、別段不思議でも何でもありませんでした。父が宮司でしたから。

しかし、仏教と神道では少し死後の考え方が違うようです。仏教では西の空に冥途《めいど》があり、死後は皆そちらに向かうそうです。一方神道では、亡くなった後、死者の霊は50年間その家に留まっているのだそうです。父は西の方に旅立ってはいないのです。

（父は、この光に乗って、西の空に旅立った）

とは、私のごく当たり前の世間的感覚から起きた感傷だったのでしょうか。でも理屈はどうでもいいのです。神道も仏教も人間が想像したものです。直感の方が正しいと思います。この後も、あの日あの時間にあの場所で車を走らせることは、不可能ではないと思います。しかし、あの神々しい朝の光に出会うことはもうできないと思います。万物に命を与え、神様とも思えるほどの朝の太陽の光と、父の温もりを失った完璧な死と、2つの事象によって醸し出された私の一瞬の熱い心、それらは後にも先にもない、あの一瞬の感覚でした。その瞬間に、私の父は完璧に死んでしまったのです。旅立ったのです。父は、天寿を全うしたのです。理屈ではないのです。それでよいのです。父の最後の3年間にかかわるチャンスを与えられたことを、私は感謝しました。人が生きる価値は、本人の意志にのみあるのではないのです。

「先生、痛いぞな」

「生きてる証拠だよ」

その20分後には、すでに私は患者さんと対面して、膝に注射を打っていました。

私は、このように「我々が今生きていること」が、少し不思議な気持ちになりました。

母に続いて、4年足らずで父も逝ってしまいました。94歳でしたが、大正の最後の年に生まれ、昭和、平成と生き、令和元年に逝きました。

大正に生まれ令和に死した父長き月日も淋しき最期

母の葬儀と違い、父の葬儀はあらかじめ弟と決めていた通りの家族葬で、簡単に済ませました。ここでお骨にして、故郷で家族葬をし、私は土曜日の1日のみクリニックを休み、それで仕舞いでした。遠くから来てくれた姪や甥も、その日のうちに帰りました。

想えば私の送った人は、養父も養母も母も父も自分の旅立つ時を、（孫の勉学に支障のないように、私の仕事に支障のないように）と、決めていたようでした。養父の死は、丁度孫たちの夏休みの初めでした。養母は夏休みの終わり、そして母はゴールデンウィークの初めでした。最後に残された父は週末で、しかも質素に家族葬にしても不思議のない知人に先立たれた後でした。私は、忌中を知らせる年末のはがきに、「父は天寿を全うして逝きました」と書きました。

「これでもう送る人はいなくなったワネ。今度は私たちの番よね」

淋しい葬祭でしたが、それでも集まってくれた皆を送り出したあと、広子が言いました。父や母の魂は、祖父母や兄や伯父さんと一緒に、やはりこの家に留まるのでしょうか。私は、私の今の新築の家にも必ず来てくれると思う反面、故郷のこの家を守っていて欲しいと思いながら、故郷を後にしました。空き家同然の故郷の家は、ほんのひと時息を吹き返しましたが、また津黒山に抱かれ、枯れた野山に溶け込んで、津黒山と同じように眠りにつくのです。

これでもう送る人なき年の暮れ次は我かと妻の語らむ
これでもう送る人なき枯れ野かな

1年経ちました。私たちは父の一年祭のために、再び故郷に帰って来ました。11月も終わろうとしている頃です。車は緩やかな勾配から急な勾配の登り路を走り、そして穏やかな起伏の高地に移ると間もなく高速道路を出て、しばらくはいくつかの集落をやり過ごし、最後の峠を1つ越したあと、いくつもの山間に田が入り込む寒村に着きました。今はもう、目に入る総ての物が死に絶えたように、冬の到来を前に息を潜めているような空気に包まれていました。子供の頃から内心守り神のように頼りにした、一段と大きくて村のどこにいても見える津黒山も、父の葬儀の時と同じように黒い大きな塊となって、眠っているように見えました。ただの通過者にとっては、この光景は寂しく侘しい寒村の一風景にすぎないでしょう。私も、集落全体を包む無情の気配を強く感じました。それは、恐らく、父を最後に、この地に土着した血縁と言ってよい同姓を名乗る総ての者が、消え去ったからだろうと思いました。さらに残された里人は少なくなり、人の住んでいるであろうと思われるエネルギーは、どこにも感じられないほど、萎んでいました。

私の子供の頃には、同姓の家だけでも6軒もあり、そのうち4軒には私と同世代の子供が数人ずつもいました。活気があったと、その時にはむろん思いませんでした。それが当たり前でした。その昔の目で今を見ると、無常としか見えないのです。今はもう総ての縁《ゆかり》の人たちが、旅立ち、あるいは都会に出て、四散してしまっているのです。本当に無常なのです。しかしその一方で、私は徐々に、何か柔らかく和みのある感情にも包まれていきました。いつものように（帰ってきた）と思うのでした。こんな時、サケが産卵のために遡上する帰巣本能と同じ遺伝子が、人類にもあるのかも知れないという思いが、再び浮かぶのでした。

とにかく不思議なパワーを故郷は秘めています。「これが私の古里だ」と詠い、26歳で亡くなった中原中也のセリフを、この時にも思い出しました。何年か経つと、この状態はさらに変わるのでしょうか。私の子供の目には、ここはただの寒村以外の何物でもないようですが、少なくとも私の年代では、「ああここが私の古里だ」と思うはずです。それが故郷なのです。

故郷の大きな山「津黒山」が見えるようになると、私は車の窓を開けるのです。そうすると、私の身体を構成する何兆という細胞の総てが、嬉々として喜ぶような感覚を覚えるのです。まるで生き返ったように新鮮で、幸せな気分になるのです。私はその感覚にしばらく浸り、癒されるのです。何回故郷に帰っても、何度故郷の空気を吸っても、この感覚は変わりません。しかも大人になればなるほど、その癒され感は強くなって来ています。そして最近では、「ここが私の古里だ」と、中原中也の詩の一節が必ず浮かぶのです。そして、広子に尋ねるのです。

「人間の遺伝子と猿の遺伝子はどのくらい違うと思う？」

「…………」

突然のこの質問は、広子には、何のことだか分からないようです。

「1・23％しか違わないのだよ。たったそれだけの違いで、チンパンジーと人間の違いが出てくるの。分かる？」

「…………」

「人類の遺伝子には、生物が誕生して人類に進化するまでの過程が織り込まれているの」

「…………」

「だから、俺の遺伝子の中にサケと同じ遺伝子があっても、不思議でも何でもないわけだ」

「今、俺の中のサケの遺伝子が最高に喜んでいるよ」

「それって貴方の勝手でしょう。窓閉めてくれない」

(広子は、私の言うことが半分も理解できないに違いない。どうでもいいけど、実際、この空気には癒しがあるのに、わからないわな)

私は悠久なるこの宇宙の中では、あまりにも狭いと思われるこの大地の、この一点に帰ると、時空を超え、その大地の歓迎を受けると感じます。その一瞬は、しいて例えれば、もちろんその記憶もないのですが、母に抱かれているような、癒される気分なのです。私は私のこの特別な感傷を大切にしています。

「窓を閉めてくれる」

広子は、冷静に言います。広子の言葉は、当然のことです。

(広子は、もとはと言えば、赤の他人で、この土地に生まれ落ちた人ではないのだから)

結婚とは、すごいことです。広子を見てそう思います。赤の他人が、赤の他人の家に入り、その家の人になりきることなのです。その家の歴史を受け入れることです。そして新たな歴史を作っていくのです。もっとも最近は、別居を前提に結婚するカップルも増えています。歴史は途絶えます。私は、（最近の……）と思いかけて、私もその部類に入ることに驚きながら、でも、少し身勝手だと思うのです。広子は、私の家の人間になったことを、完全に受け入れてくれています。私より強く受け入れているとさえ思うこともあります。そんな広子を見ていると、尊敬さえします。しかし、その広子でさえ分からない、私だけの秘密があるのです。それはこの地に生まれた魂の震えです。

「着いたよ」

「オオ、寒、サムサムサム」

この地の寒さに身を縮める広子でした。この骨の芯まで沁みこむような冷気を、私は（痛い）と感じながらも、身体のどこかに、この「痛さ」を懐かしむ、もう一人の私にも気づいていましたが、広子には言いません。解らないと思います。秘密です。

広子無視寒気は歓喜故郷だ

「早う入って炬燵にあたりんさい」

１日早く帰って準備を整えていた弟夫婦に迎えられ、挨拶もそこそこに、炬燵に足を入れました。そこは、子供の頃に足を投げ入れてミカンを食べた掘り炬燵ではなく、今では電気炬燵に変わっています。しかし、いつも炬燵はこの場所にあり、正月にはいつも、大晦日の宿直を終えて帰ってくる父を迎えてお祈りした後の三方を下ろして、囲んだ所なのです。「マメで、クリ栗《くり》、ヨロ昆布《こぶ》ように、烏賊《いか》バルように」と言って、兄弟3人がはしゃぎながら食べた所であり、書き初めをした所です。母が決まって作ってくれるぼた餅を食べる食卓になり、時には勉強机になり、たいていはごろ寝の場所になっていた所です。日ごとに暖かくなる春先に、大学受験でエネルギーを使い果たし、放心した身を、誰もいないこの暗い部屋に置き、屋根から「ポタリ、ポタリ」と落ちる水滴の音を聞いていた部屋です。

思い起こすと、この場所にあったタンスなどの調度品も変わり、構造自体も、炬燵と同じように変わってきています。しかし、今も昔も一番のくつろぎを与えてくれる場所で、それは変わりません。恐らくこの家が建てられた頃から、それは変わっていないでしょう。父も養母もここで遊んだことでしょう。しかし記憶をたどると、本当にずいぶん様相は変わったものです。この炬燵も、最初の記憶に登場するのは小さな炭炬燵、そして足を下ろすことができた広い練炭の掘り炬燵、そして今は電気炬燵になっています。壁を背にしているのは今は書棚ですが、子供の頃は衣装ダンスでした。私はつい最近までその引き出しを開け、中のものを引っ張り出し、パンツを探すのですが、それが見つからない悪夢を見て起きることがありました。祖母が冬の間中、アカギレた手でダツを編んでいた土間もこの空間にありました。今は仕切り戸ができ、板張りの小部屋に変わっています。土間の続きに、米殻を入れてサツマイモを蓄える半地下の貯蔵庫もあり鼠捕りを仕掛けましたが、これも今は板張りの床と小さな裏口に変わり、書棚や電話機、靴箱、作業着などが雑然と置かれています。そう言えば、母と母のお父さんが、盲腸が破れて危篤になった父の心配をしていたのは、この貯蔵庫の上でした。

今私は、父の一年祭のために帰って来て、弟夫婦に迎えられ、居間の炬燵に腰を下ろしたところです。今この家には、弟夫婦と私たち夫婦の４人しかいません。しかしなぜか、何人にも囲まれている気がしています。父や母や祖母、兄までもいるようです。思い出の魂となった父や母や祖母や兄が、「元気だったか。子供や孫は元気か。よう帰って来てくれた」と口々に話しかけてくる気がしているのです。

仏教でいう一周忌を、神道では一年祭と言うのだそうです。

私は医師であり、子供のいない父の姉のもとに当然のように養子に出て、兄がこの家を継ぎました。しかしその後兄は早世し、今は弟が跡を継いでいます。その弟も大阪にいて、数年前、父と母を施設に入れて以来、今は普段誰も住む者がいない家のみ、空き家として残りました。こうして家に明かりが灯るのは、盆とか今日のような法事でしかなくなりました。他の家もそうです。無人の家は息をしません。寂しいものです。こんな日が来るとは、つい最近まで考えたこともなかったことです。目の前の景色は本当に思ってもみなかったのですが、無常で寂しいのです。

ところが、居間に居て炬燵にあたっていると、私ははっきりと、この家に留まって私を包んでいる何かを感じていました。それはこの家に刻まれた歴史であり、魂かも知れないと思ったのです。きっとそうです。祖父や祖母、父や母、それに兄、あったこともない伯父さん、伯母さん、もちろん養母まで迎えてくれているのです。

父の葬式が終わった後、「もうこれからは、私たちが送られる番ね」と言った広子の言葉も思い出されました。養父母に続き、妻の実父母、そして私の実父母を見送りました。結婚し、4人の男児を育て、無事大学を卒業させ、ヤレヤレと思う間もなく子供の結婚、これで区切りはついたと思ったら、今度は年老いた父母の世話が待っていました。その世話もなくなりましたが、送った人の思い出が噴き出してきました。

ワシャ帰る父亡き病室《へや》新たなる患者訪ねてノックする朝　（養父送る）
我が母の灰になる日や蝉しぐれ　（養母送る）
この年も送る人あり除夜の鐘　（広子の母送る）
父送る車列の窓や寒すずめ　（広子の父送る）
母還る庭の五月の紅衣装　（母送る）
これでもう送る人なき枯れ野かな　（父送る）

私は今、故郷から４００㎞位離れた町を終の棲家と決めて居を構え、広子と二人の静かな暮らしになりました。
私たちの責任はかなり減りましたが、広子の関心は孫に移り、
私は65歳で「One More Step もう一歩、動く喜び、動ける幸せ」を理念に、
整形リハビリテーションクリニックを開業しました。
過ぎたことを振り返ると、やはり長い長い歳月のかけがえのない物語がありました。

「この時が家の絶頂だったな」
弟が言いました。居間の壁には、父と母がまだここで生活していた時のままのメモや、何かの連絡が書かれた紙がそのままに留めてありました。その中に一段と大きな1枚の写真が貼ってあります。それにはまだ元気な父母を中心に、私たち子供や孫を入れて、総勢17人が写っているのです。兄の二十年祭の時の写真です。当然、兄の姿はありませんが、その子供夫婦と孫まで写っています。もちろん、血気盛んと思えるほど若い私たちも子供を抱き、弟夫婦も子供を抱いています。今はその子供たちも、それぞれの居場所で家庭を築いているほど成長しています。私も、この写真を見るのは好きです。（こんなに若かった、こんなに溌溂としていた）という懐かしさの他に、たった2人の父と母から17人まで発展した我が家の数字に、まるでマジックを見るような、驚きと、勢いという頼もしさを感じるのです。それが、父の一年祭に集まったのは、たった4人のみになってしまったのです。

「あの時が絶頂だったな」

私も言いました。

この写真を見ながら、父や母に話しかけるのが、私の帰郷の時の口癖になっていました。弟も同じ感慨を持っているのでした。トイレに立ったら、父の仕業か、母の仕業か、「あなたがいるから生きられる」と書いた短冊が掛けてありました。


一年祭は、弟と私たち夫婦、それに今では田舎で一番頼りにできる、私の母方の従妹の清隆兄さん、70歳過ぎた今でも（少し変かな）と思いながらも、「キイああちゃん」と呼んでいますが、その跡取りのT君と、神主さんを入れても7人のみの、寂し過ぎるほどの集まりでした。私には絶えず、（父にすまない）という気持ちが湧いていましたが、致し方ない情勢でした。

でもこの時、たった7人でよいこともありました。家でのお祓いが終わると、私たちはお墓に参りました。途中、どうも私の靴の様子がおかしいことに気が付きました。立ち止まって靴裏を見ると、靴底が剥がれて、足を上げるたびに、靴底はワニの口のようにパクパク開いていたのです。広子に目配せすると、「マー」と言った途端、笑い出しました。結局全員の知るところとなり、皆が笑いました。たった7人でした。大勢いれば、とんだ恥さらしになるところでしたが、この場は和やかな笑いで済みました。

その靴は私のお気に入りの靴の一つで、靴底が柔らかくて履きやすかったのです。私のお気に入りの持ち物の一つに加わっている品でした。広子は笑ったあと、「安物買いの銭失い」と言いそうな顔をしていました。確かにバーゲンで買った靴でした。しかし、ちゃんとしたデパートで、正月のバーゲンまで待って買ったものだから、そんな粗悪なものではないはずです。掘り出し物だと思っていました。そして、今まで結構履いて馴染んでいました。広子もそれを知っています。今日は、お参り用にと、運転靴とは別に、持ってきたのです。それが、（よりによってこんな時に。家を無人にした罰か、一年祭のお参りにたった6人しか集めなかったという父の罰か）とも思いました。

私は、仕方がないので、靴底を剥がして思い切り放り投げました。その向こうには、子供の頃から全く姿を変えない津黒山が、動じないで眠りに入っていました。靴底は踵《かかと》がなくなりましたが、歩いても砂利を踏む痛さはないし、まだ意外に柔らかく感じました。皆も笑って済ませてくれたことだし、このくらいの罰なら甘んじて受けようと、私の気持ちは楽になっていきました。

台風よ壊したものは持っていけ

父の川柳を、不意に思い出しました。

父は長年農協に勤め、私が子供の頃から「専務さん」と呼ばれていました。私は中学を卒業すると、高校に通うために家を出て下宿しました。したがって、私にとって父は何時までも「専務さん」でしたが、私が医者になった頃から「組合長さん」になったようでした。確か教育委員長をしていたこともあり、私の成人式の時、父の祝辞を聞いた記憶があります。いわば、この村でも一目置かれた顔役の一人でした。しかし、確か65歳頃、きっぱりと農協を辞め、それまで兼務していた神社の他、少し広域の神社の神主として余生を送るようになったようでした。その頃、私が「どうして組合長を辞めたん？」と未練がましく言っても、聞こえぬふりをしていました。

その神主も80歳で辞めて、一年祭を仕切った神主さんに後事を託しました。その神主さんは父のことを「先生」と呼んでいました。大社中学の先輩後輩の仲だそうでした。毎年のことでしたが、父の年賀状の束は10㎝位にもなりました。交友していた相手も相当いたはずです。それらの人の大部分を見送って、いざ自分の番になった時、周りには誰もいないことに気づき、寂しい思いをしたに違いありません。父には申し訳ありませんでしたが、葬儀は寂しい家族葬にしました。一年祭は、その時よりさらに一段と侘しい集まりになりました。本当に父に申し訳ないと思いました。

「仏教では『忌』と言うのに、神道では『祭』と言うのはどうしてですか？」

私は、父の後輩の神主さんに聞きました。すると、次のような答えが返ってきました。

「私たちは死後、仏教では極楽とか地獄という、今住んでいる世界とは別の世界に行くと考えます。一方、神道では、死後もその魂は我々と一緒に居ると考えます。50日までは天井に居て家族を見、それが過ぎると家の神棚に入り、祖先とともに家族を見守ります。そして50年が過ぎるとその地区の神社に行きます。つまり神道では、『忌』ではなく、祖先とともに家内繁栄を祝い、また祖先にお願いする『祭り』と考えているのです」

私は、死後の世界については正直分かりません。しかし、何となく、神道の考えに賛成したいと思いました。

そんな話をして、早々にお茶一杯をすすって、神主さんは帰られました。残った6人は神棚の近くの炬燵に入りしばし雑談しました。たった一つの炬燵と、たった一つのストーブで、十分温まれるだけの寂しい集まりでしたが、遠慮の要らない雑談になりました。

「今日はありがとうございました」

弟が家主らしくまず皆にお礼を述べ、思い出話に変わりました。

「禎治さんも、寂しかったろうな」

キイああちゃんが言いました。

「それはもう。イタルさんが亡くなったと言うと、『俺が最長老か』と、その時は少し誇らしげにも言っていたけど、それ以後、坂を転がるような勢いで元気がなくなって……」

「最期は腹痛で、入院。その時の絶食と点滴で、そのあとは、歩けんようになって、そのままでした。食も減って、最後には、あれほどの太鼓腹がへっこんでしまったケェー」

「人間歩けなくなるとおしまいだな」

「女が先に逝き、男が残ったら最悪ね」

「そりゃーそうだ」

　私も広子に先立たれる不孝だけは味わいたくないと思いました。

「お父ちゃんは、少しカッコつけたがり屋だったろう。そいで、少しでも歩かそうと思って、『喫茶店にでも行かんかね』と言うと、たいてい『そうだな、少し出てみるか』とその気になって、近くの喫茶店に行くわけだ。『何がいいかな?』と聞くと、多分名前が出てこないんだ。だから、いつでも決まって『コーヒー』。そいで俺は、『萩の夏ミカンジュース』を頼むわけ。親父がコーヒーを飲んだところで、『これもどうかな?』と言うと、ケロっとして、俺のミカンジュースも全部飲むわけ。『これは旨いなー』が決まったセリフ。コーヒーを飲んだことはもう忘れている様子。ましてや、俺のミカンジュースなどとは思ってもみない様子だったヨ。あの頃はよく食べたな。まだ元気だったワ」

「そうね。私が桜餅を持って行った時、2個いっぺんに食べたこともあったワ。それでも、『もうないか?』と催促されて……あの時はびっくりしたワ」

「酒はどうだったかな?　若い頃はそうでもなかったようだけど、だいぶいけるようになって、こっちが参ることもあったがナー」

「酒はだいぶ弱くなってナ、92歳の誕生日に寿司屋に連れて行ってナ、酒を飲ましたら、一口飲んで『旨いワ』と言ったけど、その後は『ヨオウなった。もう回った。顔が赤いだろうガ』の繰り返し」

「でも結局、寿司は一人前食べてしまったワネ」

「そうそう。あの時『いつまで生きたいかな?』と聞いたら『100歳まで』とケロッとした顔で言ってたな。歳を聞いたら『95歳かのー』と言っていたけど、実際は『今日は、92歳の誕生祝だから』とこっちは何度か言ってるわけ。こんな調子で本当に100歳まで生きたいのかと思ったけど、あれも親父らしい洒落のつもりかも知れないし、俺はボケにしか思えんかったけど、あれで結構意外に洒落も言ってたからなー」

「そうそう、リハビリ担当のSさんが、『お父さんは面白い。私がどこか痛いところがないですか? と聞くと、ハートが痛いと言うんですヨ』って笑っていましたよ」

「あれは、親父は女好きだったろう。そいで俺は担当を紅一点のS君に頼んだんヨ」

「そう言えば、寝たきりになっていても看護師さんに手をそーっと出したり、『本屋に連れってくれ』と頼むので、『何が読みたいですか?』と聞き返すと、『エロ本』だって」

「リハビリでS女史の代りに男性がすると、『元気がでん』だって」

すかさずキイああちゃんが、

「それがあるから生きられるんよ」と、言いました。

「それにしても、親父には弱ったで。ちょっとしたことで、痛い痛いと騒ぐダケー」

弟が話題を変えました。弟は、父の「逆さまつ毛騒動」で、大阪と故郷の施設の間を何度往復したことでしょうか。

「そうそう、私たちも弱りましたいネー。髭を剃ろうにも、爪を切ろうにも『痛い痛い、何するジャー。もういいケー。儂が後でするケー』と、最後には『こらえてくれエー、こらえてくれエー』で、結局私はようしませんでした。その点俊文さんは偉いワー。最後まで爪切りと髭剃りは貴方がしたわネ」

「『父親が虐待された』と言って、その家族が看護師さんを訴えた裁判があったろう。確か、師長さんが入院患者さんの爪を切っていたところをたまたま家族が見て、『虐待だ！』と言って裁判を起こしたということだったと思うけど、嫌な裁判だったナ。真実はどうか知らないけれど、俺は、看護師さんに同情したヨ。もし親父だっても、看護師さんに感謝こそすれ、訴えるなんぞ……」

「私もどこで聞いたか覚えていないけど、あれを訴えた家族は日頃面倒を見ていないで、たまたま見舞いに行って、その光景を目撃した人のような気がするワ」

私も父の爪を切る時、深爪したためか血が出ることがありました。父は当然「イタイ、痛い、イタイ、何するんじゃ！」と言って騒ぎました。真実はどうだったか知りませんが、皆と同じ気持ちでした。そのため余計に看護師さんや介護の人に任せられなく思っていました。

「髭が伸びて、爪も伸びて、ベッドに寝たきりの老人を清潔にしようとする。それは姿だけでも人間らしく尊厳を保っていて欲しいし、優しさの表れだと思う。しかし、嫌がる人に無理強いをすることは尊厳の無視だと騒ぐ人もいる。俺はボケたとしても、姿だけでも人間らしくしておいて欲しい。そんな姿を人前にさらしたくない」

弟がそう、やけにきっぱりと言いました。

「でも貴方の足裏マッサージは気に入っていたみたいよ」

「ソリャー、俺も医者だからな。ツボが解るんだヨ。でも親父の爪切りと髭剃りには、本当にマイッタで。『イタい、イタい』と大声を上げるんで、本当に隣の部屋の人に聞こえたら、虐待だと騒がれはしないかと心配したデ」

実際、晩年の父に喜ばれたのは、足裏マッサージだけでした。本当にこのマッサージは、父が歩けなくなっても、食べなくなっても、父が私をお気に入りの息子として見る唯一の時間となっていたように思います。しかし、ほんの3年余り、最晩年の父と密着して暮らした私ですが、たいていは、爪切り髭剃りを痛いといって嫌う父を弱虫と決めつけていました。

「外面ばかり良くて、なんでもかんでも嫌と言えないお人好し」

母のレッテルもこうでした。

「人はいいが、弱虫の軟弱者」

父は、たった3年足らず、最も身近で見た私や広子にも、あまりありがたくないレッテルを貼らせたままで、逝ってしまいました。今でも二人で父の話をすると、「痛いガナ、なにするンジャ」のフレーズが決まって出てきます。父はその人生の最晩年において、何ら積極的に生きる価値を見出していないように思われ、そのまま送らざるを得なかったことは、私には残念で寂しいことでした。しかしその生活は、不思議に決して嫌なことではありませんでした。笑って許せることであり、笑っても、ほんのりとした人間的な温かみが残る笑いでした。セクハラを受けたともとれるPTや看護師さんにしても、「笑って許している」と私は感じていました。

「私はPPKが一番いいわ」

「PPK?」

「ピンピンコロリよ。足腰立たないようになってからも、生きたくないワ」

「それができれば一番いいがな。クリニックの患者さんを見てみイ。昔は一病息災と言ったけど、今は三病四病息災の時代だからな」

「人生100年の時代はそういうもんよ。今度は、当分会えんな。それまで元気でおられるかな」

キイああちゃんのそんな言葉で、一つの炬燵で皆が収まるほどのささやかな父の一年祭は終わりました。キイああちゃんは78歳、立ち上がると腰を伸ばすのにしばらくかかり、伸ばしても曲がっていました。幸いなことに、私が腰の手術をして以来、不思議に腰痛はないとのことでした。見送りに出ると、墓参りの時、それでも温もりが伝わってきた太陽は西に傾き、差し込むような冷気に変わっていました。

あの兄の腰が伸びない背中かな順番だよと言って別れる

幕間9　遺伝

嘆くなよＤＮＡも捻れてる

私の兄は早世しましたが、私から見ればずいぶん多くの友人を持ち、多くの人から好かれていました。兄は優しくて社交的で良い性格でした。「これは父に似たのだろう」と子供ながらにうらやましく思ったりしました。私は少々ひねくれた性格で友達がなく、そのことを寂しく思っています。そして最近は、広子から難聴を指摘されています。

「貴方、テレビの音がうるさいわよ」

「貴方、今のうちに補聴器に慣れていた方がいいわよ。そうしないとお父さんのようになってからでは遅いわよ」

父は強度の難聴でした。私の難聴は確かに遺伝なのです。また、

「貴方、お母さんの足に似てきたわね。どうかしなさいよ」

「この足知っていたら、結婚しなかったのに」

とさえ、広子に言われることがあります。

確かに私の足は外反母趾であり、母はもっとひどい外反母趾でした。

私は父や母に似ているだけではありません。時々鏡を見て、首から肩、丸い私のお腹に、弟がそこにいるような気がすることがあります。

私だけではありません。広子もそうです。

「お前、お姉さんの後ろ姿とそっくりになったぞ。この間、あやうく声を掛けるところだった」

これは、私だけの間違いではなく、私以外の人からも最近よく指摘されるそうです。

「あら、ヒロちゃんだった。お姉さんかと思った。ごめんなさい」


また、こんなこともありました。

「リョウマは天才じゃ」

「ハルキは天才じゃ」

広子の誕生日に子供たちが孫を連れてきて、それぞれの子供を自慢していました。

この日、広子は72歳になりました。子供は４人いますが、それぞれ独立し、それぞれの家庭を持ち、孫もいつの間にか10人になりました。普段は、二人暮らしの中で、適度に干渉しながら、静かに暮らしている私たちですが、何かの口実があると、子供たちは私たちの暮らしに割って入ってきます。もちろん嬉しいことで、その日が来るのを指折り数えもするのですが、反面、疲れもします。世間通りの「来て良し、去って良し」の子供や孫の訪問です。広子はその日が近づくにつれ、布団の用意や、食物の調達やらで張り切るのが分かります。私も子供や孫に会えるその日を多少待ち遠しく思いますが、その日が来ると、少々辟易《へきえき》します。

（このように慣習と言えるほどに誕生祝いが格上げされたのは、いつの頃からだろう？　少なくとも私の子供の頃はしなかった）

広子に聞いてもしていなかったそうです。

（バレンタインほどでもないが、あれはどう考えてもチョコレート業界の陰謀だ。これもケーキ屋さんの策略か）

と思ったりもします。

「誕生日は祝ってもらうのではなく、感謝したらどうだ。だいたい、生まれたのも、今まで無事に生きてこられたのも、皆のお蔭だろう。お前が、率先して『ありがとう』の席を設けるべきで、周囲から祝ってもらうものではないだろう。俺は今度喜寿になったら盛大に祝ってもらうつもりだけど、毎年毎年は遠慮したいね。だいいち、歳を取ることが嬉しいかね？」

「貴方の屁理屈、何でもいいからこうして集まれることに感謝していればいいの」

次第に日常のリズムが崩れて、自分の居場所を占領され、それとともに日頃の疲れを感じるのです。歳のせいかなとも思ったりしていますが、多分私の生来のひねくれた性格によるところが大きく、それをお嫁さんたちに悟られるのも不安なのです。息子たちも当然来てくれるので、男同士の話をあれこれしておく良いチャンスだと思っているのですが、息子たちの顔を見ると、どう話を切り出してよいか判らなくなったり、第一当日になると、話したかった内容を忘れてしまっているのです。私と父がそうだったように、男同士では何か話が弾みません。きっと私の話は説教じみた内容になり、子供たちも敬遠するのだと思い、話しても仕方がないかと黙ってしまうのです。

それに比べると、女性陣はなぜアアも次から次へと話が弾むのだろうかと、うらやましくなるほどです。私は置いてきぼりをくらい、テレビのニュースやドラマに逃げ込みたくなります。しかし、少し難聴気味の私が音量を上げると、「うるさいわよ」と言われるし、それ以前にチャンネル権は、気ままな孫たちに奪われてしまっています。仕方がないから、私は存在を消して安楽椅子に横になり、見るとはなしに孫を観察し、聞くとはなしに子供たちや女性陣の話を聞いています。孫は、会うごとに成長しています。嬉しいものです。（マアこれも、たまにはいいかも知れない）と一応は肯定しなくてはなりません。時には、「孫たちはこっちにおいで。背丈を測るぞ」と言って、ベランダの柱に背丈を記録します。

今日も広子は、お嫁さんたちと料理をしながら、いつもと変わらず談笑しています。料理は、「大山おこわ」らしいです。

「我が家にも我が家の文化が必要だ。まずは、我が家の食事はどうだ。差し当たって、田舎の母の味を我が家の文化として残したいがどうだ」

いつか広子にそう話したことがあります。私のその言葉を、広子は実践してくれているようです。母が元気な頃には、田舎に帰ると「大山おこわ」と「ぼた餅」と「とろろ汁」などで私を迎えてくれました。私にはどれも最高のご馳走でした。私の中では、いつしかそれは母と一体となり、故郷そのものになっていました。中でも「大山おこわ」は定番でした。広子も気に入っていました。思い出せば数々ありますが、私にはこれが一番身近な故郷の文化でした。以来、私の家でも、記念日などには、この「大山おこわ」が定番になりつつあります。孫にも好評で、お嫁さんたちも乗り気になっています。

「どう、今日の出来具合は？」

たまに私の出番が来ます。

「少し甘さが足りないかな」

「少し具が多過ぎないか」

まだ、母の味には及ばない気もしますが、努力は認めるべきで、嬉しい味です。「おこわ作り」には結構、準備も時間も要るようで、2～3日前から広子は準備を始めているようです。（お嫁さんたちが、この気持ちを分かってくれているかな）と思います。お嫁さんたちの料理は、エビフライなどの揚げ物が多いようです。また、それなりに気を利かして、この日はクラッカーとチーズを組み合わせ、も一つ何かを挟んだ酒のつまみを用意してくれていました。

「子供が小さいうちは、手の込んだ料理は無理ヨ」

とは、広子のセリフです。これは我が家の文化とは言えないまでも、酒の肴としてありがたいものです。私は安楽椅子から食卓に場所を移し、息子たちの中に入っていきました。

（これは、これで美味しいが、「大山おこわ」が出来上がるまでに酔ってしまっては、申し訳ない）

「これ見て」

息子がスマートフォンの孫の写真を出して、回してきました。

「どれどれ」

（何の細工もない孫の写真でした。何が言いたいのか解らない）

「なかなか美男子だね」

（わざわざ見せるものでもなかろうに。親バカとはこのことか）

と思いながらも、一応褒めなければなりません。

「実は、これ、僕」

「エー、ハルキじゃないの？」

「そうなんだよ。この間僕のアルバムを見ていて、自分ながらびっくりした」

これには私もさすがにびっくり仰天でした。今の孫のハルキと30年くらい前の息子が、全く同じなのです。

「これ、１００人が１００人見ても、見分けがつかないだろうね」

これほど似ていようとは、この事実を伝える写真を、つくづく見ながらハルキの顔と改めて見比べました。

広子や嫁さんたちも、参戦してきました。

「ワー、そっくり、見分けがつかない」

「じゃ、家出のハルキになるのかな」

「そうそう、お前は『もうこの家、嫌い。一緒に住めない』とか言って、よく家出していたものな。小学生の頃からだヨ」

「エー、そうなんですか?」

「そうそう、それでいて、遠くにも行かず、家の近くの川べりに隠れていたりして」

「それに、頑固者になるかもな」

家庭を持ち一人前になったとしても、子供は子供です。子供の頃が思い出されます。

私はクリニックでの診察で、90歳過ぎのお婆さんが「子供」と言って連れてきた息子が、70歳にもなろうかという高齢者であるのにびっくりするのですが、お婆さんは平気です。お婆さんにとっては、いつまでも子供なのです。


一方ではこんな孫の心配話が出てきました。

「リョウマがね、保育園でお漏らしをするそうなんですよ。それも自分の遊びに夢中になり、おしっこが間に合わないらしいんですよ」

「それくらいなんだね。俺なんか、小学6年まで寝小便していたわ」

(自慢じゃないが。それくらいぐっすり眠ることは良いことじゃないか。リョウマもそれくらい遊びに夢中になれることは良いことだ)

そう思っても、もう口は閉じておこう。

(女性陣の倍返しに遭うのが落ちだ……)

「それって、自慢にすることじゃないでしょう!!」

(それきた。ハイハイ、そうですよ)

「リョウマがね、保育園でよくケンカもするらしいのですよ。一緒に遊びたくて友達の持っているおもちゃの取り合いをして、口より先に、手が出るそうです。噛むこともあるそうで困ってしまいます」

「そんなの放っておけば、自然に治るよ」

「ちょっと待って」

広子が探し出してきたノートは、リョウマの父親、私の次男の幼稚園の「おたよりちょう」でした。声に出して、皆に聞こえるように広子が、読みました。

「ヒデちゃんは、とても活発で元気がいいなと感じました。……おしっこの方は、分かってお便所まではいけるようなのですが、遊びに熱中し過ぎて、その時間が遅れるらしく、パンツがぬれてしまいました……」

「今日は雨、ヒデちゃんは、お外で遊びたかったようです。その欲求を抑えて中で遊んだせいいでもあるのでしょうか。お友達の持っているものが欲しい。お友達も貸せない。で、無理やり取る。ケンカになるというケースが多くみられたように思います……。ヒデちゃんの場合、それに『噛む』という行為が加わるようです。これはいけないことなので、厳しく注意します「……毎日ケンカをして帰るのも頭痛の種です。朝出かける時『お母さんとお約束しましょう』と言って、『ケンカはしません。仲良く遊びます。おもちゃは順番で使います。我慢します』と調子はいいのですが、帰ってきて『どうだった？　いい子だった？』と聞くと、うつむき加減で『ケンカした』と。『どうして？　ケンカしませんと約束したのに』と言うと、『だって、おもちゃ貸してくれないんだモン』といった具合です。家では近所の子供さんとよく遊んでいたのですが、ケンカになることはほとんどなく、ましてや噛むなど全くありませんでした。稀に兄弟ゲンカで噛むことはありましたが、それも稀です。……友達に噛みついたときには、厳しく体罰を加えられても結構ですので、悪いことだと解らせてください」

リョウの顔立ちは、父親とは少し違っています。しかし、やっていることが、全く同じでした。全くデジャヴです。単なる驚きを越して驚嘆でした。記録は残して置くべきです。

「子供はみんなこんなものよ」

4人の子供を育てた広子は分かったように言いましたが、私はその事実に驚きました。

「お前の高校時代はひどかったよな……」

孫がそうならないことを祈るだけです。

翌朝、広子の具合が悪そうです。時間が来てもベッドから起きようとしません。どうもこれが、孫たちが来た翌日のパターンになってきたようです。

「疲れたみたい」

「そう言えば、お前のお母さん、他人が来ると嫌な顔一つせず、誰でもよくもてなしていたナ。結構持病があったのに」

「………」

「お前もお母さんの性格をもらったみたいだナ」

　人間の形態が遺伝することはよく判ります。歳を取ると次第に親に似てきます。広子など今では、後ろ姿はお義姉さんと区別がつかなくなりました。兄弟も似てくるのです。しかし、性格まで遺伝するのでしょうか。喜怒哀楽の感情はＡＩがいくら進化しても、機械のＡＩには導入できないだろうと言われています。そうでしょうか。遺伝とは親から子に親の特徴が伝わることです。遺伝されるから、子が親に似てくるのです。兄弟同士も似るのです。どのような仕組みで伝わるかと言うと、デオキシリボ核酸＝ＤＮＡという化学物質が、親の情報を子に伝えるのです。このＤＮＡとは何でしょう。たった4個、アデニンＡ・グアニンＧ・シトシンＣ・チミンＴという4個の塩基がリン酸とデオキシリボースで繋がった長い鎖のようなもので、その鎖は互いに捻れて絡まった二重螺旋になっているそうです。

DNAを分解すると、これらたった4個の塩基からできていますが、その配列の差が伝えられる遺伝情報の差になっているそうです。それが人間では60億個も並び、とてつもなく長い鎖になっているそうです。そしてその中には、生命の誕生から我々に引き継がれている、実に多くの情報が暗号のように秘匿されているそうです。

私たちの身体は細胞が集まって構成されています。その数は37兆個にもなるそうです。その細胞はたった一つの細胞が分化してできたものです。そのたった一つのオリジナルな細胞とは、受精卵という細胞です。この細胞には核があります。その中に我々の設計図である、このDNAが収められているのです。DNAは核の中にあると言いましたが、実は核の中に染色体という塊になって収まっているそうです。染色体は、人間なら通常46個あります。それぞれが違う種類のDNAの鎖で構成されています。それが二重の螺旋状に絡まったものが、ヒストンというたんぱく質に巻き付きヌクレオソームという単位を構成し、さらにこれが連なりクロマチン繊維という紐状の構造物になり、これがきちんと折りたたまれて染色体になり、それぞれの細胞の核に存在するのだそうです。

私たちの身体は、37兆個の細胞により構成されていると言いましたが、それぞれの細胞は、骨や神経や筋肉、あるいは心臓や胃、目や耳などの組織を構成して、当然その組織の細胞の特徴は違います。それら人体の各組織を構成する細胞はそれぞれ別物なのです。しかし、そのもととなる37兆個の細胞の総ての核には、全くオリジナルの卵細胞と同じDNAが存在しているそうです。ではなぜ、組織ごとに細胞の違いがでるのでしょう。DNAは60億個もありますが、それが総て作用して各組織の細胞が作られるのではないのです。まずその一部がコピーされます。そのコピーされる部位の差が、身体のそれぞれの組織の細胞の差になって現れるということです。

このコピーされたものをmRNA（メッセンジャーRNA）と呼びます。人間に必要なmRNAは2万2000個だとも言われています。すなわち、人間を形作る遺伝子は2万2000個程度であり、DNA全体の数%にしかならないとも言われています。それでは残りのDNAは必要ないのかと言うと、mRNAの発現をコントロールする、影の存在として重要だとも言われています。「RNAワールド仮説」では、色々なたんぱく質を作るRNAが先に存在し、これを取り組んだDNAができたことにより、種の保存という力を得て、生物が誕生したのではなかろうかと推測しているようです。

また、通常DNAの塊である染色体は、23個がそれぞれ対になり46個あります。私たちは、母と父からそれぞれ23個の染色体を受け取ります。23番目の染色体は、男ではXY、女ではXXであり、その半分ずつの組み合わせがXX（女の子）、XY（男の子）となり、男女比は確率的には、1対1になるそうです。しかし、生体に60億個もあるDNAです。偶然にでも、多少異常な配列が起こることは当然考えられます。それが、少し違った染色体になることは、起こらない方が不思議です。実際、よく知られた染色体異常として21トリソミーという21番目の染色体が2つではなく3つ、全体で47個の染色体を持って生まれる子供がいます。これを私たちはダウン症とも呼んでいます。

しかし、こうして違った染色体を持った子供が生まれることは稀なことで、総ての妊娠の70〜80%は、主に染色体異常により、気づかれないうちに流産として終わるとも言われています。健全な子として生まれること自体、奇跡的であり、ありがたいことなのです。（参照＊『すばらしい人体』山本健人／ダイヤモンド社）。まさに、「観音経」礼讃文の言葉ですが、「人身受け難し、今已《すで》に受く」です。こうして人間に生まれたことを感謝したくなります。

小春日や孫さずかると報せあり爺婆早速安産祈願

日頃神仏の存在については肯定・否定もせず、どちらかと言うと否定的でありながら、こんな時には拝むのが私です。

私と広子の遺伝子は、人として健全な遺伝子をそれぞれの両親から頂き、私たちは70歳を超えた今でも、多少の病気はありますが、幸い元気に生活できています。

ダーウィンは言います。「キリンの首が長いのは、高い所の葉を食べようとして段々伸びたのではなく、たまたま遺伝子の変化で首の長いキリンが生まれ、それがたまたま低い所にある食べ物を主食とする他の動物と競合することなく過ごせたので、生き延びることができ、その遺伝子が受け継がれているのだ」と。「首の短いキリンは、生存競争に負け、遺伝子を残せなかったのだ」と。ＤＮＡの異常は日常茶飯事ですが、それが生命を得る確率は低く、さらに生命を得たとしてもその生命が環境に適するかどうかは、種の保存に関わる大問題として横たわっているようです。

我々ホモサピエンスが人類としてこの地球上に生存できていることは、奇跡に近い偶然が適合し合って成し遂げられているようです。この偶然できたＤＮＡの変化が、この地球の環境に上手く適合した結果、今や70億人の子孫を残すまでに発展したホモサピエンスなのです。この真実を知ると、その偶然の結果に驚愕せずにはいられません。私は、私が授かった良い遺伝子変化を、もし子供たちに繋ぐことができれば最高だと思いますし、できればそうしたいと思います。それは誰でもそうでしょう。近年ＤＮＡに環境因子が影響し、これが次世代に引き継がれる現象の存在が認められてきたそうです。「エピジェネティクス」と呼ばれるそうですが、限定的であれ、生後に獲得した性質が子供に伝わる現象もあるということで、ますますこの領域の研究も進行しているようです。私たちは、想像もできない遥か昔のＤＮＡのみにより生命を得ただけではなく、今の私の獲得したものも次世代に伝えることができるのです。徳を積むことは重要です。それにしてもこの捻れた二重螺旋構造のＤＮＡは神秘的に思えます。

私は、息子の写真と孫の顔かたちが、見分けがつかないことを写真で確認しました。これは遺伝であり、遺伝とは形質が親から子に伝わることとされています。私は形質とは、姿・形、例えば髪の色、目の色のようなものと思っていました。ところが、私の次男とその子の長男の行動が全く同じであること、さらに広子の性格がお母さんの性格と同じであることを、驚きをもって確認しました。形質という言葉の中には、生化学的、生理的な特徴、さらには行動や運動などの特徴も含まれているそうです。それが、たった4個の塩基の配列順序の差に仕組まれた差なのです。するとプラスマイナスの2つの信号で動くＡＩでも、喜怒哀楽を感じることができる気もします。ＤＮＡは少し複雑ですが、基本の塩基はたった4個なのです。

さて、（私は誰の血を引いているのか）と考えました。

田舎の神棚の上に並べられている写真を見て、「お祖父さんにそっくり」と言う人もいましたが、自分では頬骨の出ているところなど、お祖父さんのお祖父さんにそっくりかなとも思います。また、割と根気強い性格は、母譲りとも思います。しかしあまりありがたくない、このひねくれた性格は誰に似たのだろうか。私だけの突然変異だろうか。その時ふと父の声がしました。

嘆くなよＤＮＡも捻れてる

「宗教は最良の哲学だと思うが、自分が死後、生まれ変わるという生まれ変わりの思想だけは、よく解らない。確かに死ぬと、人間の身体は、元の形が全く分からないほどに分解されます。そして、時が経つと、また、あるものに変わり、人はそれを食べることで、また人の形を保ちます。形が一度分解され、なくなり、そしてまた集まり、形になる。色即是空　空即是色。そうですが、『前世の報いが今に現れる』という、生まれ変わり思想には、納得がいかない」

私は、ロータ―リアンの僧侶にこんな疑問をぶつけたことがあります。

「…………」

答えは頂けませんでした。

しかし、私は最近思います。人は遺伝を通して生まれ変わることができるのだと。その形態だけでなく、性格という感性までも受け継ぐことができるのだと。

こんなことがありました。私は、子供の頃から権威に対して反感を抱いていました。天皇という権威に対してもでした。ある時、「海の日」に来県され、お帰りの道が私の道と重なり、私は車を止められました。私は仕方なく車を降り、沿道の群集に入り、天皇ご夫妻の車の通過を待ちました。お二人を乗せた車はゆっくりと私たちの前を通り過ぎました。私はその時、ごく自然に頭を垂れていました。私はその自分に驚きました。（これが天皇の品格か）と思いました。「万世一系」の血筋により備わった結晶だと思いました。以来私は、天皇ご夫妻に心服するようになりました。

大袈裟にいえば、「ご先祖様のお蔭」は、生物が誕生して以来、長い年月をかけて、今の私たちを準備していたのです。そこまで考えるのは行き過ぎでしょうか。せいぜい今の私には、2代先のお祖父さんお祖母さんの記憶しかありません。しかし私には、もっともっと先の先祖の行いが刷り込まれていると、思うようになりました。先祖の報いはあるのです。先祖のことを、もっと知りたい気持ちになりました。

ある朝のことです。何かが違っていました。7時まで眠っていたことも近頃ないことでしたが、いつものように仏様のご飯を雀に遣ろうとベランダに出た時直感しました。「場面が変わった。春に変わった。季節が今日で変わる」と感じました。令和4年2月11日、建国記念日ですが、それとは関係ありません。曇り空で、庭は雨に濡れていました。たった今まで雨が降っていたのでしょう。しかし、それとも関係ありません。なぜならここ数年、晴れた朝にも、ましてや建国記念日でない朝にも、突然こんな感覚に襲われることがありました。

それは決まって、2月のある日でした。初めて感じたのは、朝靄が晴れかけて、その日の快晴を思わせる朝でした。朝の光がまさに庭に降り注いだ時でした。クリニックに出かけようと庭に出た途端に、花たちのささやき合う声を聞いたように感じました。広子の育てたアネモネの赤・白・紫、プリモネの紫・ピンク……庭は鮮やかでした。その花たちが、互いに「おはようさん、おはようさん」と声掛けあっているところに、私は突然闖入した感じでした。その声は私が庭のジャリを踏む音で一瞬止みましたが、花たちは再びしゃべりだし、その声は私が車に乗るまで聞こえていました。時間にするほど野暮なことはないと思うのですが、ほんの10秒にも満たない瞬間でした。私は花たちのおしゃべりを、確かにその時、聞いたのです。「冬から春に変わった」神秘的にも思える朝の体験でした。

新築の家の今朝は、庭の芝はまだ枯れています。向かいの山には少し光も見えますが、北の海の空には暗い雲がかかっています。しかし明らかに、今までとは違った空気です。私は春を確かめたくなりました。表の庭に面する窓を開け、しだれ梅を見ました。私はこの梅の花が、窓いっぱいに広がって咲く様が大好きです。しかし今年はまだ、これまで蕾も見えていませんでした。ところが、今朝は枝の先に、小さな濃いピン色の蕾が膨らんでいました。しかし、それ以上に美しいものを発見しました。雨滴です。蕾より少し大きい位の粒は何かを映し、また曇り空の朝の弱い光にも反射し、煌めいていました。蕾に比べれば、少し危うさも感じましたが、これ以上はないというほど透明な清らかさでした。凍てつく寒さは去りました。私はカメラを取り出して写真に収めました。

花たちのおはよう燦《さん》さん春の朝
春の雨大地潤すその前にちょいと一息枝の水滴
この感覚は、私固有のものでしょうか。

「いい写真が撮れた。これ見て」

「蕾が膨らんだのね」

広子は、4~5枚の写真をめくり戻しながら、

「雀、可愛いね」

私に芸術的写真が撮れるとは思いません。しかし、雀より今朝の梅の枝の水滴の美しさに目を留めて欲しいと思って、広子に見せた写真ですが、広子は雀の方に目が行くみたいでした。

「今日の庭見て、何か感じない?」

「何も、雨が降っているワネ」

「春が来たと思わない?」

「ゼンゼン、コナラの葉はまだ枯れたままでしょう。これに芽が出て、緑に変わって春と言うの。貴方、考え過ぎよ。貴方は、いつも大袈裟に考える癖があるノネ」

「…………」

確かにコナラの木は赤銅色の葉をつけたままです。庭の芝も枯れたままです。しかし、私は今日の雨に、今までと違った温もりを感じました。

「広子と俺は別物だ」

口には出しませんが、私はそう思いました。

この違いは何に由来するのでしょうか。育った環境でしょうか。それも正解だと思います。しかし100点の解答ではないと思います。私は、感性の差だと思うのです。感性の差は何に由来するのでしょうか。やはり育った環境でしょうか。それも大いにあると思います。しかし、私は、本質的には、DNAでないかと考え始めました。

広子にこんなことを話しても、多分解りません。子供に話しても、相手にしてもらえそうもありません。でも、子供は私の年齢になると解るのではないかとも、期待しています。私は、DNAがその個人の形態だけでなく、感受性まで伝達しているのに驚いているのです。

「人間は生まれ変わる。前世の報いが来る。因縁だ」

私は、最近結論しました。

死後に生まれ変わるのではなく、「子供を作る」ことにより、遺伝子を通して、「次の世代＝来世＝子供に繋がる」のです。つまり、「遺伝子による繋がりは、単にホモサピエンス＝人間という種の形態的伝搬だけではなく、その人の性格・個性まで含めた繋がりであり、結果として、私自身が子供の中に存在し続けることになる」のです。私の身体は、「先祖の魂まで含めて受け止めている」のです。結局「来世・生まれ代わりは、生物学的真実だ」と思うようになりました。

この世で生きていくためには徳が重要です。徳もあるいは遺伝するのかも知れません。社会が必要とするなら、「徳のある遺伝子」は受け継がれるはずです。その遺伝子を受け継ぐことが、「ご先祖様のお蔭」なのです。「徳を積む行為」は自分だけではだめです。子供たちにも孫たちにも要求され、そして良い遺伝子の結晶ができ上がるのです。姿・形だけではなく性格として、品格として、世の中に必要とされる限り受け継がれていくのです。私はそうして、この先幾世代にもわたり、生き続けるのです。

ご先祖様に会ってみたい――仏間の写真を見ました。少しでも似ているところを探したいと思いました。しかし、ご先祖様に出会うには、鏡の中の私を見ればよいのです。私の中に、ご先祖様は生きているのです。近頃はそう思うようになりました。

この肉もこの温もりも仮の宿ご先祖様のＧＡＣＴＤＮＡ《グッドアクトダ》
正直まだまだこの心境には至らないのですが、頭の中ではそのように思い始めました。
Ｇｏｏｄ　ＡＣＴ（グアニンＧ・アデニンＡ・シトシンＣ・チミンＴ）ＤＮＡ　万歳!!

第10章　父還る

悠久の祖先のお蔭ここにあり生きて生かされ命の波紋

私はある夢を抱いていました。しかし、迷ってもいました。65歳で開業した時には、勢いのまま突っ走りました。しかし、広子にだけは打ち明けました。

「開業しようと思う」

「今、しなかったら、また私のせいにするでしょう。私は賛成もしないし、反対もしないわ」

賛成を得たも同然の言葉でした。

お蔭で、その後は思っていたより順調に進み、相談できる人も現れ、開業でき、そして開業7年目の夏には、長男がクリニックに院長として来てくれました。そして、2人で診察を始めました。そうなると私はもう一つの夢を持つようになりました。365日年中無休クリニックの開設です。色々とシミュレーションを始めました。もちろん広子には相談しましたが、今度は強烈な抵抗が待っていました。

「貴方、いつまで働くつもり？　歳を考えて」

真っ向から反対です。嫁・子供も味方に付けてです。賛成派は院長の長男と、数人の職員のみでした。私は71歳になっていました。この歳と反対を押し切ってまでできるかどうか、私にその覚悟があるかどうか、迷っていました。私は私の芯の気持ちを確かめたく思っていました。そんな時、訪れる格好の場所が、故郷にはあるのです。

一年祭の、たった一組のお客さんを送り出すと、初冬の光は、墓参りをしたお昼頃の勢いをはや失い、弱々しくなっていました。それまでの団欒の温もりが冷やされました。祭壇など、後片付けをしている弟夫婦と広子に、私の勝手の許しを請いました。

「すまんけど俺、今日中に氏神さんに参っておこうと思う」

「もう遅いのに、明日にしたら？」

「いや、明日はすまんけど、早めに帰らせてもらうわ」

「言い出したらトッさんは聞かないからな。セーターの上にこれでも羽織って行けよ」

私は、早々にその場から外に出ました。母の遺影は見るたびに、「お前はデガナイ」と言いますが、私はいつもこうなのです。いつも自分を急き立てて、周りの人と過ごす時間がなくなるのです。明日はできる限り早めに帰路につき、明後日から始まる診療に、体調を整えておこうと考えていました。それが私です。母の言葉は的を射ていました。外に出ると、ついさっきよりさらに一段と陽は弱くなり、凛として切り裂くような寒さが全身に沁み込んできました。冬の日暮れの早いこと。しかし、この陽の弱さも、空気の寒さも、一方では私が求めていたものだと思いました。私は、身も心も引き締まりました。

氏神様は、家から1㎞ほど離れた所にあります。子供の頃は毎年、年が明けると次々に部落の人が歩いてお参りしていました。出会う人は皆知った顔ですが、「おめでとうございます」と新年の声を掛け合うと、やはり何かしらおめでたく、何かしら良いことが起きそうに思えてくるのでした。凍てつくような冷気の中にも、温かさを感じました。私は、高校に行っても、大学に行っても、医師になってからも、結婚してからも、正月でなくても帰郷のたびにお参りしました。散歩がてらに立ち寄るというより、何かに引き寄せられるように、自然に足が向いていました。父が神官だった影響があるとも思っていましたが、氏神様の祀ってある杉の木立に囲まれた森閑としたその場所に立つと、何かを感じるのでした。それが何かは分かりませんが、とにかく何かを感じていました。近頃、上手い言葉が見つかりました。パワースポット。そうです、そこは私の「パワースポット」でした。ここで、私は、何かのパワーを感じていました。ここで私は、身体の芯から湧き出るようなパワーにより、リセットされ、新鮮になっていました。最近は、そのパワーが私を呼ぶのだとさえ思っています。

私は、毎朝、仏様と神様の前に座ります。仏壇には手を合わせ、神棚には柏手を打ちます。仏壇には、私の養家の川上家の先祖が、神棚には実家の先祖がおられると思っています。時に他家の仏壇の前に座ると、私の家の仏壇の小さくて質素なことが気になります。先祖に対して申し訳ない位です。これは私が故郷を離れて以来、長年病院の用意した借家に住んでいたせいです。借家には仏壇がありませんでした。あとで養父が亡くなった時、仮に小さな仏壇を据え、それをそのまま新居に移したせいです。しかし、しかし小さくても、漆塗りの仏壇には手の込んだ細工が施されています。毎年盆と暮れに掃除する時に、その細工に感心しています。これをこれ以上華美なものに変えようなどとは、今のところ思っていません。それに対し、神棚は、白木で簡素です。私は再び神主さんの話を思い出しました。死後私たちの魂は、仏教では極楽浄土という来世に渡り、神道では身近に留まると言われました。極楽浄土は華美なところのようです。それが仏壇の姿だろうと思います。一方、神道では、魂は、肉体の苦痛を離れ無垢になり、50年その家に留まり、それ以後は土地の社に移ると言われました。その住まいは、無垢な白木の社が理想の姿ではないかと思いました。

しかし私は、死後の魂の存在を疑わしく思っています。ましてや私は、仏教の「輪廻転生」をそのまま受け入れている訳ではありません。ましてや、「先祖の祟り」というようなことは信じません。また神道のように、死後の魂が50年はその家にいて、子孫の繁栄を見守るということも、信じるに足る根拠を見出すことはできません。

しかし私は今、その考えが揺らいできています。ある意味で、魂の存在を肯定しているのです。さっき神主さんに聞いたように、あるいは祖先の魂が本当に故郷に留まっているのかも知れません。この廃屋の並ぶ寒村にあっても、私の芯を揺さぶる何かが確かにあるのです。何でしょう。私の中に宿っている「サケの遺伝子の発現だ」とも思ったりするのですが、今、それはきっと「先祖の魂」だろうと表現したいと思っています。そんな思索をしながら氏神様にたどり着きました。

「魂が浄化し凝縮し沈殿している場所」

ふと、本当にふと、この言葉が私の頭に浮かびました。そうです。きっとそうです。私のルーツ、先祖の魂は、この氏神様の場所でますます浄化され凝縮し、そしていつもは沈殿したようにここで眠っているのです。私が訪ねると目を覚まし、それに私の芯も呼応するのです。それが私の芯に感じるパワーなのです。「私の芯とは、ご先祖様から受け継いだＤＮＡに他ならない」と、今ここで確信しました。今の私は、何代にも遡る先祖のＤＮＡを引き継いるのです。ここではそのＤＮＡたちが目覚め、共振するのです。

木造の社は少し朽ちたところもあり、古くなったようですが、しめ縄は毎年新しく代わった痕跡がありました。小さな社ですが、私にはそれが今もそこにあるということだけで満足でした。それを中心に、確か「風の神様」と呼ばれていた社や、小石のみの神様もあり、全部に柏手を打って回りました。この柏手の音にも私は個性があると感じています。父の柏手は、打つと柔らかな余韻を残しました。一年祭の神主さんには、歯切れの良さを感じました。でもさすが専門職、どちらも聞くと気持ちが良くなりました。私は毎朝神棚に頭を下げていますが、最近調子が良い時には、ようやく手が揃うと感じることがあるようになりました。良い響きの朝は、その日一日が良い日になる気持ちがします。しかし意識すると、肩や手に力が入り、良い響きは出ません。打ち直したい気持ちになりますが、神前での作法は二礼二拍手一礼と決まっているので止めます。次は肩の力をもっと抜いて、無垢になろうとそのたびに思うのです。

今日の私の氏神様への柏手は、誰一人いない社を囲む杉の木立に木霊し、とても良い響きでした。社の周囲に広がる杉の木立は、子供の頃に比べてずいぶん大きくなっていました。柏手を打ち、社の周辺から木霊が返り、私はその神聖な空間に溶け込みました。森閑とした社の息吹と、私自身の呼吸が一つになりました。私の71歳という年齢を遥かに超えた、昔から続く時空の中に私は溶け込んでいました。71年といえば、それはそれで長い年月です。私がここで相撲を取った頃には想像もできなかった位、高齢になっています。しかし、その昔からの時空の流れの中では、71年の歳月は一瞬にしか過ぎないのですが、ふとその時空の流れも、今の私の一瞬を除いては語れないと思いました。何故だろう。理由なんかどうでもいいと思いましたが、解はすぐに見つかりました。時空を超えた永遠を感じているのは、今の私自身です。私は時空の化身、祖先の分身だからです。私は、その永遠の時空の流れがここで浄化され、凝縮し、沈殿し、結晶となり、無垢となり、静かに息をしている気配を感じました。その息吹と、自分の柏手が心地よく呼応し、私自身が時空に溶け込み、一体となっていると感じたのです。もはやここでは、私も永遠の一部になりました。

仏教の輪廻転生も、神道の魂の宿りも、死後の世界ではなく、すでに私の中にDNAとして仕組まれているのです。仏教や神道の根本的な考えが成立した時代に、遺伝子とかDNAという科学は生まれていませんでした。しかし偉い人は、現象を注意深く観察して、その存在に気づいたのです。その観察が真実であるがために、仏教思想、神道思想は、永らく根づいているのです。（仏教も神道も本質は同じで、DNAのなせる業の洞察だ）と私は思うようになりました。そう考えれば、我々はあらゆる意味で良いDNAを残す努力をしなくてはなりません。なぜなら、DNAは変化するからです。

生命の誕生以来、現在地球上にはおよそ200万種の生物の種が分類され命名されているようですが、実際にはその数倍から十数倍もの種が存在しているとさえ言われています。これらの元をたどると、恐らく偶然にできた一個の有機体に行きつくとされています。その一個の有機体から出発して、分化して、今日のような多様な生物が誕生したのです。その過程には、35億年とも38億年ともいわれる年月が刻まれているのです。その記憶が地球上の総ての生物に受け継がれ、人類のDNAにも蓄積され、今の私にもあるのです。

人とチンパンジーの違いは一目瞭然です。しかしその30億対の塩基対からなるDNA配列の違いは、僅か1・23％という記事を読んだことは前にも書きました。最初は信じられない気持ちでしたが、今では常識のようです。人にも個性がありますが、0・1%の差が個性になっているとも言われています。この遺伝子は地球環境の変化に対応して適応し、現在の多様な生物が存在します。その時々の環境に適応できない遺伝子を持った種は、絶滅危惧種と呼ばれていますが、現在4万種程度リストされているようです。これらの天と地のような差が、偶然生じたほんの僅かのDNAの差で起こるとすれば、またそれが形態的にも性格的にも子孫に受け継がれていくとすれば、「現世において徳を積む」行為もあながち無意味なことではないし、それどころかもっとも崇高なこと、というところに考えが行きつくのです。

魂をDNAに置き換えさえすれば、仏教思想も神道思想も多くが納得できるのです。この氏神様は、誰によりいつ頃祀られたのか、私は知りません。しかし私の先祖の誰かが、この造営にかかわっていたと確信しています。その先祖のDNAがこの小さな社に沈殿し、結晶化しているのです。そして私の中にもそれと同じDNAがあるのです。それらが互いにここで呼応しあっているのです。共振しているのです。広子は、DNAの共振など貴方の屁理屈と言うに決まっています。そして物知り顔に、それは「愛」だと言うかも知れません。

実はもう一つ、子供の頃の懐かしい思い出がこの氏神様の社にはあります。豊年を感謝する秋祭りの子供相撲です。私が中学1年生の時で、5人抜きの勝負がありました。私は、1番、2番で誰に当たったか覚えていませんが、3番、4番で、2つ上の兄の同級生と当たり、この

2人にも勝ったのです。その頃は、中学1年生と3年生とでは、体格に大人と子供ほどの開きがありました。その2人にも続けて勝ったので、見物人は湧きました。私は夢中でした。5番目の勝負を前にして、噂では相撲部屋にもいたことがあるという行事さんが「待った、水をつける」と言いました。「水をつける」と言われても、私には分かりませんでした。かつてこの相撲大会では、こんなことは聞いたことがありませんでした。相撲通の人なら分かったかも知れませんが、見物人の大半も分からなかったと思います。しかし、その言葉は時空を超えて、今は草に埋もれて分からなくなった土俵の辺りから、今も私の耳に響いてきます。見物人の興奮した声も響いています。私の闘犬のような興奮も蘇ります。行事さんはそれを感じ、ひと呼吸待たせたのだろうと思います。私は教えられた通りの作法に従ったと思います。実は声のみ残っていて、どうしたのかは覚えていません。その後5人目が出てきました。5人目は、本家のお兄さんでした。皆に押されるように出て来ました。お兄さんも兄の同級生でしたが、その中でも一段と大きく、村一番の体格をしていました。私はその瞬間、（勝てるわけがない）と思いましたが、（もしかしたら）とも思いました。もしかしたらが2番も続いたし、見物人も大半は私に期待している空気を感じていたからです。勝負は粘った末に、寄り切りで私が負けました。寄り切られる時（これで終わる）と思いながら、一瞬見えた空と身体が一体になったような感覚を思い出します。そして見物人は勝ったお兄さんよりも、善戦した私を称えてくれているように感じました。確か何か賞品をもらった記憶がありますが、その品についてははっきり覚えていません。その土俵は今や、草や木に埋もれて、痕跡すら残していません。しかし、その渾身の力を出し切った時の私自身の魂に、今日もまた会えました。

夏草や兵どもが夢の跡　（松尾芭蕉）

この場所に来るとこの一句がいつも頭をよぎります。

私は期待通りのパワーで全身がリフレッシュされた気持ちになり、氏神様の社を後にしました。家に戻る途中、もう、冬の陽は山の端に顔を隠し、薄暗く、寒さも一段と身に沁むようになってきました。帰りを急ぎました。しかし、氏神様参りの途中、気が付いていた新しい石塔の所で足が止まりました。（誰のお墓だろう？）という興味もありましたが、それだけではなかったと思います。やはり私は引き寄せられたのです。そして薄暗い中にも、その石塔に刻み込まれた、「医学博士　武内勳夫」の文字を確認しました。私は驚きました。私の旧姓と同じであることに間違いありません。すると私はその人の血縁です。しかし、私はその名前を聞いたことがありません。没年は大正でした。

（どうして今頃、ここに新しく石塔を建てたのか？）

その意図を不思議がるより、（私の知らない医師が私の家系にいたのだ）という事実に私は感激しました。

（この中国山地のその頂の山奥で、なぜ医師になろうという意識が芽生えたのか？　その人たちはどのように勉強したのか？　そしてどのように生きたのか？）

私は知りたくなりました。やはりこの地には、この地のＤＮＡが存在するのです。そのＤＮＡが私の身体に転写されているのです。その時不意に、「初心不可忘」という言葉を聞いた気がしました。私は、私のルーツをもっともっと知りたくなりました。

私は時々、父母に関して、ましてや祖父母に関してはあまりに知らないことが多く、さらに曾祖父などになると伝説的話になり、その希薄さに驚くことがあります。人類の誕生以来の年月に比して、１００年という時の流れはほんの一瞬に過ぎないのですが、その僅かな時の流れの中で、最も身近に起こった出来事さえ、大部分はすでに語り継がれることなく忘れ去られているのです。

「どういう縁でお母さんたちは一緒になったん？」

「私の結婚式の日は大雪で、自分の家からこの家のすぐ手前まではモンペで来て、すぐ手前で嫁入りの衣装に着替えたんよ」

私の兄は昭和21年8月の生まれでした。これから考えると、恐らく終戦も間近な頃の結婚式だったと思います。跡取りを心配した祖父の意向で、急遽決まった結婚だろうと想像しますが、母はそのことについては触れませんでした。

「助産婦の勉強はどこでしたん？」

「倉吉の学校を出て、それから少しの間S医院で手伝いをしていたんよ」

私は子供の頃、この家で赤ん坊が生まれた記憶を取り戻し、母に尋ねましたが、そんな返事が返ってくるくらいでした。

「あの頃は野良仕事に出ていて、そこで産気づいて、田んぼの畔《あぜ》で産み落とすこともあったものよ」

事実だろうと思いました。その言葉に、僅かに反応する記憶があったからです。

父には、出征のいきさつなどは聞いていませんが、終戦の時の様子は聞いていました。広島の陸軍病院に入院していたこと。原爆投下の1～2日前に除隊して、きのこ雲を帰郷の途中で見たこと。家に帰り着き、小川で洗い物をしている祖母の前に立ったら幽霊かと思われたことなどです。広島から故郷までどういう道順で歩いたのか、列車に乗ることができたのか、何日かかって帰り着けたのか、食事はどうしたのかなど、聞きたいことは山ほどあったのですが、聞いていません。

「初和から歩いて帰った」

とだけは聞きました。初和は実家から南に4～5㎞下った、この村の一番南の部落です。まして や、祖父母の出会いなど聞いたこともありませんし、聞こうともしないうちに死んでいます。

私は今71歳ですが、いかに元気だとはいえ、もう先は見えています。この歳になり、近年、自分のルーツに興味が湧いてきました。人間とはこういうものなのでしょうか。子供の頃には、布団の中で祖母のお経の声を毎朝聞いていました。近年は、母が詔《みことのり》を上げるようになったのに気づき、驚きました。またクリニックでは、多くの老婆が日課としてお墓参りに行っているという話を、（あなたもですか）と思いながら聞いています。この人たちは信仰心でそうしているのでしょうか。先祖への思いがそうさせているのでしょうか。それが、はっきりとルーツへの想いであると意識しているかどうかは別にしても、そういう流れの中に自分たちも溶け込むのが、一代を生きて、そして閉じようとする人間の自然な姿なのかとも思います。

私も最近神仏の前に座るようになったのです。やはり、歳のせいでしょうか。私は、はっきりとルーツへの興味を意識して座り、時に仏間にある先祖の写真と話をしますが、物語はごく少なく、その少なさに驚きます。「南無釈迦牟尼仏、南無観世音菩薩」と話しかけるしかないのです。

私は実家に戻ると、もう一度先祖の写真のある神棚の前に座りました。この部屋は奥の間と言い、祖母が死ぬまで使っていました。祖母の思い出が一番多く残っている部屋です。蝋燭の炎が少し揺れました。兄が真っ先に「やりたいことをやればいい」と言ってくれました。兄はその何分の一も達成しないまま、早世しました。祖父の写真は2枚あります。若い時、恐らく

40～50歳の時の写真でしょうか。その眼は「お前ならできる」と言ってくれました。会ったこともない叔父さんもそう言いました。兄たちは、私が故郷を遠く離れて開業したことに対して、そしていま抱いている夢に対して、（支持してくれている）と心強くなりました。母は、「頑張り過ぎンさんな」と少し心配を含んだお茶を入れる時の声で言い、祖母も同じ言葉ですが、少し離れた後ろの所で、優しく言いました。父は副鼻腔癌の手術で少し歪んだ顔をして、「なるようになるさ」と言いました。

夕食を残り物で済ませ、私はまた、夢を見に奥に引き籠もりました。居間には弟夫婦と広子が残っていました。アルバムを引き出して見ているようでした。時折、「ワー」とか「キャー」とか言いながら、何回も「若かったワネー」というフレーズを挟むのが聞こえていました。「お母さん、綺麗だったんだね」、「お父さん、やっぱりこの頃も太鼓腹」とも言っていました。田舎の冬の夜は長いのです。私も参戦しました。父と母の海外旅行の写真が幾つかありました。夫婦揃っての海外旅行のことなどあまり聞いていなかったので、その写真を少し意外に思って何回も見直しました。父は好奇心が旺盛な方で、よく目新しいことをしていましたが、母を何回も海外に連れ出したことは知りませんでした。しかし、良い写真だと思いました。

「どれどれ、お母さん幸せそうね」

広子が言いました。私も幸せな気分になりました。

しかし私は、先ほど見た「医学博士　武内勲夫」のことがずっと気になっていました。書棚には、「中和村史」などと書かれた本も並べてありました。私は書棚を改めました。そしてその中に、「伝承：葛籠緒氏&武内氏」と表題のあるA４の20数ページの閉じ本を発見したのです。それは、父が我が家のルーツを探った結果をまとめたものでした。最初は軽い気持ちで手にしたのですが、読み進めるごとに引き込まれました。それは、その時私がまさに最も求めていたものでした。驚きでした。大変な発見でした。この時の発見の偶然さにも感動し、感謝しました。これは偶然ではなく、やはり導かれた必然的な発見のように思わざるを得ませんでした。

表紙をめくると「はじめに」が記され、２００１年の如月《きさらぎ》（2月）にこの稿が完成したことが解りました。後で調べると、この年父は76歳でした。

はじめに

悠久の大地、地球が誕生したのは46億年前、さらに人類出現は３００万年前と言われているなかで、人の一生などは、ほんの一瞬の出来事に過ぎない。しかし、連綿と続いた人類の歴史はその積み重ねによって、今日の文明を生み、更に未来に向けて発展し続けて行くことは、偏《ひとえ》に私たちの先祖のお蔭である。自分の家のルーツについては誰しも関心を持つように、私も数年前より興味を抱き、資料を集め始めてみてこんな困難な事とは予想もしていなかった。僅か200年程前の出来事が今では伝説的に、あるいは断片的にしか伝わっているのに過ぎない。そして現在武内家発祥の地、吉田に住む武内家は僅かに5軒、何れも跡を継ぐべき後継者は他所に住み、現在の事柄ですら言い伝える術もない状態である。先祖を祀ることは、まず先祖のことを知ることから始まる。それはやがて自分のことにも繋がる事であるが一度絶えた伝承はそれまでで消え去ってしまう……云々。

父の文章の巧みさに驚かされ、引き込まれました。内容を要約すると次のようになりました。

「織田の天下制覇の野望に敗れた武将・葛籠緒《つづらお》一族が野に潜みつつ追手の影に怯えながらも安住の地を求め、さすらいの果てに此の地に安住したのが、武内家の祖先だそうです。葛籠緒氏は身分を隠すために葛尾《くずお》と名乗り、その葛尾家より分家し、医業を起こした初代「武内文益」、その子「禎俊」は、父「文益」53歳の時の子であり、父の起こした医業を22歳で継ぎ、武内家の絶頂を築いた。今、葛尾家のルーツを尋ねることは容易ではなく、宗家の位牌、2カ所の墓地にある墓石、菩提寺である薬師寺の過去帳、また、転々と散らばっているゆかりの人々の伝承を聞いて回る作業など、手を尽くして調査した結果ようやく1600年代後半からの事柄などが断片的な記録として存在することが判明した程度であったが、総合的に他の資料と考察することにより、おぼろげながらもそのルーツを推測できるに至った――」

その内容を読むうちに、（よくできたものだ。私にはできない）と観念せざるを得ない父の偉業に思われました。父の労力により、探索されたルーツは戦国時代末期の１６００年頃までであり、それ以前は調べようがないとのことでした。しかし、そこまで調べるのも、相当な労力を要したことは想像に難くありません。神主の父には、位牌に刻まれた文字を解読できる素養があったのかも知れません。そうするとこの偉業は、大勢の子孫の中でも、父にしかできないことだったとも思えます。

さらに、父の遺稿によると、私が見た墓石の「医学博士　武内勲夫」は、この葛尾家の子孫である庄八（１７６９～１８３７）の長男である文益（１８００～１８７４）が、家督を次男に譲り、自分は医師として独立し、武内という医師の家系を起こした私の本家を継ぐ本流の一人でした。文益の跡を継いだ禎俊（医師の家系の２代目）の長男であり、３代目として医業を継いだのですが、父禎俊より先に48歳で死んだと記されていました。この子「一夫」も医者になりましたが、勲夫の死後2年でこの世を去っています。その他にも医師になった人が数人いましたが、総て早世していました。禎俊は大正13年に73歳で死亡しますが、それにより武内本家の医業は終わったようです。私は、武内家に流れる悲劇の底流を感じました。それは不吉な影のように思えました。思えば私の兄も36歳の若さで逝ってしまったのです。父の兄弟も４人いますが、長兄は軍人でしたが病死し、次姉は、その長兄の雪深い真冬の葬儀への参列が引き金となり、肺炎で長兄の死後2カ月もしないうちに後を追うように死んでしまいました。そのことも、この父の遺稿で初めて知りました。私は高校3年の雪の正月の朝、止むに止まれぬ気持ちで我が家に帰りました。その私を喜んで迎え入れるのでもなく、反対にびっくりするくらい激しく叱責した父がいました。「雪の元旦帰郷叱責事件」です。私は今までこの父の叱責の訳が解りませんでした。しかし、これで氷解しました。父の兄弟の死に、雪が深く関係していたのです。今、私の子供は4人いて、3人が整形外科医です。彼らに悲劇は繰り返されないだろうかと心配になりました。

私は、禎俊については、「よく太った人で、盃のお猪口が、せり出した太鼓腹の上に載った」とか、「往診に行くため馬に自分では乗れず、従僕にお尻を支えられて乗った」とか聞いていた程度でした。しかし、父の苦労がにじむ遺稿により、漢学・蘭学を22歳の若さで習得し、家督を継いで医家としての武内家の繁栄をもたらしたすごさを知りました。22歳といえば、今の制度では医学部の4年生でまだ学生です。その身でありながら家督を継ぎ、次々に子孫を医師に育てたことは、驚嘆すべきことです。余程の秀才であり、しかも強い精神の持ち主であったに違いないでしょう。私は、父の遺稿に禎俊大叔父の偉大さを見るようでした。さらに、彼を支えたであろう葛尾家、武内家の誇りある歴史に、思いを馳せざるを得ませんでした。

禎俊の三男「泰治（勲夫の弟）」が、分家して私の生家、つまり「西の武内家」の初代家長となり、そして私の父「禎治」に引き継がれました。文益が起こした医業はその本家を離れましたが、川上家に嫁いだ泰治の長女「綾子」に受け継がれ、そして今、私が受け継いでいるのです。繰り返しますが、私は武内禎治の次男として生まれ、川上宏＝綾子夫婦の養子になりました。いわば綾子は、武内家の医業の流れをくむ4代目、私は5代目ということになります。

養母綾子は、東京女子医専で学び、後に帰郷して生家の隣に診療所を開設しましたが、結婚し大山の麓に移り、「内科・小児科・肛門科」の看板を掲げました。嫁いだ頃は、校医などもしていたようですが、私が知る養母は、「秘伝の膏薬を使う肛門科」の専業医でした。九州や四国からも患者さんは来ていました。聞くと、この秘伝の膏薬は、嫁ぎ先に宿泊した老人から伝えられたものだそうです。当時、嫁ぎ先は大山に登る馬喰《ばくろう》の宿泊する宿でした。この秘伝の薬を伝授されても扱う資格を持つ医師がいなく、養母に白羽の矢が立ったそうです。

「僕には肛門科は向かないようだ。他の道に進んでもいいいか」

「いいわよ」

一度は養母の診察の傍らに付きましたが、私は秘伝の膏薬に頼るより、西洋医学を選んだのです。養母の答えは即答で明解でした。そして、私は整形外科の道に進むことができました。秘伝の薬は「劇薬」で、「それを扱うゆえに子供を諦めた」と、そんな風な言葉をいつか養母が漏らしたこともあります。今思うと、やはりここにも我が一族に流れる悲劇があるように思われました。

私が65歳で今のクリニックを開設し、そのお祓いの時神主さんが、広子にささやかれました。

『今、大勢の祖先が集まり、口々にお祝いを述べておられる声が聞こえました……』

その時、私は言いようのない感動に包まれ、「開業してよかった」と思いました。その時の感動が再び蘇りました。大勢の先祖の中には、武内家の先祖、家業として医業を起こした「文益」、その後を継いで繁栄をもたらした「禎俊」だけでなく、この医師の血を引きながら若くしてこの世を去った数々の先祖が見守っていてくれていたのです。後押ししてくれていたのです。私の名前は「俊文」です。父にも母にも命名のいきさつは聞いていません。偶然か、意図されたものか分かりませんが、「俊文」は、武内家にあって医業を創めた「文益」と、それを継承して繁栄させた「禎俊」の二人から一字ずつもらっていることに気づきました。

私は、医者になって今日まで、数多くの困難に出会いました。ある時は医療事故の被告人として裁判所に立ったこともあります。医療では期待通りの結果が出ないこともあり、それが裁判に繫がることもあります。裁判は裁判官という素人相手の論戦で、それは弁護士同士の医学とかけ離れた論法にも大いに左右されるようでした。これに立ち向かうには、かなり詳細な状況を、証拠に基づいて素人にも解るように説明しなくてはなりません。その説明書を書くことは、書きなれた医学論文を書くより時間を要しました。私は日常の診療に追われる毎日でしたが、弁護士にこちらの主張を伝える文面を作成しなければならない時には、不思議と思われるほど、多忙な中にもかかわらず、ひょっこり時間が空いていました。本当に、都合よく弁護士の質問に答えられる時間ができていたのです。逆に言うと、その空いた時間に合わせてのみ、不思議と弁護士からの問い合わせ、打ち合わせの書簡が届いたのです。

　裁判はもつれ、結局最高裁まで争われましたが、原告の主張は全く認められませんでした。この裁判を通し、それがいかに理不尽に思えても、（私は運がいい。誰かに守られている）と感じました。これに限らず、多くの問題に出会いましたが、その都度、（俺はなぜ、こんなについているのだろうか）と思い、50歳頃には、（医者をやり続けなさいという天命を受けているのだろうか）とさえ思うようになりました。そして、この本州の西端の県北にできた大学の同窓会のある席で、先輩の「お前どうして百姓になると言うんじゃ。俺らは、その道しかないから農業をする。お前には、医術という知識もあれば技術もあるのではないか。医者を続けにゃいけん」という声が決定打になり、今に至りました。

　私は、父の残したこの小冊子により、自分の役割をはっきりと認識できた気がしました。やはり、医学部に合格できたのも、数々の難関に打ち勝つことができたのも、そして開業したことにも、先祖の意思が働いていたのです。偶然で、今の私になったのではないのです。運が良くてこうなったのではないのです。近頃私は、うすうすそのことに気づかされていましたが、これでもうその気づきが確信に変わりました。誰に何と言われようと、ゆるぎない確信になりました。ご先祖様の導きです。

私は、父が生きている間に話してくれたらよかったのにと思う反面、文章にしてまとめてあるから、こうしてより詳細に検討もできるし、読み直しもできて気づくことも多いと、夜更けの寒さも忘れて何度も読み返し、そして先祖の努力を想像しました。明日、弟夫婦は大阪に、私たち夫婦は萩に帰ります。広子も弟夫婦も、すでに布団の中に入っていました。しかし私は、炬燵を机にして横になれないでいました。私は、生前には知り得なかった父に、正座して対峙していました。

父は「私のノートより」と表題を打った、もう一冊の綴りを残していました。
父は副鼻腔癌を患いました。その闘病記でした。１９９０年8月となっています。65歳の年です。この中に折々の歌を挟んでいました。

●日本一の医療機関《いしゃ》を探せと子に縋る　涙くもりし妻の声はも
●一刻も早き手術を受けたしと　空ゆく間にも神に祈りつ
●今日よりはベッド一つを我が城と　たたかい挑むがんセンターにて
●鎮痛剤切れにし時は起き伏して　夜のながきを一人耐えいる
●ガンこそはかくも厳しきやまいかな　その家族にもその人はなお
●声もなく笑みさえ消えし病室に　四人ひっそり日々を過ごせり

●我が顔を窺うごとく日々に来し　妻の顔にも笑みの浮かべり
●長き日々慰めくれし花筒を　隣にゆだね病室《へや》を去りゆく

私の記憶では、「癌ではなかろうか」という父のかかりつけの歯医者さんより連絡を受け、当時私の勤めていた日赤病院に呼び、ＣＴで病巣を確認し、癌宣告をしたのは私でした。

父の遺稿はさらに見つかりました。それは詳細な私の生家の家系図であり、順を追って、父が79歳まで記してありました。これにより、私の記憶を正さなければならないことも、また知り得なかったことも、多く発見しました。

まず、父が長い専務時代を終え、農協の組合長になったのは47歳。私が医師になって2年目のことでした。それを辞したのは60歳でした。私は組合長になったのはもっと後で、それを辞したのは65歳頃と思っていました。その後も全国共済農業組合連合会の理事として、農協との関わりは続いていたようでした。さらに、教育委員のみでなく、児童委員、民生委員、福祉協議会、人権擁護委員などにおいて責任ある地位につき、行政のサポートもしていたようです。その他、傷痍軍人会、全国神社庁などにおいても活動し、それら総てにおいて数々の表彰を受けていました。また69歳の時に、川柳の会を設立していたことなど、思いもよらないことも解りました。

私は、今のクリニックに川柳とか俳句を掛けていますが、案外父から受け継いだ遺伝子のなせる業かも知れないと思っています。

私はそれら総てに目を通す中で、読めば読むほどに、この肉体に流れている先祖のＤＮＡを感じ、身体中が熱くなりました。目から鱗が落ちるとはこのようなことを言うのでしょうか。家を留守にしていることが多く、（外良し）で、母が一人で家の切り盛りをしていたと思っていましたが、誤解をしていました。私は、いつの間にか正座していました。父は、時を超え、大勢の先祖とともに、再び目の前に現れました。私は、その先祖の、父のＤＮＡを受け継いでいると、身体中に火照りを感じていました。

私の子供の頃、忍従の中でも保ち続ける誇りがありました。それによって医学部を目指し、88番で合格できました。医師になってからは、好きな脊椎の勉強に励むことができ、いつの間にか学会でも堂々と自分の見解を述べるようになっていました。定年頃には故郷に帰り、村長したり、農業したり、もちろん医師としても過ごしたいと思っていましたが、ある会合の席の先輩の一言で、私は生涯医師として過ごすと決心しました。この流れに、私は、医師として先祖から託された必然が宿っていることを感じました。私が今こうして医師として生きているのは、偶然ではなくて必然だったのです。


偶然が必然となり道となり今ここがありここに立つ我

私の幸運は、「先祖の後押しだ」と確信しました。

父の残した遺稿を読めば、資料を重視し、自分を客観視でき、物事の整理がきちんとできる事務屋である一方、大局観があり、人の機微も判る人情人の資質もある人物であることが解りました。私のルーツは、戦国時代一城を預かる身分のようでしたが、父は、戦国であれば武人ではなく、戦略家でもある家老のような文人であったのではないかと思いました。私はありがたくも、医者としてその資質の一端を受け継ぎました。しかし一方私は、父の足元にも及ばない、よく言っても一群の武士団を率いる武人であったろうかとも思いました。もっと話ができればよかったと、残念でたまりません。私は一晩で、父を誇りに思うようになりました。父はその人生の中で、母に先立たれたことが一番の誤算であったに違いないと思いました。晩年の父と暮らした3年間に、父に貼り付けた「弱虫」のレッテルは返納しなければなりません。翌朝、神棚の前に行くと、写真の父が「できるか?」と言いました。私は、「これほど、先祖の応援があるのだから、やらなければならないだろう。それが私の使命だろう」と自信をもって答えました。そして、一枚のはがきを思い出しました。私は、私の家の神棚にこのはがきを置いていました。

寒中お見舞い申し上げます

父上様が天寿を全うされたとの由を承り
年頭の御挨拶は遠慮させていただきました
天寿を全うされたとはいえさぞお寂しいことと思います
私が郷里の中和に帰った際　禎治兄とは食事をともにするなど
色々と大変お世話になりました
月日は流れ私も91歳の高齢となり禎治兄と
久しく会えぬままになってしまった事が心残りです
俊文様も医師として多忙ななかどうぞお元気でいてください
94歳　天寿全う天空の神へと旅立ちされた禎治兄さようなら　俊夫

私は帰るなり、もう一度読み返しました。何度読み返しても飽きない心根が伝わってきました。私はこの血縁の長者に、直接お会いしたことはありません。しかし、一度高校生の時、偶然座った机に刻まれた文字を見つけ、釘付けになった記憶が今も鮮明に残っています。その文字は、「俊夫」でした。私はその頃、大学の受験勉強に明け暮れる毎日でした。テストの1点1点に毎日を、青春を掛けていました。「これが俺の人生だろうか。俺はこのままでいいのだろうか。別の生き方はないのだろうか」と、強く湧き上がる呪文のような疑問と葛藤しながらの毎日でした。一歩間違えば道を踏み外していたかも知れません。そこで人生に終止符を打っていたかも知れません。それほど迷いに迷い続けた、葛藤の毎日でした。

しかし偶然目についたこの机の、他人には単なる落書きとしか思えない刻印に、私は目を奪われ、瞬時に血の繋がりを感じ取り、感激し、迷いから逃れることができました。生きる意味の糸口に初めて出会えたのです。勇気が出ました。あの落書きに出会い、私は受験勉強に耐え抜くことができました。その人からのはがきでした。その人が父とほぼ同世代の人だと、初めて知りました。会いたくなりました。

父の一年祭、父と密着して暮らしたあの3年間でも、垣間見ることさえできなかった父ですが、ものすごい父になり、還ってきました。私は父に「弱虫」のレッテルを貼っていたのですが、見事な父の逆転ホームランでした。まさに遺稿は、父の偉業でした。そう思った時です。

「儂《わし》が偉業なら、お前は医業だ。どちらもイギョウだ。ホホホー」

父の洒落が聞こえた気がしました。


「『外良し』で、家では寝てばかり」と母に、そして、「弱虫」と私たちに烙印を押されたまま逝ってしまった晩年の父は、私の前に「偉人」として還ってきました。私は興奮しながらも、すでに寝息を立てている広子の布団の中に潜り込みました。広子にこの発見を話して聞かせたかったのです。人肌の温もりが温かく伝わってきました。なんとも言えない温もりです。

「何するの？」

「も少し向こうに行って。ここに寝かせて」

「いやヨ、マーこんなに冷たいじゃないの。何時だと思っているの」

「4時過ぎかな。いいから、少しだけここにいさせて」

（………）

「貴方、いびきかいて寝てたわよ」


「龍潜深淵」

子供の頃から、この部屋には祖父に送られたという扁額が掛けてありました。「私は、草深い田舎にも龍のような偉大な人物がいる」と解釈して、それがお祖父さんだと憧れていました。今日は、それは父にもなりました。

翌朝、神棚に二礼二拍手一礼して、早々に実家を後にしましたが、集落は冬枯れの中に沈んでいました。その栄枯盛衰の総てを見下ろしてきた津黒山も、黒く大きな塊となって眠っていました。しかし私は、「ここが私の古里だ」と、戻った時より何倍も何倍も、強く強く強く感じていました。無常漂う空き家の並ぶ寒村ですが、魂は浄化され、純化され、美しい結晶となり、生きて残っていました。その魂に後押しされました。もう、365日診療は決まりでした。

父還る冬枯れの里氏の里

父は氏神様のように大きな存在になり、還ってきました。
私は父の子として生まれたことを誇りに思いました。
父は戦国時代なら、家老職も立派に務まる人でした。

日は短くなる一方ですが、12月も20日過ぎると冬至を迎え、徐々に日が長くなってくるのです。初詣にお宮に参ると、大木に囲まれた社から、必ずといっていいほど、何か新鮮で圧倒的な生きる気配を感じます。霊気のようです。これを神気とも呼ぶ人もいるようです。したがって、私以外にもそれを感じている人がいることは確かです。私はこの不思議な気配は何だろうと考えていましたが、最近、ついに結論に至りました。

（正月は冬至の後に来ます。日は再び延びてきます。社の大木はすでに私の年齢をはるかに超えています。その大木は、毎年日の変化を年輪として刻み、経験しているのです。神気は、陽の光が再び輝きを取り戻したことを、陽に近い大木の枝葉がいち早く感じ、そして目覚めた生気なのです。神気は、再び日が延びる摂理を社の大木が敏感に感じとり、目覚め、そして再び息づき始めた気配なのです）

私は正月の間に、この生気にも後押しされ、より深考し、具体化し、令和3年4月から、元日のみ休みの、364日診療を開始しました。

「貴方、もう貴方の年頃の人は皆、終活をしているのよ。里の家をどうするわけ？　お墓はどうするの？　あのままにして置いておくわけ？」

私は、養子の身ながら養家を出て、島根県を途中に挟み、270㎞も離れているこの町を終の棲家と決めて家を建てました。養家の家は今、一人の老人に住んで頂いているとはいえ、それは家の一部を生活空間にしているだけで、広い家は空き家同然です。時々帰ると、庭の木がまた一段と大きくなっています。草は、ほぼ伸び放題です。広い家の中は思い出がいっぱいですが、埃をかぶり足跡が付く位です。お墓もそのままになっています。養父母が他界しても、生家の父母がいる間はまだ時々帰りに立ち寄り、墓掃除もしていました。しかし最近では父母も居なくなり、コロナ禍でもあり、帰っていません。養家の家をどうするか、それは、ここを終の棲家に決めた時からの課題ですが、先送りしているのです。それは、広子に言われるまでもなく実に重荷ですが、私がやらなければならないことです。それを後延ばしにしての65歳からの開業と、72歳での診療体制の刷新でした。私は、世間の中でも家族の中でも、変わり者のようです。しかし、

「364日診療になれば、俺の休みは週3日取れる。そうすれば終活もできる。今のように、月曜から土曜日まで働いて終活ができるか。役所が空いている時に休みが取れないのだぞ。旅

行にも行ける。俺は、ゴルフもゆっくりできる。俺も楽になる」

３６４日診療になれば、私の休みは平日に取り、少なくとも土・日は私が働くつもりでした。土・日に動くより、平日に動いた方が何かと効率的です。役所もゴルフ場も空いています。旅に出れば、旅館も安いのです。長男の院長はまだ子供が小さいので、土・日に休むことに異論はありません。「働いている人のために」、そして「この地域に案外多い独居老人が、域外に住む子供に連れられて受診しやすいように」、「日曜日に多いクラブ活動での受傷者を即日見られるように」――日曜祝日も診療することでの「地域医療に貢献」という言葉が、偽善に響くくらい、私にとって有利な転換なのでした。誰が反対しようと、長男さえ納得すれば、私には当然の帰結でした。

「貴方、歳はいくつと思っているの？　いつまで働くつもり？」

「できるだけ長く」

「長くと言っても今何歳ヨ。80歳、90歳になっても働くつもり？」

広子は痛い所を突いて来ます。

（One More Stepだよ。歳を取ってもやれることはあるものだよ）

そう答えたいのですが、本当に肉体的な限界を突かれるところが一番の急所であり、何とも答えようがないのです。さらに、周りを見渡しても364日診療をしているクリニックは見当たりませんでした。手本がないのです。シミュレーションをいくら繰り返しても、実は私も不安でいっぱいの毎日でした。

「俺には、働かないという選択肢はないね。開業してよかったよ。医者には定年がないからね。ボケ防止にもなるよ。それに、今年は検診で、大腸検査もやるよ。スコープも突っ込むよ。それで悪いところがあれば、考えるよ」

不安を打ち消すように私は、自分自身にも言い聞かせました。

「貴方の常識は、非常識」

広子は私にいつもそう言います。

私は「もっともだ」と思う反面、「仕方がない、これが私だ」と、黙ったまま心の中で思うのです。不本意ですが、私の終活は、もう少し後回しにならざるを得ません。


悠久の祖先のお蔭ここにあり生きて生かされ命の波紋

幕間10　夏の庭

生かされて生きて輝くこの命栄枯盛衰夢のまた夢

今日、平日の水曜日であるにもかかわらず、私はクリニックに出勤していません。別に身体の調子が悪いわけでもないのです。73歳になり、長男と交代でクリニックの診療をすることになり、私は、月・水・金と休む代わりに、火・木・土・日と診療することにしたのです。私は、週3日も休めるようになり、ずいぶん生活のリズムが変わりました。広子も薬局にまだ勤めていて、月・水・金と出勤しています。

「ボケ防止に行ってくるわね」

広子が、アイスコーヒーとチョコレートを私の机に置いて、出ていきました。私は一人家に取り残されました。まだ、この生活リズムの変化に多少戸惑うこともありますが、徐々に慣れてきました。一番よいことは、一人で居られることです。一番悪いことも、一人で居るしかないことです。人間とは勝手なものです。矛盾だらけで、時に不可解です。

私はテレビをあまり見ません。「くだらない」「時間の無駄だ」と思い、スイッチを入れた自分を情けなく思うこともあります。誰もいない日、私は、テレビの喧騒から離れ、仏間に正座して、パソコン相手に想いを言葉にする今のような時間が好きです。この部屋には、丁度南北に窓があり、今日も外は8月の炎天下のようですが、窓を開け放すと、北の窓から南の窓に吹き抜ける風を感じます。パンツ一枚にランニング姿の私には、一服の風でも、なんとも言えない褒美です。これが私の夏のスタイルです。広子がいれば必ず小言の1つや2つは飛んでくることを覚悟しなくてはいけないのですが、今日はいません。仏壇の遺影を振り向けば、この人目をはばかるパンツ姿の私でも、養母は、「いいのよ、いいのよ」と、許してくれます。仏間は、先祖と向き合える特別な場所です。

私は運が良かったとも思います。私はここに家を建て、この仏間に座って、初めてその居心地の好さに気づきました。それは、土地の位置と形状により偶然にできたもので、最初から南北に風が抜けるように意図して設計したのではありませんでした。しかし、この偶然の結果、私は今、最高に気持ち好い涼風の一服を味わえているのです。この偶然の発見は、子供たちが家を建てる時には必ず伝えておかなければならないことだと思っているほどです。

「家は小高く、災害を受けにくく、景色が良く、南北に風通しを良くし、寝室は南に」

小さなことかも知れませんが、この経験を活かすことが人間の進歩の基本なのです。これに気づかないで、ただ漫然と生きている人々のなんと多いことか。大なり小なり私もその仲間です。今こう思っていても次の瞬間には忘れてしまうだろうと思いながらも、しかし、思いを巡らすことが好きなのです。

「お前らは、鶏と同じか。叱ったら一時《いっとき》逃げるが、また集まって来ていたずらをする。鶏の脳みそと同じだ」

何年も前に亡くなった祖母の声まで蘇ってきます。


時折、パソコンから目を上げると、汗を流しながらほんの3～4日前に刈ったばかりの芝生は、もう緑いっぱいの芽を伸ばしています。逞しい緑の命です。この芝生の庭は、私の自慢です。時折ゴルフのアプローチの練習もできます。しかし綺麗に刈った後の、平行にスジ模様の入った緑が何より好きなのです。

「まあ綺麗、よく手入れされて気持ちがいいわ。最初はいいけど、そのうちたいていは雑草に被われてしまうものよ。そんな庭を何度も見てきたわ。手入れが大変でしょう」

「でも、結構運動不足の解消にもなりますし、第一気持ちがいいですから」

その自慢の緑の広い芝生の端には、百日紅《さるすべり》の樹が葉をいっぱいに茂らせ、先に淡いピンク色の花房をつけていて今が盛りです。それが、さも気持ち好さそうに風に揺れています。誘われるように蝶々が来て、時折、花の周りをひらひらと舞います。そして、アブラゼミのジイジイという生の声が、その揺れに同期するように波状に襲ってきます。向こうの山は、稜線までむせ返るような濃緑で埋まり、さらにその向こうの青い空には、むくむくと入道雲が立ち昇っています。私は熱気に包まれ、吹き出る汗を感じながら、パンツ一枚で至福の涼風の一服を待ちます。まさに真夏です。夏の庭は光でいっぱいです。命でいっぱいです。

しかし、一方で私は、この庭の光景に送った人を思い出します。

「俺のことを忘れないでな」

そう言って、老いた患者さんが持ってきたのが、今が盛りのこの百日紅です。花言葉は「愛嬌」「雄弁」だそうです。その花言葉通りに、愛嬌といえば失礼かとも思い出されますが、独特な味のあるお爺さんでした。

「ブロッコリーをしてくれ」

「…………」

「ブロック注射のことですよ」

看護師が通訳しました。次の日には私が先手を打ちました。

「今日もブロッコリーをしますか？」

「うん、そうしよう。お前も打ってもらえ」

傍らの奥さんにも勧めています。そんな会話が日常茶飯事でした。この木を持ってこられた時には、まだ50㎝にも届かない苗だったのに、今はもう私の背をはるかに超えています。冗談だと思って聞いていたのに、その翌年にポックリと逝かれました。あの歯の欠けた口から早口で漏れ出る言葉は、注意しないと聞き取れないし、あまりに突飛な言葉が出て来て、私の頭に収まるまでにしばらく時間を要することもありました。私の世界から想像できない世界観の持ち主だと思っていましたが、シベリアに抑留されていた過去があると聞いて、何となく納得しました。私は（赤子のように見られていたのか）と思い出します。

その隣のハナミズキは、ある老翁が亡くなったその翌朝、白い総ての花を天に向けて咲き誇りました。あの朝の光景は忘れられません。（ハナミズキまで見送っている）と、私は老翁の徳に頭が下がり、私も思わず合掌しました。今、花は散って、蝉が好んでとまっています。蝉の声もここまで聞こえてきます。この老翁は、両膝が外に「く」の字に曲がり、杖を頼りにやっと歩いておられましたが、苦しむ顔を見たことはありません。

「残すものがもう何もないけど、これをどこかに置いてください」

そんな老翁が、杖を頼りに突然私の家に訪ねて来られ、萩焼の陶板を託されました。ハナミズキの花言葉は、「永続性」「返礼」「私の想いを受けてください」だそうです。私は2週間に1度、痛み止めの注射以外、何もしてあげることができなかったのに、萩焼の陶板まで、しかも「く」の字に曲がった足で、わざわざ家まで持って来てくださった。私の父の最期では、太って足の弱った父を寄せ付けないほどのこの家に。笑顔しか見たことがない老翁……。もちろん笑って言われたのではないのですが、私には微笑みとしか映りませんでした。その口から出た言葉は、「和顔愛語」そのものでした。

あの微笑みと同じような笑顔のお年寄りには、何人か出会っています。どういう人生を歩めば、あのような良い顔になれるのか。私は時々鏡の前で、我が顔を正面からも、側面からも見直しますが、私の顔のどこにも、それに似たところを見出せません。とても真似のできない境地なのです。脱帽です。人生の格が違うと降参するしかないのです。そう言えば時々、幼い頃に別れた祖父の顔も祖母の顔も、老翁に交じって思い出されます。


庭のベランダのロッキングチェアは、私が若い頃に手に入れて昔住んだ家に放っていましたが、新居のベランダに置きたくなり、

「そんなものあったかしら？　私覚えていないわ」

「いや、ある」

広子と言い争いをしながら、取りに帰ったものです。肱かけのニスは剥げ落ち、黒いレザーの座面は破れていました。新築の家にはふさわしくないような古ぼけ様でした。しかし、それがあるとベランダは落ち着き、しかも、座り心地は以前より好い気がします。この椅子に座って、ある日M理学療法士の死を知らせるはがきを読みました。

「主人は……」

空を仰いで読みました。その時、仰いだ真っ青な空には、飛行機雲が一つ、一直線にどんど

ん西へ伸びていました。

「先生、何でも言って下さい。なんでも協力しますから」

　年下の整形外科医の私を、そう言って理学療法室へ迎え入れてくれた、優しく力強い言葉が再び蘇りました。私はこの言葉に励まされ、M先生の隣の理学療法室の一室を占領し、私の息子とも思っている『図解　腰痛学級』（医学書院）の原稿を書き上げることができました。あの優しく力強い言葉は、M先生のどこから発せられたのでしょうか。M先生は、カリエスの後遺症のハンディキャップを背中に負っていました。著しく背中が曲がり、その反動で、手足が長く見えるほどでした。しかし、そのハンディキャップを全く感じさせない、強さと優しさの気配りをする人でした。私は、飛行機雲が音もなく伸びて、そしてついに消えるまで空を見上げていました。

　私は庭に向かって、手を合わせました。私の周りには、死がいっぱいあります。今、私が、生きていることが、不思議に思えるほどに……です。日常の喧騒の中ではとても出てこない感傷ですが、静かになると私は、必ずこの思いにひと時を支配されます。私は先祖のＤＮＡを受け継ぎ生きていますが、先祖だけではなく、この世で出会って、かつ過ぎ去っていった人の思いも受け止めて、今こうしているのです。その人は私の周りに、そして私の中に生きています。

生きているということは、一つの病気である。誰もがその病気によって死ぬ。

88歳で亡くなったフランス人の外交官であり、作家であったポール・モランの言葉だそうです。

私には何か引っ掛かります。死ぬことは、病気の結果でしょうか。

私は今、5つの薬を4つの病気のために、毎朝飲んでいます。

人生100年時代の今、生きるということは数々の病気との共存です。

その果てに死があることも、揺るぎのない真実です。

しかし、何か上手く言えないのですが、終わりではないのです。

繋がりが保たれているのです。死が終わりではないのです。

病気があろうがなかろうが、死と生はほぼ同じであり、同意語だとさえ思えるのです。

表と裏です。


そんな思いに耽っていると、今度は、雀が2羽、庭に舞い降りて来ました。今朝、仏様から下げたご飯を、庭に撒いておいたのです。2~3カ月前には、嘴《くちばし》が黄色の子雀が4~5羽連れだってやって来ました。今では、少し大きく逞しくなったようです。ツガイかも知れません。

(雀に思い出があるかしら? 蝉に思い出があるかしら?)

私は、ふと思いました。

（少々の記憶があるからここに来るのだろう）

そう思いますが、今度は（記憶と、思い出は違うのか？）とも思ったりします。

（人間と雀は、どこが違うのかしら？）

そんなことを想像し出したら、私の想いは際限なく巡り始めます。こんな時には、いい加減に思考の世界から、現実の世界に逃避しなくてはなりません。

テレビのスイッチを入れました。


毎年この頃になると、甲子園の熱気が、テレビを見なくても、音声だけでも伝わってきます。まるで「狂った生」のような熱気に私も感染し、夏が好きです。しかし、今年はコロナ禍で、夏の甲子園は中止になりました。その代わりにオリンピックがありました。コロナ禍で無観客となり、怒号のような声援も拍手もありませんでした。狂ったような「生の熱気」は感じられませんでした。しかしその日は、体操選手が絶妙なバランスで宙を飛び、最後の着地を見事に決める映像に引き込まれました。（猫も猿も顔負けするであろう）と喝采をし、ふと（猫や猿と同じＤＮＡが、あの体操選手に発現しているのでは？）と、人類の長い進化の過程に思いを馳せました。そして、（同じ人類なら、私も努力すれば少し上手くなれるかしら）と夢のようなことを思い、その一方で、目の前の日本選手の勝敗の判定に一喜一憂する自分にも気づき、笑いました。

しかしこの日、より深く深く心の中まで刻みこまれた映像は、鉄棒予選で落下したU選手の顔でした。私は、この一瞬で彼が大好きになりました。その先には、老翁たちと、M理学療法士の姿が重なりました。

この世は、光でいっぱいです。命でいっぱいです。別れもいっぱいあります。死もいっぱいあります。成功もあれば失敗もあります。勝ちもあれば負けもあります。そして、私の「想い」が果てしなく、留まることなく広がり繋がり、私はその繋がりの中で生きているのです。

生かされて生きて輝くこの命栄枯盛衰夢のまた夢

俺はまだ生きている。あの人たちに託されて生きている。

あの人たちも、俺に託して生きている.

死者は、別れても私の記憶に留まり、ともに生きている。

失敗はまた一段の成長を約束する。病気も人を進化させるかも知れない。やがて病気に打ち勝つ遺伝子が出てくるかも知れない。

たとえ、病気の結果の死であろうと、その人の生は、繋がれて継がれていくのだ。

死は病気の結果と言うべきだろうか。結果とか原因とかの言葉は不要だ。

時空を超えて、永遠に繋ぎ継がれていくものに、結果などあろうはずがない。

それそのものが、縁《えにし》なのだ。人間の生なのだ。私はそう思うようになりました。

生とか死とか、そんな言葉で私の生を語らなくてもよい。

そんな気持ちに落ち着きました。

夏の庭生も死もあり輪廻の和

「人身受け難し、今已に受く」

雀に思い出があるかしら。蟬に想いがあるかしら。

「人間に生まれたことを有難く思います」

観音経の一節が頭に浮かびました。

第11章　老後初心不可忘

人生は矛盾だらけよホホホーだよ継いで繋がり端ての端まで

私は、父の一年祭の後に氏神様に参り、その帰り道、何かに引き寄せられるように立ち寄った石塔に接した時、不意に思い浮かんだ「初心不可忘」の言葉を思い起こしています。この言葉を、私は65歳で開業した時以来、座右の銘の一つにしています。それはやはり、大きな組織のもとを離れ、独立するという覚悟の気持ちからでした。それは、医療のみに専念していれば許された、いわば大樹の陰ともいうべき病院組織を離れ、小さくても組織全体、例えばクリニック建築の場では、建物の壁色も自分で決めなくてはならないというような煩雑さ、スタッフを評価し賞与など決めなくてはならない重圧、しかし何と言ってもここを終の棲家と決め、この地域に根ざしたリハビリを中心に据えた医療を、一生続けようという覚悟を込めた言葉です。

しかし本当に、私の初心は何だろう。いつ頃どうして医師になろうという気持ちが芽生え、そして65歳で独立開業という、少し異端の道を歩むことになったのだろうか。なぜ不意に石塔の前でその言葉が浮かんだのだろう。あの墓地で、あの石塔に、あの先祖に、改めて、「お前の初心は何なのだ?」と問いかけられた不思議さが、忘れられないのです。

　いつの頃に、私は医師を目指したか、思い返してみても定かではありません。中学生の同級生に言わせると、その頃すでに私は、「将来は医者になる」と言っていたそうです。確かにその頃、そんな気持ちがあったと記憶しています。したがってこの時が私の初心でしょうか。しかし私は中学を卒業して、その時、初めて日本にできた高等専門学校（高専）に憧れ、近くの高専を受験して失敗しました。したがって、中学生の時には医者になると、本気では考えていなかったのだろうと思います。淡い憧れのような気持ちだったと思います。しかし高校生になると、将来のことを考え、大学を選択しなければなりませんでした。尻に火が着いたような状況下だっただろうと思いますが、私は少なくとも高校2年生の時には、医学部進学に傾注していました。どういう過程でそう決心したか思い起こせませんが、恐らく、養母に憧れていたのです。

　田舎では、手本にするような職業の情報は少なく、私が知ることができる範囲で、養母が一番良い生活をしているように見えたのです。大学選択を迫られた時、医師像が一番身近で、具体的で、将来像を描くことができたのです。一度決心すると、医学部進学はわき目をふるような生易しいものではなく、もうそれしか見る余裕がない一直線でした。したがって、私の医学部進学の決意は本当に熱いものでしたが、「人の命を救いたい。助けたい」という崇高なものではなく、ただその頃の生活基盤として、最高の職業が「医師」だったのです。率直に言えば、美しい養母と、その経済的にゆとりのある生活に憧れたのが、医師になる動機だったろうと思い起こすのです。したがって、その熱い気持ちが初心と問われれば、そうかも知れません。しかしやはりもう一つ、初心という言葉の中に感じる、何か崇高な気持ちが足りないのです。それでは、石塔の前で不意に浮かんできた「初心不可忘」という雰囲気とは、あまりにもかけ離れています。大袈裟に言えば大義がないのです。

結果的には、本当に運よく医学部に合格でき、徐々に医者としての教育を受け、臨床実習も始まりました。ある日の臨床実習は少し異様な雰囲気で始まりました。遠方からわざわざ、腫瘍の権威である整形外科教授を紹介されて来られた若い女性の診察で、診断は、左の肩甲骨軟骨肉腫でした。そして、選択すべき治療は、肩甲骨から左上肢全体を切り落とすという手術でした。その時分の私の心情としては、到底受け止めることができない結論でした。その時、まだ将来の専攻は決めていませんでしたが、癌や肉腫を扱う医師にはなれないと覚悟しました。この時、教授が腫瘍を専門として主宰する整形外科は、将来の選択肢から外れたはずでした。しかし結局、私は整形外科医になりました。第一外科はオーラを発するほどの教授が主宰する教室で憧れましたが、田舎出の私には少し敷居が高く感じられました。第二外科には、東大出身の教授が率いるアカデミックな雰囲気に魅かれましたが、語学の壁がありました。内科でもよいのですが、心電図の講義をサボった引け目がありました。脳神経内科の診断学には興味がありました。しかし、その当時、治療方法があまりない病気を相手にすることが多く、私には重過ぎると思いました。その中で、整形外科では、およそ学問とは関係ない猟銃と鳥打帽の先生に会い、度肝を抜かれました。それに追い打ちをかけるように、「何しに来たんジャー？」

「今度の試験の出題範囲とか、傾向のヒントを頂けたらと、各教室を回っています」

「そんなの『整形外科に入局する』と言えばいいんジャー」

私は、このザックバランな雰囲気の医者にならば、何とかついていけると思い、最初の意志に反し、早々と将来の専攻を決めたのでした。私の整形外科専攻は、決して理想を求めたのではなく、今思い出すと、むしろ消去法のような動機によるものでした。やはり、初心と誇れるような気高く熱い心で整形外科医になったわけではないのです。こんな気持ちで、石塔から掛けられた言葉に、返答してよいのでしょうか。罰当たりに思えます。


整形外科の分野は広いのですが、大学の医局に入れば、もちろん教授の専門の腫瘍分野が一番の花形です。しかし私にとって、この分野だけは重過ぎました。しかも患者さんの数でいえば、ごく僅かです。整形外科には他にも、肩こりとか、腰痛、膝痛など、患者さんが圧倒的に多い分野もありました。そこで活躍できれば本望でした。学生時代にアルバイトに行った病院の先生の影響もあり、多少神経学的な診断学にも魅かれ、腰痛専門の整形外科医になりたいと、密かに思っていました。教室での肩身の狭さは気になりませんでした。もしかすると、これが私の初心かも知れません。

そして整形外科医になり、本格的に脊椎の勉強を開始しました。勉強すればするほど面白くなりました。受験勉強のような苦しさは、全くありませんでした。学生のように好きでもない講義も聞かなくても済みました。第一テストがありません。あると言えば、患者さんの信頼と、研究発表ができる学会でした。私は腰痛とかかわる医者という立場をとことん追求し、その奥の深さにますます引き込まれていきました。

教室では少し肩身の狭い思いをしましたが、学会に出てみると、脊椎専門を目指す同志は数えきれない位いました。そしてさらに、きら星のような素晴らしい先生が幾人もおられました。学会で新しい知見を広め、実際に患者さんに応用し、その効力とともに患者さんから信頼を得る。学会で発表し、自分の立ち位置を確かめる。同様の志を持つ知己を得る。総てが楽しいことでした。この楽しさは、やはり「気の内」かも知れませんが、知識や技術には、研究という普遍的な価値をもつ裏付けがありました。

思えば「整形外科医になる」、「肩こり・腰痛を含む脊椎脊髄専門の整形外科医になる」と決心した時が、私の初心かも知れません。そう決めた後は、一心に勉強し、博士号を取得し、後には脊椎脊髄外科指導医の資格も取り、ひとかどの医師になっていました。そこまで考えても、しかし石塔の問いかけの返事には不十分なようで、自分でも納得できませんでした。成り行きで、ただそうなっただけのような気がしました。やはり医学という崇高な職業を知れば、その崇高さに見劣りがするのです。

大学の同窓会では、私が開業した65歳頃から、リタイア組が年々多くなりました。そして、だいたいは老人施設へ転職するか、少し楽なリハビリ部門に移るようでした。もちろん開業している仲間はリタイアする必要はありませんが、縮小を考えているようでした。総じて、新たな挑戦をするつもりはないようでした。

「俺、今年、開業しました」

「エー。どうして？」

「大丈夫？」

「資金はどうしたの？　借金したの？」

皆一様に驚いていました。皆の反応は当然でした。それが世間の常識・風潮です。やはりこの歳になると、体力が続かなくなります。後輩にポジションを譲らなければならなくなります。もう十分働き、老後の貯えも十分できているはずです。患者さんに縛られない、少しゆっくりした生活を家族と楽しみ、趣味に生きたい、旅をしたいと思うのも当然です。私にも、同じ欲求があり、私もそうなることを夢見ていました。

しかし、皆と違う道に踏みだす契機が、私にはありました。

「お前どうして百姓になるといううんじゃ。俺らは、その道しかないから農業をする。お前には、医術という知識もあれば技術もあるのではないか。医者を続けにゃいけん」

大学の学部を超えたこの地域の同窓会で先輩から言われた衝撃的な一言が、天の啓示のように、私の道を定めたのでした。この一言で、それまでの「定年後は故郷に帰り農業しながら、村長になり、医師も続けられたらいい」という世間的な、そして年来の淡い憧れのような夢と決別し、「一生医師として過ごす」と決心しました。もしかしたらこの時が初心かも知れません。それに近い気がします。

しかし、この時はまだ病院勤めをしていて、メスも握っていました。その後大学から派遣されていた若い医師の応援が不可能となり、さらに歳とともにメスを握る体力にも限界を感じるようになりました。ここに来て、「医師として生涯を生きる」と決心していた私は、病院を出て、65歳で独り立ちの開業をしたのでした。その時には整形外科医としての最大の武器の一つであるメスを離し、リハビリで新天地を開こうと決心していました。この時の決心が、「今の私の心からの初心」に一番近いと言えば近いような気もします。まさにこの独立の時「初心不可忘」を座右の銘にしたのです。思えば、私の初心は、時により変化しているようです。初心とはそんなものでしょうか。

私は、「初心不可忘」の意味をもう少し深く調べてみたくなりました。まず簡単にその出典についてネットで調べました。その結果、私のそれまでの解釈は浅かったと気づきました。それまでは孔子の教えかと思っていましたが、検索の結果、この言葉は、日本の伝統文芸の能の立役者である世阿弥の「花鏡」に出てくる言葉だと知りました。さらに、「初心不可忘」という言葉を、我々は誤用していることが多く、本来の言葉は、「是非初心不可忘　時々初心不可忘　老後初心不可忘」（ぜひとも初心忘るべからず　ときどきの初心忘るべからず　老後の初心忘るべからず）だと知りました。私は本屋で世阿弥についての本を数冊買いました。色々な解説がありましたが、私は初心を未熟と置き換えた解説で納得しました。
　つまり、かいつまんで言うと次のような意味になります。

「能の道に入った時はまだまだ未熟で、一生懸命稽古しなくてはいけない。この気持が是非初心不可忘の初心。そうして一生懸命稽古しても、その都度その都度、壁に当たる。これが時々初心不可忘の初心。そして年老いてなおこの壁は出てくる。芸の道は極めたと思ってもまだ奥があり、その奥にまだまだ奥がある。これが老後初心不可忘の初心。つまり、芸の道においては、次から次へ壁が出て来て、その都度自分は未熟だと思い、稽古に励まなければならない。芸の道は死ぬまで終わりはない。老いてもなお未熟＝初心があることを自覚して、その時々にあった励み方がある」

　私は、そんな風に納得しました。初心は変わるのです。その時々により、変わらなければならないのです。これは今の私の人生にぴったりと符合しました。
　間違っているかも知れませんが、これが室町時代を生きた世阿弥の言葉の真の意味だと思いました。１３６３年から１４４３年に生きた世阿弥の言葉です。時代は移り、21世紀に住む私たちの生活は、格段に便利になりました。寒さ暑さをしのぐエアコンも、空腹どころか過食も、望めば美食も、そして宇宙旅行まで手に届くようになりました。当時の将軍・足利義満よりも快適な暮らしをしていると思います。しかし、我々の生き方の基本を成す精神生活に、変わりはあるのでしょうか。「是非初心不可忘　時々初心不可忘　老後初心不可忘」それは医師である私にも、ぴったりの言葉でした。「武内勲夫」の石塔が発した問いは、

「老いてもなお追求するものがあるのだよ。人生はいつでもどこまで行っても追求の手を休めてはいけないのだよ」

と、諭す言葉でもあったようです。私はそこで安堵しました。

さらに世阿弥は、こうも言っています。

「若者には、若いだけで花がある。それが初心の花だ」

私は医師になりたての頃、どこに行ってもモテました。例えば注射です。大学病院で注射は医師の仕事であり、それは卒業したての若い医師に任せられました。私は細い血管にも注射できるようになり、「先生、お願い」と看護師に煽てられ、いい気になっていたことを思い出します。私の若さの花です。卒後5年目のことでした。ショックなことが起きました。私は学外の病院研修を終え、また大学に戻っていましたが、まだ30歳には届いていませんでした。元気

溌溂としていると思っていました。いつものように点滴をしていると、「おじん」という声が投げかけられました。それを言ったのは中学生の患者さんでした。最初私を呼ぶ声ではないと思いました。しかしその場にいた医師は私のみであり、この言葉は私を呼ぶ言葉だと分かった瞬間、いきなり冷水を頭から浴びせられたような気がして、その子を殴ってやろうかと思ったほどでした。到底納得できませんでしたが、中学生から見れば「おじん」だったのです。若さの花は消えていたのです。「俺は上手い」と「うぬぼれ点滴係」をいつまでも続けていたのでは、進歩がなかったのです。

その後、次第に主治医として執刀を任され、研究を課され、学生の教育係になり、一人前の医師として成長してきました。世阿弥は、若さの花は、歳とともに失われるので、それに気づかなければ芸はそこで死ぬと言っています。経験を重ね、反省に反省を重ね、そして新たに挑戦することで芸の質が上がり、「誠の花」に到達すると言います。その通りでした。反省と挑戦が質を上げるのです。そして、この「誠の花」を会得した者は、年老いて、花も葉も何もなくした老木になってからも、「老骨に残る花」があると言います。

私は、祖父に抱かれながら「氷砂糖が山の木の枝の中から出てくる」と聞いた言葉を、中学生まで半ば信じていました。私は、祖父にそんな雰囲気を感じていたのです。そして私はメスを握る限界を感じた時、リハビリという分野に「私の老骨に残る花」の分野を見出しました。今では、この「初心不可忘」は、世間一般に言われる「初心忘するべからず」ではなく、「是

非初心不可忘　時々初心不可忘　老後初心不可忘」と改め、中でも「老後初心不可忘」が一番好きになりました。「老尚初心不可忘（老いてなお初心＝未熟忘るべからず）」と言いなおしたい気持ちです。

私はリハビリのみならず、70歳を超えた今でも、新しい治療法を自分なりに発見します。それは私の不勉強で、先人はすでに気づいていることかも知れません。しかし、若い頃のように、文献を手当たり次第に読み解く根気はなくなり、学会にも出なくなり、すでに気づかれている医師も大勢おられるのではと思いながらも、私にとっては新しい治療法の発見だと喜び、医学の深さ、私の未熟さを知るのです。それはたった1回の注射であったり、ちょっとした症状と薬のマッチングであったりします。時には患者さんの出すちょっとした雰囲気にも、病気があることに気づきます。

私は外科医でした。したがって、原則、私が病気に対峙する武器としてはメスが最高だと長く思い、長く誇りにしていました。しかし歳を取った今、メスを握ることはありません。そして注射1本で治る痛みの多いことに出会い、また、今ある薬のちょっとした使い方の差による患者さんの反応の差に、新たな発見をし、新たな喜びを感じています。これほど診療していて、生きていて面白いことはありません。人生にはどこにでもその気になりさえすれば、新しい発見があり、そのことに心が躍るのです。まさに「老後の初心」があり、「老骨に残る花」にもなれるのです。

　例えばこうです。

　60歳過ぎの女性が膝《ひざ》のひどい痛みで、膝を伸ばせない状態で足をつけなくなり、車椅子で診察室に連れて来られました。診察台に移るのも、悲鳴を上げながらです。

「私、ここが痛いの。ここが痛いの、どうしたの？」

「まず診察させて頂かなければ。痛いでしょうが、ベッドに寝てください」

「痛い、痛い」

　と言いながらようやく診察台に移りましたが、横になることはできず、左の膝を曲げたままでした。

「ここが痛いですか？　ここはどうですか？」

「痛い痛い、私本当に痛いんです。嘘ではありません。どうにかしてください」

「痛いところを見つけて治療します。それまで痛いでしょうが、本当に押さえて一番痛いところを教えて頂けませんか」

「痛い、痛いの、そこ、アッ、そこも、アー、そこも、アア痛い。どうしてなの。どうかして」

　言葉ではどうしようもありませんでした。患者さんはパニックでした。私は押さえる時の患者さんの反応で、痛みが一番強い箇所を判定しました。常識的にはここで、レントゲンとか、

ＭＲＩとか、血液検査のオーダーをします。そしてその後、今までの私なら、痛み止めの注射をします。注射は、ほとんどの例で、痛みが強かろうが、そうでなかろうが、膝の外側の上部分に針を刺します。

「私、この部分が痛いのですが」

と言って、膝の内側を指さす患者さんも大勢います。

「ン、でもね、これは関節の中に入れる薬で、痛いところに直接打つ注射ではないのです。お腹が痛くても、頭が痛くても、血管注射は肘《ひじ》に打ちますね。あれと同じで、膝の注射はここからと決められているのですよ」

医師になって以来、膝の注射は外側上方からということに何の疑問も感じませんでした。常識でした。時に、膝裏が痛いといって来られる患者さんには、膝裏に打つこともありましたが、99・9％外側上方穿刺です。しかし、私はこの時、レントゲンも撮らず、その場で一番痛みの反応が強いところに注射しました。その後に、レントゲンを見ることにしました。患者さんをこれ以上苦しめたくなかったのです。しかし、この一番痛そうなところに打つ注射は、50年近い私の整形外科医としての経験でも一度もなく、常識から外れ、少し冒険かなと思うほどの決断でした。以前に読んだ文献を根拠に60％の成功と、40％の不安がありましたが、「論語」の「七十而従心所欲（70歳になって心の動くままに行動する）」の気持ちでした。私はレントゲンを撮り終えた患者さんに、私はこう言いました。

「足を伸ばしてごらん。伸びるだろう。そら足をついてごらん」

「アー、つける。痛くない。マー痛くないわ。どうしたの？」

私は医師生活50年を直前にして、やっと常識の殻を破り、新しい発見をしたのです。こんなに楽しいことが他にあるでしょうか。もちろん常識が大事である事には間違いないのですが、今、私はこのような経験を時々するようになりました。

私は、芸の道がそうであるように、医学にも底はないと思うようになりました。私の医師としての人生にも終わりがないと思うようになりました。

メスが握れなくなった代わりに、私は今、注射、薬、リハビリで、一つでも新しい発見をしながら、できるだけ長く医師という職業に就いていたいと思っています。目の前の患者さんの多くは、私が今まで習得した知識と技術で快方に導くことができると思っています。例えば、100人の患者さんがいるとします。5人は新しい研究成果により、新しく開発された治療法により対処されなければならないでしょうが、95人までは私の今の知識と技術で、快方に向けることができると思っています。今、私たちは、私が卒業した頃とは比べ物にならない位の恩恵を受けています。私が卒業した頃は、50対50、またはそれ以下だったかも知れないと思うほどにです。

例えば、人工関節手術です。私が卒業した昭和47年頃には、まだ日本には導入されていない技術でしたが、脊椎外科専門の私でも昭和57年頃にはその手術をしていました。そしてその手術をするとき、いつも思い出す一人のリウマチ患者さんがいました。前にも書いたKお婆さんです。もう少し早くこの手術が導入されていたら、私たちが大好きなKお婆さんを助けることができたのにと悔やむのでした。しかしその当時リウマチ薬は金製剤か、ステロイドしかありませんでした。私たちは、当時、この股関節の破壊には関節固定術しか武器を持っていませんでした。Kお婆さんはそれには耐えられそうもありませんでした。今から思えば、結局、私たちは無力で、傍観者に過ぎませんでした。その後リウマチの治療は、薬の面でも急速に発展し、あの当時のような悲惨な患者さんを診ることが少なくなりました。

本当に医学は日進月歩です。私はもう時代の新しい波に乗れないかも知れません。しかし、私の少々古い知識でも、今までの技術と経験を活かし、まだまだ役に立つことができる患者さんが、数でいえば圧倒的に多くいるのです。それを受け持つのが、医療の第一線のクリニックの役割です。それどころか、今の若手で専門家と言われている医師にも、経験の上では勝っており、その経験の差が「老骨に残る花」として重要であるとさえ思える患者さんに、数多く出会う喜びがあります。これは「気の内」でしょうか。

こんなことも思い出しました。

「お前がいくら腰専門と言っても、何人の患者を診ている？　俺は毎日１００人以上診ているぞ」

私がまだ大学で脊椎専門医を目指して、日夜勉強していた頃です。ある先輩が、ある集団会の私の発表の席で、私を挑発するようにその言葉を投げかけました。私の診察は、せいぜい多くて30人、それも週2回だけなのです。それでも大学では一番多く患者さんを診ていると、誇りをもっていました。その私に投げかけた冷や水のような言葉でした。私はその時、返す言葉を知りませんでした。

「数ではないのです。質です」

私はその時そう反論すればよかったのです。

「私は先輩のように経験も知識もないので、私の30人の患者さんとともに、いま先生の何倍も悩んでいます」

そう答えればよかったと思います。

「質と量のどちらを選びますか？」

私は、卒業する新人の理学療法士の就職案内の席で必ずこの質問をします。

「質です」

これまで面接した理学療法士の誰もが、少し考えた後、必ずこう答えました。例外は今まで、皆無でした。

「質を上げるためにはどうしますか？」

「…………」

「僕は、質を上げるためには1人でも多くの患者さんを診て、自分の質の未熟さを知り、そして反省し、そして本を読んで勉強し、それを患者さんに試して、自分で納得し、自分のものにしていくことだと思うけどな。よく『患者さんが先生だ』と言うじゃないか。それだよ。まず量を重ねる中で、事ごとに反省を繰り返すことで、徐々に質が上がるのではないのかね？」

「新人にそれは無理と思います」

先輩の理学療法士は決まってそう言います。

そんな時、私はこう答えます。

「いつになったら無理でなくなるのかね。最低限の知識と技術があれば、後は熱意で患者さんにぶつかればいいのでは？　中には新人を嫌がる患者さんもいるだろうけど、人間は誠意があればほとんどの人と通じ合えると、俺は経験から思っているがね。若い時の情熱は、今の俺より、むしろ患者さんを救っているかも知れないと思うこともあったよ。実際、今でも盆暮れの挨拶を頂く患者さんがいるけど、不思議なことに、これは自分では満足できなかった患者さんからで、上手くいった患者さんからはあまりないんだな。俺はその時、何とかしたいと思い、自分の非力・医学の非力を認めながらも、一生懸命尽くしたよ。その心が伝わって、今でも続く盆暮れの挨拶だと思っているよ。それが人間だと思うよ。医学の質は、科学でありアートであり、心だと思うよ。科学もアートも一生追求するもので、その土台は心だと思うがね。貴方は自分たちの技術的な質の差で、未熟な後輩に患者さんを任せられないと思うのだろうが、実際はどうだろうネ。少なくとも新人も専門学校でその基礎は身に付けているのだろう。『その基礎的な技術だけでは、実際の目の前の患者さんにはなかなか通用しない』という君の言い分も判るけど、質は一生かかって追求するもので、貴方自身が、最高だと思ったらそれは間違いだと思うよ。俺自身まだまだ未熟なところがいっぱいあることに、今でも気づかされるよ。この間も、俺ではなかなか治らない患者さんが、他の医者の所に行ってすぐ治ったと報告に来たよ。聞いてみれば、なるほどと納得いくんだが、視野が狭くなっていたんだな。そんなことが多々あるのが、実際ではないかな」

ここで私は、「質と量」に関して、私が若い頃先輩に投げかけられた挑戦的な言葉と、私が今、理学療法士に話す言葉は、全く正反対のことを言っているようで、矛盾しているようにも思いました。私は先輩に、「量ではなく質です」と言い返したいと思いました。しかし、理学療法士には、「質でなく量です」と勧めていることに気づきました。しかし実際には、理学療法士の量には、医療制度で制限が設けられています。1週間に108単位以上は医療請求できないという量的な制限です。ベテランの理学療法士でも、せいぜい1日18人から20人見れば人並みなのです。

その数は私から見れば、うらやましい限りです。一人の患者さんに20分以上接しなければならないことが制度で決められているのです。要するに経験して反省して質が上がるのですが、理学療法士はその反省のための時間的制約を、医療制度で保障されているのです。私たちには、エドワード・トーマスの詩にある言葉、「あらゆることを仄《ほの》めかし、何も語らない微風《そよかぜ》」から何かを感じ取る力が大切なのです。その感性は経験と反省を重ねるに従って強くなります。そこから「老骨に残る花」が、気品として残るのです。

とは言え、人生100年時代、平均年齢が80歳を超える人生になると、色々肉体的に問題が出てきます。

「あなた無理しないでね。あなたもう歳よ」広子は言います。

これは2年前の夏、まだ長男がクリニックに赴任していない頃の、ある日のことでした。経営会議を終えて立とうとしたら、グラッと来ました。壁が回りました。めまいです。（何時ものやつか）と思いましたが、それきり奈落の底に引き込まれました。この発作に、初めて襲われた時、50歳近くだったと思いますが、私は（死ぬのでは）と恐怖しました。しかし、MRIを撮っても何もなく、しばらく点滴とか薬とか、広子も大騒ぎをしましたが、今では「良性発作性頭位性めまい症」と診断しました。その後も私はこの発作に何回も襲われ、今では、その治癒に至る経過が、自分の身体の反応をみながら自然に判るほどになりました。原因も引き金も判りません。以前は目覚めて起きようとした時、それこそ突然に襲われました。

ただ最近は予兆のようなものが少し判ってきました。なんとなく目覚めた時に、ふらつくのですが、これが2～3日続くと、本震のめまいに繋がることがありました。やはり疲れが原因のように思いますが、フラつくから疲れていると思うのかも知れません。とにかくめまいの発作に襲われると、それは地獄の苦しみです。この日も、一人で運転できないので、広子に連れられて帰り、便器を抱え、お腹の物を吐き出しました。そして何も食べずに横になりました。こうするとしばらくは良いのです。しかし、また動こうとすると、めまいと吐き気に襲われ、頭を上げていられなくなります。広子は、「点滴だ、薬だ」とまた騒ぎましたが、寝ているのが一番の薬だと私には判っていました。

翌日には、少し気分がよくなりました。そしてクリニックに出かけました。クリニックは休めないのです。私が休むと、クリニックは開けません。それが、一般の会社の社長と違い、開業医の一番辛い所です。まだ十分治ってはいないままの診療でした。また発作に襲われ、便器を抱えて吐き出さなくてはなりませんでした。そうすればつかの間、発作から逃げられました。吐くことがこのめまい発作に対する一番の薬だと、何度目かの発作に襲われた時に気づいたのです。その後は、手を喉の奥に突っ込んで無理やり吐くこともありました。それで少し気分が良くなります。その間に診察します。そしてしばらくすると、また吐き気です。またトイレです。「ゲエ、ゲエ」と吐き出します。患者さんや事務員さんに気づかれているだろうと思いますが、彼等はいつでも努めて平気を装っています。誰も声を掛ける人はいませんでした。

こんな時、毎度のことながら、医者とはとにかく辛いものだと思いました。ただ1回、ある時、「先生顔が真っ青！」と声を掛けてくれたスタッフがいました。私はそれで安心しました。「皆に仮病だと思われていないだろうか？」――そんなことも考えながら、トイレと診察室の間を往復していたのでした。何回もトイレを往復して、最後に胆汁が出るまで吐きます。すると、午後になると少し、空腹感が出てきます。これで安心です。私にとって、これが立ち直りの前兆だと判ってきています。あとは広子に、お粥と梅干、味噌汁を頼み、夕飯を取り、一晩寝れば治るのです。

不思議にこの3点セットで身体が別人のようになるのです。今回もこれでOKでした。これが私の会得した私なりの「良性発作性頭位性めまい症」の治療です。診療しているとめまいの患者さんにも出会います。衰弱し、さらに怯えた精神状態で、発作の終わった後も数週間以上悩んでおられるようです。あのめまいの苦しさを思えば、それは仕方がないと思いますが、私は幸い、クリニックを休むことができないと必死になり、私にしかできないと思うほどの荒療治で2日で治癒に至るのです。

最初は広子も心配でお粥を作ってくれましたが、今は、「お粥と梅干と味噌汁」と言っても、白い目で見ます。それより何より、吐きながらの診察、薬剤師の広子の勧める薬・点滴を拒もうとする私が気に入らないようです。

「これは俺の持病、病気のことは、なった本人が一番よくわかる」

「貴方、そういうなら、お粥でも何でも貴方が作ったら？」

「ハイハイ、点滴しますから、お願いします」

「ハイは一度でいいの」


こんなことのあった数日後でした。電子カルテの番号を確認すると、109となっていました。午前中の診察がやっと終わりました。いつもなら（よくやった）と自分を褒めたい気持ちになります。しかしこの日私の口から出た声は、なんと「疲れた」でした。

この思わず出た私の声に、私自身、ハッとしました。めまいが治ったからといっても、ほぼ2日間、口から食べ物が入らず、体力はかなり消耗していたのです。めまいに逆らって診療を続けて、気力も消耗していたのです。それにこの夏は暑かったのです。この歳になれば、この荒療治は、かなり尾を引くことが判りました。午前中の診察が終わって、ヤレヤレと思わず出た弱音に、私自身が一番驚きました。

（早く昼飯を食べて、横になろう）

故郷の夏が思い出されました。私も歳です。若くないのです。

しかし、院長室に戻り、椅子に腰を下ろすと、キーボードの上に、丁寧な字で事務長の伝言メモが残してありました。

「S銀行のS氏に電話してください」

S銀行とは、開院を契機に非常に良好な関係を保っており、しかもS氏には何回も経営上の相談をし、そのたびに適格なアドバイスを頂いた間柄です。しかし、この伝言には、全く心当たりがありません。こんなことは開院以来5年になりますが、初めてのことでした。

「もしもし」

S氏は待っていたようで、後を話さない間に、

「Sです。この間はどうも。実は頭取が『この間約束したから、ゴルフをしよう』と言っていますが、どうでしょう?」

「………」

(4月から全くコースに出ていません。先月は出ようと思っていたのですが、暑さに負け諦めました。それに、庭のネットが、スイカの蔓に占領されて、クラブにもここ数ヵ月触っていない状態です)

確か頭取とそんな会話をしたことは覚えていますが、ゴルフをする約束まで話が発展したかどうかは定かではありませんでした。(めまいの後、元気を回復していない)とも言えませんでした。

「私もご一緒しますが、頭取は、8月○日、9月○日、10月○日と○日は空いているそうです」

そこまで話は進んでいるようでした。

(これでは断れない。しかし、8月は体力が持たないだろう。10月がよかろうか)

「予定を見て、折り返しお電話します」

予定表を見ると、あいにく8月○日しか空いていませんでした。

(暑いだろうなー。身体は持つだろうか……)

薬部屋に顔を出すと、広子は手を休めて、何か思案顔でした。それに構わず、

「今ね、S氏から電話があって、ゴルフをしようと。この間、ちょっとゴルフの話をしただけなのに。それにね、この3日とも埋まっているだろう。お茶会、クラス会、旅行だろう。8月○日しか空いていないし、どうしようか?」

心の中では、やると決めているのに、広子の同意を求めている私がいました。あとひと押しの一声を求めたのか、あるいはよいお断りの言葉を期待していたのかも知れません。だいたい私は、こうなのです。

「そうね。大丈夫?」

広子にそう言われると、さらに後には引けない気持ちになりました。

「もしもし、先ほどはどうも。あいにく8月の○日しか空いていないのですが、暑いのに大丈夫ですか?」

「こちらがお誘いしたので、大丈夫です。もう一人、長男さんか次男さんを誘われてはどうですか?」

「ありがとうございます。早速誘ってみます」

「もう一人どうかと言われたが、子供もこのところ、したくてウズウズしているようだな」

と広子に報告すると、

「連絡してみます」

という返事。私は昼食をかき込み、昼寝をしました。このところ、10分でも昼寝をすることが習慣になっていました。

「長男さんはあいにくでした。次男さんが『お父さんをケチョンケチョンにやっつけるか』と言っていたわよ」

子供の話になると、いつものように広子は生き生きと積極的になります。

何としてもゴルフをしなくてはならなくなりました。それも、まだ暑い8月にです。対策を練る必要がありました。私は突然、思い出しました。

「ヒートショックプロテイン」

甲子園球児が夏の炎天下でプレーできるのも、この「ヒートショックプロテイン」のお蔭だということです。これは熱により体の中に自然にできる生体防御のたんぱく質の一種だということでした。一度学会で聞いたら、熱は「サウナ」でもよいとのことでした。私は、その日からサウナに毎日通いました。行けない日は、お風呂の温度を最高に上げて入りました。

「息子さんに、各ホール1点ずつ負けていますね」

しかし、ゴルフは無事終わりました。次男は上機嫌でした。息子に負けるのは、悪い気持ちではありませんでした。それ以上に私はホッとした気分でした。ゴルフは無事終わったのです。

その後、私は元気を取り戻しました。頭取とSさんの声掛けがなかったら、私はあのまま炎暑の夏に沈んでいたと感謝しています。少し落ち着いて自分を見直すと、意外にも問題解決の知識は自分自身の中にあったのだと、私は自分を見直しました。

私は、ゴルフのお蔭で再び元気を取り戻しました。クリニックの忙しさの中で、忘れかけていた、元気を取り戻す方法が判りました。世阿弥によれば、歳を取ればなるべく体力を使わないように工夫しながら能を表現するそうです。それができるのが、「老骨に残る花」だそうです。私も私なりの工夫を見つけました。「歳のせいで、仕事ができなくなる」というのは嘘です。「老尚初心不可忘（老いてなお初心忘るべからず）」歳を取ってもそれなりに挑戦意欲を保ち、日々を送る生き方があることが判りました。

「働けるから、元気でいられるのだよ」

「そうだよね。あの人、仕事を辞めてから急に老けてきた感じがするわ」

「クリニックのスタッフにも、積極的に定年後の人を雇おう」

「是非初心不可忘　時々初心不可忘　老後初心不可忘」

生きることは、自分の未熟さを知り、それに向き合い挑戦することです。

人生にはその時々に応じた課題が生まれます。

そして新しい発見をします。花になります。
いつでもその気になりさえすれば、創造しクリエイティブな感激を味わえます。
それは、目線を少し変えるだけで、自分のすぐ近くにあるのです。

ひと頃私は、東大生・藤村操の「巌頭之感」に感銘を受けました。彼は、「人生の不可解な罠」から抜け出すために華厳の滝で自殺しました。しかし、私は自殺という道を選びませんでした。そのことに、「俺には、勇気がない」と引け目を感じ、藤村操氏の呪いを感じながら生きたこともあります。しかし今は、「人生は不可解なもの＝どこまで行っても未熟なもの」だから、「挑戦が止まない」という想いに至りました。死ぬまで挑戦です。革新です。イノベーションです。私の若い頃の研究生活では、一つの課題が解けると、また次の疑問が課題になりました。その繰り返しでした。それが面白くて楽しくて仕方ありませんでした。極めることはできないのです。人生の不可解さはこれと同じで、どこまで行っても不可解＝未熟なのです。そして、時々の新しい発見・気づきで、死ぬまで挑戦するのです。「老後初心不可忘」なのです。そして、時々の新しい発見・気づきで、人生はリフレッシュされるのです。

「未だ生を知らず、焉んぞ死を知らん」（孔子「論語先進」）

こんな言葉も好きになりました。

私たちは生きている限り、未熟で不完全なのです。
どんなに頑張っても、どこまで行っても、不完全で不可解で、やはり未熟なのです。
それが「生ることの本質」ではなかろうかと思うのです。

サミュエル・ウルマンの「青春」という詩があります。　岡田義夫氏の訳詩です。

青春とは人生の或る期間を言うのではなく心の様相を言うのだ
優れた創造力、逞しき意志、炎ゆる情熱、怯懦を却ける勇猛心
安易を振り捨てる冒険心、こう言う様相を青春と言うのだ

年を重ねただけで人は老いない。理想を失う時に初めて老いがくる
歳月は皮膚のしわを増すが情熱を失う時に精神はしぼむ
苦悶や、狐疑、不安、恐怖、失望、こう言うものこそ恰も長年月の如く人を老いさせ、
精気ある魂をも芥に帰せしめてしまう

年は七十であろうと十六であろうと、その胸中に抱き得るものは何か
曰く　驚異への愛慕心　空にひらめく星晨、その輝きにも似たる

事物や思想に対する欽迎、事に処する剛毅な挑戦、小児の如く
　求めて止まぬ探求心、人生への歓喜と興味

私はこの詩を、英語の朗読で繰り返し繰り返し聞きました。大学3年生の頃です。

「Youth is not a time of life ; it is a state of mind ……」

今でもユースという力強い響きが胸の鼓動を高めます。挑戦する気持ちを支えます。

このように私は初心を解釈し満足し、新たな気持で毎日を送っていました。しかし私の初心は、実は私のみの決心＝私のみの初心ではなかったのです。「武内勲夫」の石塔のつぶやいた「初心」は、私に対するエールだけではないことに気づきました。まだ、続きがありました。

私のクリニックでは今、長男と2人で、正月元日のみ休診の、年中無休診療体制を取っています。週3日、月・水・金が私の休日になりました。その日はクリニックで、マシン相手に歯磨きならぬ身体磨きの体力維持のトレーニングを1時間足らず欠かすことなく続けています。汗びっしょりになります。それは、とても乗り越えられそうにもないと、そのまま沈み込みそ

うになった夏のある日、ゴルフに誘われ、ヒートショックプロテインに気づき、夏のゴルフを完遂できた経験に触発されました。めまいなどに襲われない、暑い夏にも負けない、ゴルフがもう少し上手くなりたい、医者を少しでも長く続けたい、そんな思いのトレーニングです。単純なことですが、継続は力です。効果は目に見えてきました。74歳になって、何とゴルフコンペで、今まで出したこともないハーフ40切りをもう少しで達成しかけたのです。8ホールを終わってスコアは35でした。最後の9ホールでパーを取れば39です。落ち着こうとドライバーを振りましたが、当たり損ないでその日一番ダメなショットになりました。第2打は打感もよく、案外綺麗に打てました。これならと球を探しに行きましたが、見つかりません。何と球は思っていた所よりかなり後方、それもバンカーの中でした。気落ちしましたが、（肩の力を抜け、ボールから目を離すな）と念じながら9番アイアンを振り抜きました。すかさず、「ワー、ナイスショット！　砂が少しも動かなかったわ」

と、歓声が上がりました。砲台グリーンにオンできたのです。グリーンに上がってみると2mの下りライン、今日の調子では十分入る距離でした。これが入れば夢の39です。（気持ちで負けないように）と念じて打ちました。結果ほんの少しで外れ、しかも、気持ち強めが仇となり、今度は1mほどの返しのパット。しかしこれも外れ、結果この最後のホールではダブルボギーを叩き、41という結果でした。「計算するとダメだろう」――そんなダメ押しの言葉も待っていましたが、私はこの日、夢のように信じられない気持ちでプレーをすることができました。気が付けば、しばらく離せなかった睡眠薬、便秘の薬も、高血圧の薬も減らすことができていました。

運動が身体のために良いということは常識です。しかし、自分の身体で体験すると、改めて大きな発見に思えます。この分だと80歳までは診療できそうだと、多少の自信も出てきました。そして、少なくとも80歳までは診療したいので、トレーニングを続けねばならないと思うようにもなりました。しかし、この「ねばならないトレーニング」では、汗を快感に思うこともあれば、苦行だと感じることもあります。本当に苦行でもあります。そしてトレーニングの最中に、不意に（明日は死んでいるかも……）と、そんな思いが頭をよぎることがあるのです。しかし、私はそこで、その不吉な予感に対して怯えるどころか、「必要であれば、生かされるだろう」と腹をくくる自分がいることに驚きました。そうです。「必要であれば、生かされるであろう」――完全に他人任せの心境の自分がいたのです。同時にもう一つの、ハッとした気づきに驚かされたのです。そうです。それこそ、「武内勲夫」の石塔のつぶやいた「初心」の真の意味だと了解したのです。

私は、父の一年祭でその遺稿を読み、私のルーツを詳細に知ることができました。「医業が私の家のルーツだ」と知りました。そして今、私は先祖から数えると5代目の医師として、自分のクリニックを持っているのです。

思えば、高校受験で高専を失敗し普通科に進学したことが、医者への道の第一歩でした。高専に受かる実力は五分五分だったと思っています。しかし、高専に受かっていたなら、医師にはなっていなかったのです。大学の受験勉強には随分苦しみましたが、念願の医学部に合格できました。しかし実際、私はこの受験には失敗したと諦めていました。ところが、運よく最後の一振りで88番の最後に合格できたのです。そして父の姉の養子になり、てっきり「養家の家伝の秘薬を使う肛門科」を受け継ぐつもりでしたが、養母はいとも簡単に私の別の選択を許してくれました。

最初から整形外科医になろうとは思っていませんでしたが、何かの拍子でそうなりました。広子との最初の出会いでは、前後不覚になるほど酒に酔って醜態をさらけ出しました。結婚できたことが不思議に思えます。しかしその後、「広子でなければ今の私は存在しない」と思うほど、私は広子の言動に支えられてきました。整形外科ではもちろんメスも握りましたが、何となく漏らした一言で、翌日にはリハビリ室に派遣されました。この一言がなければ、今のリハビリを主体にしたクリニックは存在しないと思えるほど重要な一言でしたが、それは何となく漏らした一言に違いありませんでした。

そのまま整形外科医として盛りの人生を過ごした後、田舎に帰ろうと夢見ていましたが、畑違いの大学の先輩の一言で、「生涯医師として過ごそう」と決心しました。この先輩の一言がなければ、今のような強い気持ちで医師を続けられなかったと感謝しています。そして今は、長男と2人でクリニックの診療を続けているのです。その長男に私は、「医者になってくれ」とも、「整形外科医になってくれ」とも、一言も言っていません。長男がそう決めたのです。もちろんその言葉を聞いた時には、小躍りしたいほど喜びましたが、強要は決してしていません。「医師になってくれた」——それだけで十分誇らしく嬉しく、何科でもよいと思っていました。

今、クリニックは、私の代から長男にバトンタッチできるまでになりました。将来は、孫たちに繋がればよいと思うようになりました。私はこの人生に満足しています。思えば思うほど、ラッキー以外の何ものでもなかった私の人生です。私はこの歩みに感謝しています。そうです。感謝です。これら一連のことを思うと、偶然と思っていたことが、実は私の人生の一コマ一コマで、見えない何かの力が私に作用し、私の道を方向づけ、私は「こうなるべくしてこうなった」という思いに至り、その見えない何かの力に感謝しているのです。

「必要であれば、生かされるだろう」

そう腹をくくる自分は、その何ものかに感謝している私なのです。私は今、自分の人生を振り返り、何ものかがすでに敷いていたレールの上に乗り、踊らされてきたとさえ感じています。そして今もそのレールの上を走っているのです。私はこのレールを自分の努力で敷いたと思っていましたが、レールはすでに敷かれていたと思い当たりました。人生の分岐点で、事あるごとにこちらのレールを進むように仕組んだ「何もの」かが、確かに存在していたのです。そこまで考えると、もうこの「何もの」かは、父の遺稿の中に出てくる私の「先祖の魂」としか思えなくなりました。今の私は、私個人の努力の帰結ではなく、「先祖から受け継いだ思い」の結果だと想いが至りました。想いがここに至り、私は、石塔から投げかけられた言葉は、「人生はいつでもどこまで行っても追求の手を休めてはいけないのだよ」と諭すだけでないことに気づきました。

私の初心は、私一代の初心ではなく、時空を超えて私の中に流れている「我が家系の医師としての初心」なのだと気づかされました。「医師になる」から、「腰痛・肩こり専門の医師になる」「偉丈夫な医師になる」、そして「独立し、自分の整形リハビリで立つ城を持つ」という私の意思は、気が付けば、志《こころざし》半ばで病に倒れた先祖に代わり、「医業を我が家系に再び興し、次の代にバトンタッチする」ところまで来ているのです。

その変遷は、成り行き的で偶然の選択の結果だったと思っていました。しかし今、私は必然的で宿命的にさえ思えてきたのです。「初心不可忘」が私の座右の銘の一つです。故郷の氏神様参りの帰りに、ふと引かれるように立ち寄った「武内勲夫」の石塔を見て、なぜか頭をよぎった言葉です。（どうしてあの時この言葉が頭をよぎったのだろう）と考えていました。世阿弥の「初心不可忘」の真の意味を知り、一時は、祖先の励ましの言葉だったのかと納得しました。しかし、父の遺稿を読んで、この石塔の人は、私の血筋では、第3代の本家本元の医師であることを知りました。そして残念なことに、その父より先に早世していたことを知りました。

その長男も、医者になりながら、故郷の地を踏むことなく20歳代で早世していました。その他にも医師になられた先祖がいますが、皆、早世していました。恐ろしいことです。無念の気持ちは強烈にあったと思います。開院のお祓いの席で、

『今、大勢の先祖が集まり、口々にお祝いを述べておられる声が聞こえました……』

そう言われた宮司さんの言葉の中の「先祖」とは、養母も含め、早世したその人たちの声も混じっていたのだと確信しました。その子孫である私が今ここに至り、「いつまで医師を続けられるだろうか。せめて80歳までは」と思いながらトレーニングを続けていると、「明日死ぬかも知れない」という不安が、一瞬にしろ横切るのです。しかも不思議なことに、そこには不安に怯えるのではなく「必要とあれば生かされるだろう」と開き直る私がいるのです。ちょっと驚きでした。そして、部落の氏神様参りの帰りに、「武内勲夫」の魂が私を引き留め、「我々の無念を忘れないで努力しなさい」と語り掛けただけではないと閃めいたのです。

振り返れば、私は多くの可能性の中から、医師という道に入り、しかも整形外科、脊椎外科医から、クリニックでリハビリという道を選択して、今に至りました。選択は、私自らの意思であり、努力の結果だと思っていました。しかし、それは「運」ではなく「先祖の導き」であり、「必然」であり、「縁」だったのです。

長男の参加による364日診療は、「七十而従心所欲否踰矩（七十にして心の欲する所に従って、矩《のり》を踰《こ》えず）」でしたが、祖先から受け継いだDNAのささやきだったのです。気の内・

屁理屈かも知れませんが、理由はどうであれ、次代にクリニックを繋ぐところまで歩んできているのです。家族の猛反対はどうであれ、私は「私の心」に従うことで、３６４日診療に導かれました。「私の心」は、私の中にすでに設計図として刷り込まれていたのです。それは、「先祖の血、先祖のＤＮＡ、先祖の初心」でした。今、私を動かしているのは、天の啓示とか、死者の魂と言っても間違いではない気がしますが、「先祖から繋がれた血・ＤＮＡ」と言った方が適当だろうと思うに至りました。これほど心強い味方はありません。そしてそれは私だけでなく、我が家にとっても重要な意味を持つことに気が付きました。孫のことはまだ分かりませんが、今私は長男を巻き込み、まさに「家業としての医業」に導かれたのです。そうです。私の初心は、この「家業としての医業」だったのです。そしてそれこそ、「私の先祖の初心」なのです。

「医業で生きることが、我が一族の初心なのだ」

石塔の前で、石塔にささやきかけられたように私の頭に浮かんだ「初心不可忘」という言葉の真意は、正にそれだったのです。それは、「いつ死ぬる命かも知れないが、必要とされるまで生かされるだろう」と思った瞬間に、同時に私が感じた悟りとも言える思いです。これは私のみの「気の内」かも知れません。私は、それでも良いと思っています。信じています。

偶然が必然となり道となり今ここがありここに立つ我

思えば総てが自力ではなく、他力なのです。

若い時にはまだ生きる意味が解らず、自死した藤村操氏の生き方に共感し、それを実行しない私を卑怯者だと思いながらも、生き長らえてきた今の私の心境がこうなのです。それは先祖の魂を強く感じることで顕れた新しい生き方の発見であり、藤村氏の呪縛からの完全な解放だったのです。

私は先祖のDNAを受け、そして今、私を通して先祖のDNAが子供や孫に伝わっています。このDNAを伝えることで、私自身も永遠に生きていくことができるのです。私は、書物や歴史の中に、永遠の生命があるのだと思ってきました。それも真実です。しかしそれのみでなく、まさに私自身の中に永遠の命が、DNAとして刻まれているのです。それを父の遺稿が教えてくれました。それには形態的な伝搬だけでなく、何代にもわたって培われてきた魂＝初心も刷り込まれているのです。「是非初心不可忘」「時々不可忘初心」「老後不可忘初心」の言う、私一代の初心を超え、DNAに刷り込まれた初心は、それこそ長い年月の末にでき、これからも長く続くものです。

「吾十有五而志于学　三十而立　四十而不惑　五十而知天命
六十而耳順　七十而従心所欲否踰矩」（孔子「論語」）

私は、10歳頃から「勉強できる子」を目指し、
30歳頃に博士論文を書き上げ、『図解　腰痛学級』という本を世に出し、
40歳で第一線病院に出て、
50歳の頃、まさに天命のような先輩の声を聴き、
60歳過ぎに開業を決め、
70歳で手本のない生き方をしようとしています。
まさにこの通りの人生です。
しかしあまり不安はありません。
今は、祖先に守られていると思っています。

私はやっと、石塔から発せられた言葉の意味に気づき、安堵の気持ちを覚え、さらに強くなったと感じました。何しろ先祖の支えがあるのですから。それが私を医師とし、クリニックを開業させ、長男に引き継がせたのですから。

思い起こすと、私に定まった初心などなく、ただ誰かの掌の上で右往左往していたに過ぎな

いようです。その掌は、広子の掌だと思っていたこともあります。

「運転手さん、この町で一番美味しい所に連れて行って」

「魚でいいかな？」

「いいよ。しかし、最近俺思うんだけど、一番美味しいのは女房の味ではないかい？」

「そりゃその通り。それに越したものはないですよ」

「結局俺たちは飼いならされてきただけか」

「それでいいのですよ」

学会で出向いた町の、年配のタクシー運転手さんとの会話でした。


もう一歩で後期高齢者になろうという今、もう少し大きな掌があるように思えてきました。

それは連綿と続いている先祖の魂でした。

生きるも死ぬもこの掌の上でしかない気持ちになりました。


生きていれば、色々あります。我々は生物ですから、「個体の保存＝食事」「種の保存＝生殖」

それに加えて近頃、「縁《えにし》＝作用・反作用」の3つが「生の本質」だと思うようになりました。

3番目の作用・反作用は、人間である以上特に大切だと思うようになりました。例えば、令和4年4月7日の日経新聞の「春秋」にこんなことが書いてありました。

「三菱総合研究所理事長の小宮山宏さんが2005年東京大学学長になったとき、最初の大仕事は入学式で読む式辞だったという。（中略）準備を始めたのは就任する数カ月も前。幾人かの同僚に相談し、内容を練ったそうだ。「本質を知る知」「先頭に立つ勇気」。2つフレーズを考えたが何か足りない。心に響く言葉とは何だろう。侃々諤々《かんかんがくがく》の議論のすえ、「他者を感じる力」を加えることにした。（後略）」

私は、「他者を感じる力」こそ「反作用の深さ＝質の高さ＝感性の深さ」であり、生物界広しといえども、人間の人間たりうる所以《ゆえん》だろうと思います。その感性は、人それぞれに多様であり、また身近なこともあれば、時空を容易に超えて跳躍することもあります。複雑です。その複雑さは、一見不可解で矛盾に満ちています。しかし、それが今の私が見ることのできる「生」です。不可解な矛盾を解き明かそうと挑戦しても、一つの謎が解けると、また次の謎が立ちはだかります。作用＝反作用の連鎖は無限に広がるのです。

それを知ろうとしても、どこまで行っても、限りがありません。だから挑戦するのです。生きている限り、己の未熟さを忘れてはいけないのです。「死」は心配しなくても必ずやってきます。それのみが、人生の正解だという人もいますが、人は死してなお生きていくのです。子孫にＤＮＡを託して生きていくのです。「死して後已《のちや》む」と言う言葉もあり、「生きている間は一生懸命生きなさい」と言いますが、私は、「死して後《のち》も已《や》まず」と強く思うのです。だからこそ、やはり一生懸命、今を生きることが大切だと思うのです。

人生は矛盾だらけよホホホーだよ継いで繋がり端ての端てまで
晩年の父を傍で見て、認知症かなと思ったり、弱虫のレッテルを貼ったりました。
今では、父の「ホホホー」の声が、何か奥深く、懐かしく、敬慕さえ覚える声音に変わり、聞こえてきます。
老骨に残った花にも思えます。

それどころか、私は今、私を後押しする強い味方を得ているとも、その御方に私の生は委ねられているとも感じています。それは、確信ですが、一方「ホホホー」でもあるような気がしてきました。この自分がたどってきた来し方を振り返るという作業を始める前に気づいていた時より、もっともっと強い確信に変わっています。

人生はどこまで行っても、驚きをもった「ホホホー」なのです。不可解だから楽しいのです。しかも孤独ではないのです。時空を超えて連綿と続く何者かに見守られているのです。その私も、子孫の中にこれからも時空を超えて生き続けることができるのです。私の生きる価値、生きる意義は、そんなものだと肯定的に積極的に考え直す時に立ち至りました。

エピローグ　誕生日

来てみればこんなものかな74母祖父ともに区切りの歳も

今日は令和4年2月21日、私の74歳の誕生日です。夜中に3回も目が覚めました。3回目はまだ午前5時前でしたが、リビングに暖房を入れ、6時半頃ベッドからようやく抜け出しました。これは、「荒れ模様になるぞ」という、私の身体が発する天気予報です。その通り、テレビの天気予報では北海道や東北では猛吹雪。私の住んでいるここは、日中の最高気温が5度とか言っています。今朝は珍しく、広子の方が先に起きて朝食の準備をしていました。3回も起きると、やはり少し寝不足です。冷たい水で顔を洗い、私は、仏様と神様のお水を替え、朝の白飯をお供えし、お祈りしました。そして、素足で玄関のセメントを4～5歩も踏んで新聞を取り、一通り目を通しました。

裸足痛くなるよな冷気かな

山奥で育った私は、寒さには強いと思っていましたが、このコンクリートや板張りの廊下を歩くことは、最近嫌だと思うようになりました。

午前7時半も過ぎると、外は白み始めました。カーテンを開けると、ガラス越しに寒気が流れ込んできました。昨日はお餅を食べたので、仏様には白飯をお供えしていませんでした。戸を開けて雀の餌として撒く物がないので、外の寒気に当たることも、素足でベランダの板を踏むこともなく、今朝の幸運を少し喜びました。ただ、庭には一昨日に撒かれた白飯の粒が、凍えた庭石の上で白い点になり浮き上がっていました。雀は3日も来なかったのでしょうか。雀たちはどうしているのでしょうか。この寒さで外に出ることもなく、巣の中でかたまって暖を取り合っているのでしょうか。少し気になりました。

「おはよう。いただきます」

「……おはよう」

広子は少し怪訝な顔つきをしましたが、一緒に箸をとりました。私は少し改まって、広子が席に着くまで待って朝食を始め、改まって挨拶もしたのです。いつもなら、私は食卓に座ると同時に食事を始め、その時、広子はまだ何やら食事を作っているのです。

「一緒に食べようや」

「いいや、貴方に温かいものを食べて欲しいから、待たずに食べて」

そんな会話を交わしたことを覚えています。確か、子供が大学に出て、二人だけになった頃だと思いますから、10年近くも前になるでしょう。子供がいる頃は、食事がバラバラでも仕方がないと思っていました。二人になってそれを改めようとしたのですが、その返事以来、私は、今でもでき立てのおかずで、食事を一人で始めます。そして、たいていは後で広子も隣に座り、二言三言会話をします。私の食事が先に終わり、私は席を立ち、テレビに近づきます。それが習慣になりました。広子は一人で食べます。

「アー、魚焼いていたから、もう少し待って」

時には、箸を下ろしてから、そんなことになりました。しかし今日は、私に少し思惑があって、広子が横に座るのを待っていました。広子は、少しだけ怪訝な顔色を見せましたが、いつものように横に座って食事を始めました。今朝のメニューは、定番の白飯・納豆・お味噌汁と、あと一皿はベーコンの厚切りとブロッコリー炒めでした。お味噌汁には水菜も入っていましたが、水菜もブロッコリーも、私が庭の小畠に植えたものでした。

テレビのニュースは、ウクライナ情勢をめぐって米・ロの緊迫したやり取りを伝えていました。新聞も一面にそのことを載せていましたが、医療改革について新聞社が厚生労働省に提案したことが、それより大きく扱われていました。いやが上にもこの先コロナ禍のツケを払わなくてはなりません。私は一通り目を通し、広子に渡しました。

「医療改革、読んだ?」

「ウム」

「あら、大変！　今日は貴方の誕生日、74歳になられましたか」

（やっと気づいてくれた。そうだよ。新聞の日付で気づいたの？）

少しバツが悪そうですが、よくあることです。私も、広子の誕生日をよく忘れます。誕生日をあまり気にかけない二人です。

「まあそうだよ。でも74歳でお養母さんは医院の看板を下ろしたし、お祖父さんが死んだのも74、あの医者の2代目の禎俊さんが死んだのは73歳なのだよ」

「……まあ、74歳といっても、今日だけではないのだからね」

私のいつもと違う様子に今頃気づいた広子は、少しバツが悪そうに思えました。

「そうだな。なにも74歳になったからといって、変わるわけではないのだけど、チョンボシそう思っているだけ。何も変わらないよ」

少しわざとらしいと思いましたが、養父のよく使っていた「チョンボシ」という言葉を、口に出して言ってみました。誕生日の話はこれくらいで止めようと思いました。

「まあ、『いただいて　足りて　一人の箸をおく』（山頭火）ダナ』

「一人のネ。あなた『１００歳まで生きる』と言っているし、私の方が早く逝くわ」

「元気で生きられるものなら、生きたいということ。元気でね」

少しばかり気にかけていた74歳という年齢になりましたが、身の周りにはあまり変化はありませんでした。74歳になったからといって、急に変わるはずもないのですが、少しだけ気になっていたのです。

「抹茶にする？」

「いいわね」

私は、（今朝は抹茶を点てて飲もう）と思っていたので、例の「思い出の茶碗」を出してきました。広子も立ち上がりました。棚から甘いものを出すつもりのようでした。棚はドラえもんのお腹のような魔法の小棚で、何か食後の甘いものでもと思っていると、広子はそこを開け、何かしら出してくるのです。

「これ、どう？」

黒ん坊、カステラ、羊羹――どれも私の好みです。

「今日は、龍先生から頂いたチョコレートがあるので、それにしよう」

「アー、そういえば貴方、大事にしまっておいたものね」

私は、4つだけ残して神棚に預けておいた箱を開け、2つずつ分け、口に含み、少し大服《おおぶく》にお茶を点てました。

「あら、大変、もうこんな時間。コーヒーがない。コーヒーが、私のコーヒーが……」

少し、ゆっくりし過ぎましたか。広子は出勤日で、薬剤師が今日は広子一人なのだそうです。8時半には出ていなければならないそうです。

「あとで俺が届けるよ」

「マー、そんなこと旦那様にさせたら申し訳ないわ」

「いや、今日は俺も9時にはワクチンを打ちにいかなければいけないので、持っていくよ」

「じゃ、お願い」

「何杯分」

「それに半分くらい」

広子は水筒を用意して、そそくさと出ていきました。

来てみればこんなものかな74母祖父ともに区切りの歳も
まあ広子に74歳の意味を話したし、抹茶も飲んだし、これで十分満足でした。

いつものように夕食を済ませました。例年、順番でお嫁さんたちが誕生日祝いを送ってくれます。今年は、ついこの間2番目の孫を授かったと知らせてきて、悪阻《つわり》がひどいと心配させたお嫁さんの順番だそうで、「後日になります」というメールが来ました。代わりに長男の孫たちが、携帯の画面で力一杯ハーピーバースデイの歌を合唱してくれました。面と向かって歌われるより、何かこの画像トークの方に感激しました。

私の身の周りを振り返ると、お嫁さんたちが交代で贈ってくれたものが色々あることに気づきました。ゴルフウエアーや帽子、そういえばこの帽子を被ると成績が良いのです。少し若者向きにも思える靴下、ポシェット。眠る時には必ず着ける眼球加温装置のあるアイマスク――やはりお祝いにはお嫁さんたちの想いが籠っています。夕食は孫たちの嬉しい合唱を聞くというハプニングもありましたが、普通に終わりました。もう何を食べたか覚えていません。

「お茶かね」

食後にお茶を淹《い》れるのは、10回に5～6回は私の役目です。しかし今日は違いました。

「それでもと思って買ってきたわ」

広子がコソッと台所からケーキを出してきました。上に何やら甘い蜜でもかけたような真っ赤なイチゴが、山盛りにケーキの全面を覆っていました。二人で食べるには大き過ぎるし、超ド派手な、超甘そうなケーキでした。

「やっぱり、これだと紅茶が好いね。ないかね？」

魔法の棚が空きました。

「これ、上等の紅茶よ」

ゆっくり美味しくいただきました。ケーキには紅茶が合っていました。

その後、定番のようにテレビを見ました。そうしているうちに何か欲しくなり、残しておいたケーキを食べました。やはり、食べ過ぎたのでしょう。私は寝る前、甘いケーキがまだ胃の中で騒ぎ、お腹が落ち着かないので、いつもの睡眠薬の他に胃薬も飲んで床に入りました。そして、「火焔太鼓」（『古典落語100席』立川志の輔選監／PHP文庫）の小話を読んで、目を閉じました。

「今度は半鐘を買ってきて」

「半鐘はいけないよ。おじゃんになる……」

来てみればこんなものかな74留どめ置く術なく明日に向く

また一歩越したこの道長き道不安心配覚めて寝て往く

目が覚めれば、明日が来ているはずです。

一期一会

今私はその言葉もかみしめながら生きています。若い頃には意味だけは理解していましたが、この歳になり、終わりが見えて来ると、切実に身に迫ってくる言葉です。原典は井伊直弼の書いた「茶湯一会集」（1858年）」でした。

私たちは21世紀に住み、たいそう進歩したと思ってもいますが、その精神は、150年以上前と少しも変わっていないようです。それどころか、本質的には、縄文人とも変わっていないとも思っています。いやもっともっと、ずっと以前の生命の誕生以来の遺伝子が、私の身体に埋め込まれ、繋がっているとも思っています。何しろサケの「帰巣本能」のようなものを故郷に帰るたびに思い起こす私ですから。そして、生物の進化の、つかの間の一瞬を生きる私自身の遺伝子も、もしかするとほんの少しDNA配列を変えただけで、未来に繋がっていくかも知れないと思いもします。いや、少しはましな方向に遺伝子配列が変わって繋がるように期待して生きている私です。

もう私は74歳になりました。時々ですが、日々の生活の中で、「明日は、死んでいるかも知れない」と思うこともあります。たいていは、トレーニングで汗をかいている時です。「いつまでこんなトレーニングを続けられるだろうか……」と思う時です。やはり歳なのです。私は、その歳に抗いたく、トレーニングを続けているのです。

74歳の夏は、梅雨を忘れたかのようにすぐにやってきました。私は、診察日には少し昼寝をして、その後、時間が許せばウォーキングに出かけることにしました。空梅雨が過ぎ、一直線に暑くなってきたこの夏の暑さに負けないヒートショックプロテインの体力作りだと思ったのです。多少暑くても、気分は良くなります。また休みの日には、クリニックに夕方出かけ、マシン相手に1時間ほど汗を流します。できるだけ長く元気でいたいからです。

空梅雨や猛暑に向かい一直線

74歳の私ですが、なんとなく出た「一直線」と言うフレーズが気に入りました。

「何のためにそんなに運動するの？　しょうもないことをして」

私のウォーキング姿を患者さんが見ていたのです。午後の診察の最初の患者さんの言葉でした。私はびっくりしました。私は返す言葉がありませんでした。「元気で過ごすために」と思い、全く「しょうがない」などということは、これっぽっちも思っていませんでした。私は、運動が健康に良いという現在の常識を疑がったことなど一度もありません。その延長であるこの散歩は、当然良い意味での行いだと思っていました。しかし、中には解らない人もいるのです。それはまさに異星人に会った感覚でした。

しかし、それは反対で、患者さんから見れば、日照りの中を歩く私が異常なのかも知れません。それは少し後になって気づきました。人には様々な人生があるのです。私は私です。先祖の血が宿る私です。新しい発見でしたが強い味方もいます。お互いに意外でも、これが人の面白さとも言えます。しかし何と言われようと「行動しない」という選択肢は、私にはありません。

この一歩百歩以上の登り坂振り返え見れば美し高み
この初夏には、若いスタッフと山に登りました。

前を行く若い子の足は、カモシカのように軽そうでした。
私は、ゼイゼイと息をして、登り出して8分もしないうちに一休みしました。
岩に腰掛けて登ってきた麓を見ると、もうずいぶん高く登っていました。
視界には裾野の緑が広がっていました。
私は、その美しさに感動しました。
74歳、いつまで生きることができるでしょうか。
いつまで仕事ができるでしょうか。
感動できる日々に感謝しながら、熱く生きていきたいものです。

新品の髭剃り買って明くる年

年が明ければ75歳を迎えます。世に言う後期高齢者です。
正月の朝を、新品の髭剃りのモーターの音で迎えたいと思いました。
私はボレロが好きです。

著者プロフィール

川上 俊文（かわかみ としふみ）

1948年　岡山県真庭市蒜山（旧真庭郡中和村）に生まれる。
1972年　鳥取大学医学部を卒業し、整形外科医となる。
2013年　かわかみ整形リハビリテーションクリニックを開業し、現在に至る。

【著書】
『図解　腰痛学級』（医学書院）

父からのメッセージ —先祖に導かれて……ある整形外科医の道—

2023年８月15日　初版第１刷発行

著　者　川上 俊文
発行者　瓜谷 綱延
発行所　株式会社文芸社
〒160-0022　東京都新宿区新宿1－10－1
電話　03-5369-3060（代表）
03-5369-2299（販売）

印刷所　株式会社フクイン

ISBN978-4-286-24382-5